全国中医药行业高等教育"十三五"规划教材

全国高等中医药院校规划教材（第十版）

局部解剖学

（供针灸推拿学、中西医临床医学、康复治疗学、中医学骨伤方向等专业用）

主 编
姜国华（黑龙江中医药大学）

副 主 编（以姓氏笔画为序）
王怀福（河北中医学院）　　　司银楚（北京中医药大学）
李新华（湖南中医药大学）　　汪永锋（甘肃中医药大学）
罗亚非（贵阳中医学院）

编 委（以姓氏笔画为序）
王孟琳（陕西中医药大学）　　方正清（安徽中医药大学）
李 平（天津中医药大学）　　李义凯（南方医科大学）
张跃明（浙江中医药大学）　　陈永春（黑龙江中医药大学）
国海东（上海中医药大学）　　罗友华（成都中医药大学）
和凤军（云南中医学院）　　　孟凡洁（长春中医药大学）
欧阳厚淦（江西中医药大学）　高 杰（山东中医药大学）
梁栋阳（辽宁中医药大学）　　韩云志（河南中医药大学）
韩永明（湖北中医药大学）　　储开博（山西中医学院）
谢遵江（哈尔滨医科大学）

学术秘书
王香琛（黑龙江中医药大学）

中国中医药出版社
·北 京·

图书在版编目（CIP）数据

局部解剖学 / 姜国华主编 . —北京：中国中医药出版社，2016.12（2019.6 重印）

全国中医药行业高等教育"十三五"规划教材

ISBN 978 – 7 – 5132 – 3483 – 2

Ⅰ.①局…　Ⅱ.①姜…　Ⅲ.①局部解剖学 – 中医药院校 – 教材
Ⅳ.① R323

中国版本图书馆 CIP 数据核字（2016）第 146816 号

请到"医开讲 & 医教在线"（网址：www.e–lesson.cn）
注册登录后，刮开封底"序列号"激活本教材数字化内容。

中国中医药出版社出版

北京经济技术开发区科创十三街 31 号院二区 8 号楼
邮政编码　100176
传真　010 64405750
廊坊市晶艺印务有限公司印刷
各地新华书店经销

开本 850×1168　1/16　印张 19　字数 474 千字
2016 年 12 月第 1 版　2019 年 6 月第 3 次印刷
书号　ISBN 978 – 7 – 5132 – 3483 – 2

定价　65.00 元
网址　www.cptcm.com

社长热线　010 64405720
购书热线　010 64065415　010 64065413
微信服务号　zgzyycbs

书店网址　csln.net/qksd/
官方微博　http：//e.weibo.com/cptcm

淘宝天猫网址　http：//zgzyycbs.tmall.com

全国中医药行业高等教育"十三五"规划教材

全国高等中医药院校规划教材（第十版）

专家指导委员会

严世芸（上海中医药大学教授）

李灿东（福建中医药大学校长）

李青山（山西中医药大学校长）

李金田（甘肃中医药大学校长）

杨　柱（贵阳中医学院院长）

杨关林（辽宁中医药大学校长）

余曙光（成都中医药大学校长）

宋柏林（长春中医药大学校长）

张欣霞（国家中医药管理局人事教育司师承继教处处长）

陈可冀（中国中医科学院研究员　中国科学院院士　国医大师）

陈明人（江西中医药大学校长）

武继彪（山东中医药大学校长）

范吉平（中国中医药出版社社长）

周仲瑛（南京中医药大学教授　国医大师）

周景玉（国家中医药管理局人事教育司综合协调处处长）

胡　刚（南京中医药大学校长）

谭元生（湖南中医药大学校长）

徐安龙（北京中医药大学校长）

徐建光（上海中医药大学校长）

唐　农（广西中医药大学校长）

彭代银（安徽中医药大学校长）

路志正（中国中医科学院研究员　国医大师）

熊　磊（云南中医学院院长）

秘　书　长

王　键（安徽中医药大学教授）

卢国慧（国家中医药管理局人事教育司司长）

范吉平（中国中医药出版社社长）

办公室主任

周景玉（国家中医药管理局人事教育司综合协调处处长）

林超岱（中国中医药出版社副社长）

李秀明（中国中医药出版社副社长）

李占永（中国中医药出版社副总编辑）

全国中医药行业高等教育"十三五"规划教材

编审专家组

组　长
王国强（国家卫生计生委副主任　国家中医药管理局局长）

副组长
张伯礼（中国工程院院士　天津中医药大学教授）

王志勇（国家中医药管理局副局长）

组　员
卢国慧（国家中医药管理局人事教育司司长）

严世芸（上海中医药大学教授）

吴勉华（南京中医药大学教授）

王之虹（长春中医药大学教授）

匡海学（黑龙江中医药大学教授）

王　键（安徽中医药大学教授）

刘红宁（江西中医药大学教授）

翟双庆（北京中医药大学教授）

胡鸿毅（上海中医药大学教授）

余曙光（成都中医药大学教授）

周桂桐（天津中医药大学教授）

石　岩（辽宁中医药大学教授）

黄必胜（湖北中医药大学教授）

前 言

为落实《国家中长期教育改革和发展规划纲要（2010-2020年）》《关于医教协同深化临床医学人才培养改革的意见》，适应新形势下我国中医药行业高等教育教学改革和中医药人才培养的需要，国家中医药管理局教材建设工作委员会办公室（以下简称"教材办"）、中国中医药出版社在国家中医药管理局领导下，在全国中医药行业高等教育规划教材专家指导委员会指导下，总结全国中医药行业历版教材特别是新世纪以来全国高等中医药院校规划教材建设的经验，制定了"'十三五'中医药教材改革工作方案"和"'十三五'中医药行业本科规划教材建设工作总体方案"，全面组织和规划了全国中医药行业高等教育"十三五"规划教材。鉴于由全国中医药行业主管部门主持编写的全国高等中医药院校规划教材目前已出版九版，为体现其系统性和传承性，本套教材在中国中医药教育史上称为第十版。

本套教材规划过程中，教材办认真听取了教育部中医学、中药学等专业教学指导委员会相关专家的意见，结合中医药教育教学一线教师的反馈意见，加强顶层设计和组织管理，在新世纪以来三版优秀教材的基础上，进一步明确了"正本清源，突出中医药特色，弘扬中医药优势，优化知识结构，做好基础课程和专业核心课程衔接"的建设目标，旨在适应新时期中医药教育事业发展和教学手段变革的需要，彰显现代中医药教育理念，在继承中创新，在发展中提高，打造符合中医药教育教学规律的经典教材。

本套教材建设过程中，教材办还聘请中医学、中药学、针灸推拿学三个专业德高望重的专家组成编审专家组，请他们参与主编确定，列席编写会议和定稿会议，对编写过程中遇到的问题提出指导性意见，参加教材间内容统筹、审读稿件等。

本套教材具有以下特点：

1. 加强顶层设计，强化中医经典地位

针对中医药人才成长的规律，正本清源，突出中医思维方式，体现中医药学科的人文特色和"读经典，做临床"的实践特点，突出中医理论在中医药教育教学和实践工作中的核心地位，与执业中医（药）师资格考试、中医住院医师规范化培训等工作对接，更具有针对性和实践性。

2. 精选编写队伍，汇集权威专家智慧

主编遴选严格按照程序进行，经过院校推荐、国家中医药管理局教材建设专家指导委员会专家评审、编审专家组认可后确定，确保公开、公平、公正。编委优先吸纳教学名师、学科带头人和一线优秀教师，集中了全国范围内各高等中医药院校的权威专家，确保了编写队伍的水平，体现了中医药行业规划教材的整体优势。

3. 突出精品意识，完善学科知识体系

结合教学实践环节的反馈意见，精心组织编写队伍进行编写大纲和样稿的讨论，要求每门教材立足专业需求，在保持内容稳定性、先进性、适用性的基础上，根据其在整个中医知识体系中的地位、学生知识结构和课程开设时间，突出本学科的教学重点，努力处理好继承与创新、理论与实践、基础与临床的关系。

4. 尝试形式创新，注重实践技能培养

为提升对学生实践技能的培养，配合高等中医药院校数字化教学的发展，更好地服务于中医药教学改革，本套教材在传承历版教材基本知识、基本理论、基本技能主体框架的基础上，将数字化作为重点建设目标，在中医药行业教育云平台的总体构架下，借助网络信息技术，为广大师生提供了丰富的教学资源和广阔的互动空间。

本套教材的建设，得到国家中医药管理局领导的指导与大力支持，凝聚了全国中医药行业高等教育工作者的集体智慧，体现了全国中医药行业齐心协力、求真务实的工作作风，代表了全国中医药行业为"十三五"期间中医药事业发展和人才培养所做的共同努力，谨向有关单位和个人致以衷心的感谢！希望本套教材的出版，能够对全国中医药行业高等教育教学的发展和中医药人才的培养产生积极的推动作用。

需要说明的是，尽管所有组织者与编写者竭尽心智，精益求精，本套教材仍有一定的提升空间，敬请各高等中医药院校广大师生提出宝贵意见和建议，以便今后修订和提高。

国家中医药管理局教材建设工作委员会办公室

中国中医药出版社

2016 年 6 月

编写说明

局部解剖学是中西医临床医学专业的基础课程，是医学生在掌握了系统解剖学知识的基础上，进一步认识人体形态结构，为学习后续各类临床课程，如针灸学、康复医学、外科学、妇产科学及影像诊断学等打下必要的基础。

本教材作为全国中医药行业高等教育"十三五"规划教材之一，在编写过程中，在内容上力求做到科学性、系统性和先进性，更强调实用性，尽量减少与系统解剖学的重复内容，突出局部解剖学着重研究人体各个局部的结构、层次和毗邻的特点。重要名词用黑体字表示，以便学生掌握和记忆。局部解剖学属于形态学，故我们采用了大量的套色插图，共计191幅，力求做到图文并茂，紧密衔接，相互协调。一般动脉使用红色，静脉使用蓝色，神经使用黄色，淋巴使用绿色，门静脉系统使用紫色，这样极大地方便了教与学。

本教材选取86个常用穴，内容包括体表定位、临床主治、操作方法、进针层次、针刺注意事项等，并配有75幅穴位解剖层次彩色插图，突出体表标志、局部皮肤、浅筋膜及深筋膜的层次特点，由浅入深进行标注，层次分明，结构清晰，使学习者对身体各部位主要腧穴层次的解剖结构一目了然，帮助学习者建立穴位解剖结构的立体概念。

本教材的编写分工如下：绪论由姜国华编写，上肢由李新华、张跃明、国海东、陈永春编写，下肢由谢遵江、李义凯、罗友华编写，头部由罗亚菲、梁栋阳、高杰编写，颈部由司银楚、方正清编写，胸部由汪永锋、李平编写，腹部由王怀福、韩云志、韩永明、孟凡洁编写，盆部和会阴由姜国华、欧阳厚淦、储开博、和凤军编写，脊柱区由王孟琳编写。

本教材数字化工作是在国家中医药管理局中医药教育教学改革研究项目的支持下，由中国中医药出版社资助展开的。该项目（编号GJYJS16041）由姜国华负责，全体编委会成员参与。

本教材的插图部分，得到甘肃中医药大学汪永锋教授的鼎力相助，在此表示衷心的感谢！

本教材编委会全体成员尽心尽力，但不足之处在所难免，敬请使用本教材的广大师生提出宝贵意见，以便再版时修订完善。

《局部解剖学》编委会

2016年6月

目 录

第一章　绪　论

一、局部解剖学的定义

　　局部解剖学是研究人体各局部内各器官和结构位置、形态、毗邻和层次关系的科学。其探讨人体各局部是由哪些骨、肌肉、血管、神经及内脏组成，以及各局部的器官之间是以何种方式相互组合而成。局部解剖学是从分区分块角度，观察人体不同部位内部的客观存在关系。关系是本课程的重点，关系就是规律。因此，学习局部解剖学也就是辩证认识人体内部规律的具体实践。

二、局部解剖学的学习目的和任务

　　局部解剖学是医学基础课与医学专业课之间的过渡课程，常常称之为桥梁课。局部解剖学的学习目的和任务可分为 3 个方面。

　　首先，明确人体各局部内器官的数目。各局部内器官的数目就是各局部内客观的真实存在。右下腹部痛多考虑阑尾炎，心前区痛多考虑冠状动脉供血不足等，这些都是由器官的真实存在所决定的。

　　其次，明确人体各局部内各个器官之间的关系，即各局部内客观存在的规律。明确这一点，就能找到解决该局部内部问题的正确路线。哪些关系可以利用，哪些关系是天然的通道，哪些关系是安全的通道，哪些关系可开发，哪些关系要警惕或谨慎，哪些关系是危险区，哪些关系是禁区，哪些关系可以"大刀阔斧"，哪些关系要"精雕细刻"等，这些都是由器官之间的关系所决定的。

　　最后，明确器官的内部关系。器官内部关系是器官内部矛盾规律，清楚这一点就能得到正确处理该器官内部问题的原则。例如，脾损伤多行全切术，不能修补；胃溃疡病变多行大部切除；肌肉损伤多行修补术等。这些处理原则的不同，是由器官内部关系决定的。

三、局部解剖学研究的重点是器官间关系

　　局部解剖学研究的重点是器官间关系。器官间关系是器官之间的客观真实存在，是一个具体的现实局部，是一定的局部区域。

（一）普遍性器官间关系

　　普遍性器官间关系即层次关系，存在于人体的一切局部中，是人体各局部内最重要的关系。在体壁和四肢，层次关系多呈现层层包裹的封套式鞘状关系，其由浅入深分别为皮肤、浅筋膜、深筋膜、肌肉和骨，前二者称浅层结构，后者称深层结构。在体腔内，层次关系则呈现上下、前后、左右排列组合的行列式关系。例如，胸腔的上纵隔分浅、中、深三层次排列关

系，浅层为胸腺三大静脉，中层为主动脉弓三大分支，深层为喉返神经三大管道。盆腔分前、中、后三层次排列关系，由前向后分别是泌尿区、生殖区、消化区等。

（二）特殊性器官间关系

1. **间接关系**　间接关系即腔隙关系。器官与器官间只相贴但并不直接相连，有空间相隔。这种关系主要出现于三大浆膜囊（胸膜、腹膜、心包浆膜）存在的局部，即胸部、腹部和盆部。间接关系为局部器官提供了良好的活动环境，方便器官自身变形运动，减少器官间因运动产生摩擦及损害。例如，肝周围有 6 个间隙，右结肠下区有右肠系膜窦、左肠系膜窦、右结肠外侧沟、左结肠外侧沟，盆腔有直肠膀胱陷凹、膀胱子宫陷凹、直肠子宫陷凹等，胸腔有左、右胸膜腔及肋膈隐窝等。间接关系为处理该局部器官病变创造了有利条件，作为"天然的通道"，如直肠子宫陷凹、肋膈隐窝、心包前下窦，都可进行穿刺；此外，临床上常用的硬膜外麻醉、腰椎穿刺术等，都是应用这些天然的器官间接关系。但是，"天然的通道"同样也是病变扩散的途径，这是不利的方面。

2. **直接关系**　直接关系是器官与器官间直接相接触关系，即器官与器官之间有组织连接。这种关系既对器官有一定相对较强的固定作用，又不过度限制器官的运动，不影响器官的功能活动。这种关系内常常有血管、神经通行，成为血管、神经的通道和桥梁。直接关系中也有很大的差异，有些关系密切，联系紧密；有些关系疏松、易分离，也常被称之为间隙，如在头部有帽状腱膜下间隙，在颈部有气管前间隙、咽后间隙，在胸部有食管后间隙、肋间隙，在盆部有耻骨后隙、骨盆直肠间隙、直肠后隙，在四肢有骨骼肌之间的肌隙等。以肋间隙为例，其前部和后部都允许穿刺，但穿刺原则不同：前部在两肋中间穿刺，后部在上位肋骨的下缘穿刺；而后部肋角以内的区段就不可穿刺，被确定为禁区。

3. **组合关系**　组合关系是器官间形成的特殊关系，如韧带、孔、三角、管等。这些特殊关系是器官间形成的集合结构关系，或构成的相对限定及局限于区域的空间关系。韧带是内脏器官间的主要直接连接关系，对器官有固定作用。同时，韧带又是血管、神经通行的桥梁或交通管道，亦可作为观察和确定某些器官和分区的定位标志。因此，韧带是有多种不同机能的特殊内脏器官间关系。孔是器官间形成的可穿行的相对限定区域关系，是为某些血管、神经设立的专门通道，如上肢的三边孔、四边孔，下肢的坐骨大孔、坐骨小孔、梨状肌上孔、梨状肌下孔等。三角是器官间形成的三角形区域关系，是限定性关系，如颈部有颈前三角、颈后三角，下肢有股三角等。管是器官间形成的管道式关系，是为某些血管、神经设立的专门通道，如上肢有肱骨肌管、腕管，下肢有腹股沟管、收肌管、踝管等。

四、局部的划分

人体的划分可按自然条件和人为条件进行划分，或二者相互结合进行划分。划分的过程，就是化简的过程，化简单，化多为少，化整为零。这是认识的目的。为了更方便，更简单认识各个局部。

（一）自然划分

自然划分是按照人体自然形成的相对独立的体形进行划分。按照自然划分，人体可分为 8 个大的局部，即头部、颈部、胸部、腹部、盆部、脊柱区、上肢和下肢。

（二）人为划分

为了便于研究各局部器官间的关系，在自然划分的 8 大局部基础上，可进一步划分，并根据其组装特点等原则划分若干更小的局部。最小的局部即一个器官所占据的局部，即器官的局部解剖。

器官的局部解剖是本学科研究的主要内容，即器官的周围关系和器官的内部关系。局部解剖学更多的是以器官为单位，描述器官的内、外关系。

五、局部的内在辩证关系

局部的内在辩证关系，是局部的客观矛盾真实存在，认识这些真实存在，可更好地认识各个局部。

（一）局部与机能的关系

局部的存在及组合与局部的机能相统一。例如，头部后上方主要是脑存在的局部，形成封闭式局部，即颅腔。以封闭的骨腔为基础，以底部的孔裂为通道与外界联系，以顶部软组织为保护层，相互结合，形成一个很好的保护装置，这对脑的安全十分有利。这也说明，机能重要的脑，决定了相对坚固的局部。头部的前方下为面部，是感觉器官存在的局部，形成了开放性局部，如口腔、眶腔、鼻腔、外耳等。这些局部关系有利于接收外界信息和摄取体内所需要物质等。腹腔结肠上区，可分为前中后、右中左、上中下三层相互斜行排列的层次关系，即由前向后、由右向左、由上向下均为肝胆、胃十二指肠、胰脾这样的排列组合关系。在这个局部的关系中胃始终处于中心部位，也就是这个中心部位为胃创造了良好的活动空间。胃可在不同的机能状态不受任何限制，可扩展、可回缩，可向上、下、左、右、前、后六个方面扩展。因此，局部的组合及配布与局部的机能是相互统一的，将机能与局部联系起来，有利于认识各局部关系。

（二）局部解剖学与系统解剖学的关系

局部解剖学与系统解剖学是差异与同一的关系。二者观察的对象是同一的，即人体器官，但观察的角度不同，二者既有不同又相互渗透。局部是由不同系统的器官组成，不同系统的器官存在于各个局部，如运动器官及内脏、脉管、内分泌、感觉器、神经等器官存在各个局部。在体壁和四肢由骨、骨骼肌、血管、周围神经等机能不同系统的器官组合而成；在体腔内由内脏、血管、周围神经等机能不同系统器官组合而成。两个不同的局部区域，有两种不同的组合，在体壁和四肢，骨和骨骼肌占大部分，血管和神经占小部分，这是量的关系；但二者在存在关系上，血管和神经占主要关系，而骨和骨骼肌占次要关系。可以想象，如果一块肌肉或一块骨损伤，只要有血管和神经存在，会完全修复。相反如果一段血管和神经损伤，会导致一定的局部区域的骨或骨骼肌不能存在。在体腔，内脏与血管、神经占小部分，这是量的关系；但二者在存在关系上，血管和神经占主要关系，而内脏占次要关系。如果一个器官损伤，只要血管和神经存在，会完全修复。相反如果一段血管和神经损伤，会导致一定的区域的内脏不能存在。因此，在人体的各个局部，存在之源泉是血管和神经，观察的重点或焦点当然是血管和神经。血管和神经集中的局部都是最值得关注的局部。在血管和神经之间，也存在不同的相互关系。在体壁和四肢，由于血管有吻合，即使某一主干损伤，都可通过侧支吻合建立侧支循环；但神经没有这种代偿功能。因此，神经比血管需要更多的关注。在体腔，血管和神经的关系恰

NOTE

好相反，内脏神经都以"丛"的形式存在，故血管比神经需要更多的关注。

六、局部解剖学与临床实践的关系

器官间的关系即器官间的规律，临床实践即是利用器官间关系进行操作的过程。局部解剖学与临床实践是相互依赖、相互发展的辩证关系。

1. 缩短操作时间，杜绝医源性损伤　扎实的局部解剖学知识是临床各种操作顺利而迅速、准确而无误的基础，是成功的保证，可避免一些不应有的损伤，大量的临床实践已得以证实，如5分钟脾脏摘除、7分钟半月板切除术、18分钟行脾肾切除术等成功病例。也有因局部解剖学关系没有掌握好而出现的一些反面病例，如胃与回肠错误吻合，疝气手术时误切除膀胱，将正中神经误认为掌长肌腱等。

2. 改革与创新，推动临床医学发展　整形外科的蓬勃发展，新技术不断开发，如替代术、移植术、再造术等，均是局部解剖学不断发展，推动临床医学深入发展的辉煌硕果。

3. 对腧穴进行解剖观察，有利于减少医疗事故　从临床工作实际出发，对腧穴进行解剖观察，并加以具体描绘和解说是减少针刺医疗事故的有效解决方法，是医学生建立科学化学科体系的必然之路。本教材针对针灸推拿专业的特点，选取了86个常用穴，按照中华人民共和国国家标准《腧穴名称与定位》描述，对穴位解剖的文字部分增加穴位解剖层次插图，突出了体表标志、局部皮肤、浅筋膜及深筋膜的层次特点，由浅入深进行标注，层次分明，结构清晰，使学习者对身体各部位主要腧穴层次的解剖结构一目了然，帮助学习者建立穴位解剖结构的立体概念。

第二章　上　肢

第一节　上肢概述

上肢通过肩部与颈、胸和背部相连。与下肢相比，上肢骨骼轻巧，关节囊薄而松弛，肌肉数目众多且形态细长，故人类上肢运动灵活。

一、境界与分区

上肢通过三角肌前、后缘上份及腋前、后襞下缘中点的连线与胸、背部分界。与颈部的界线是锁骨上缘外侧 1/3 段和肩峰到第 7 颈椎棘突的连线。

按部位，上肢可分为肩、臂、肘、前臂、腕和手部。其中，肩部和手部可分为三区，其余各部均分为前、后两区。

二、表面解剖

（一）体表标志

1. 肩部

（1）**锁骨**　位于胸廓前上部两侧，全长于皮下均可摸到。

（2）**肩峰**　为肩部最高的骨性标志，在肩部后上方可摸到。

（3）**喙突**　位于锁骨中、外 1/3 交界处下方 2.5cm 处，向后外可扪及。

（4）**肱骨大结节**　位于肱骨上端的外侧，肩峰的外下方。

（5）**三角肌**　从前、后、外侧包绕肩关节，形成肩部的膨隆。

2. 臂部

（1）**肱二头肌**　是位于臂前面的肌性隆起。该肌肌腹的两侧分别为肱二头肌内、外侧沟，屈肘时更明显。

（2）**肱三头肌**　是位于臂后面的肌性隆起，伸肘时更明显。

3. 肘部

（1）**肱骨内、外上髁**　是肘部两侧最突出的骨性隆起。

（2）**桡骨头**　在肱骨外上髁的下方可摸到。

（3）**尺骨鹰嘴**　是肘后最明显的骨性突起。

4. 腕和手部

（1）**桡骨茎突**　为桡骨远端外侧骨性隆起。

（2）**尺骨头和尺骨茎突**　尺骨头位于尺骨下端，腕部尺侧偏后方。尺骨头的后内侧可清楚地触及尺骨茎突，比桡骨茎突高约 1cm。

（3）**腕掌侧肌腱**　握拳屈腕时，在腕前区可见 3 条纵行的肌腱隆起，近中线者为掌长肌腱；其桡侧为桡侧腕屈肌腱，尺侧为尺侧腕屈肌腱。

（4）**腕背侧肌腱**　当拇指伸直外展时，近桡腕关节处，自桡侧向尺侧可摸到拇长展肌腱、拇短伸肌腱和拇长伸肌腱。拇长伸肌腱的尺侧有指伸肌腱。拇长展肌腱、拇短伸肌腱与拇长伸肌腱之间的三角窝，解剖学称"**鼻烟壶**"，窝底有手舟骨和大多角骨。

（5）**鱼际、小鱼际和掌心**　鱼际是手掌桡侧的肌性隆起。小鱼际是手掌尺侧的肌性隆起。手掌中部尖端向上的三角形凹陷区为掌心。

（6）**手掌纹**　常见 3 条。**鱼际纹**位于鱼际的尺侧，近侧端常与腕远侧横纹的中点相交，远侧端达手掌桡侧缘；**掌中纹**斜行于掌中部，桡侧端与鱼际纹重叠；**掌远纹**自手掌尺侧缘横行向桡侧，稍弯向第 2 指蹼处，恰对第 3~5 掌指关节线。

（二）上肢的轴线与提携角（图 2-1）

上肢的轴线是经肱骨头 – 肱骨小头 – 尺骨头中心的连线。肱骨的纵轴称臂轴，尺骨的长轴称前臂轴，该两轴的延长线在肘部构成向外开放的夹角，为 165°~170°，其补角为 10°~15°，称**提携角**。提携角在 0°~10°之间时为直肘，小于 0°时为肘内翻，大于 15°时为肘外翻。上述 3 种情况均属肘畸形。

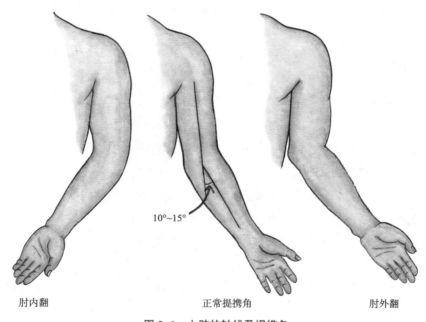

10°~15°

肘内翻　　　　　正常提携角　　　　　肘外翻

图 2-1　上肢的轴线及提携角

（三）体表投影（图 2-2）

1. 上肢动脉干的投影

（1）**腋动脉和肱动脉**　上肢外展 90°，掌心向上，从锁骨中点至肘前横纹中点远侧 2cm 处的连线，为腋动脉和肱动脉的体表投影。大圆肌下缘为腋动脉和肱动脉的分界标志。

（2）**桡动脉和尺动脉**　肱骨内、外上髁连线中点稍下方至桡骨茎突前方的连线为桡动脉的投影，至豌豆骨桡侧的连线为尺动脉的投影。

2. 上肢神经干的投影

（1）**正中神经**　在臂部与肱动脉一致；在前臂为从肱骨内上髁与肱二头肌腱连线中点，向下至腕前部横纹中点略偏外的连线上。

（2）尺神经 在臂部为从腋窝顶至肱骨内上髁与尺骨鹰嘴间的连线。在前臂为肱骨内上髁与尺骨鹰嘴间至豌豆骨桡侧的连线。

（3）桡神经 自腋后襞与臂的交点向外侧斜过肱骨后方，至肱骨外上髁的斜行连线为桡神经干的投影。桡神经浅支位于自肱骨外上髁至桡骨茎突的连线上，桡神经深支位于肱骨外上髁至前臂背面中线的中、下 1/3 交点处的连线上。

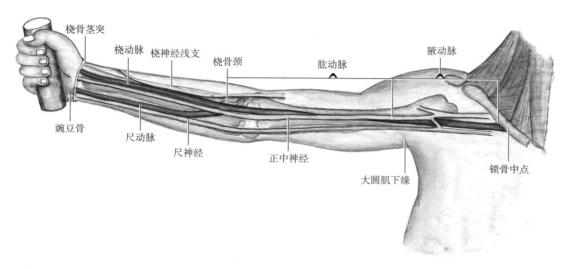

图 2-2 上肢动脉、神经

第二节 肩 部

肩部是上肢与躯干的移行区，可分为腋区、三角肌区和肩胛区。

一、腋区

腋区位于肩关节下方，臂上段与胸前外侧壁上部之间。在上肢外展时，向上呈穹窿状的皮肤凹陷为**腋窝** axillary fossa，其深面呈四棱锥体形的腔隙称腋腔。腋腔由一顶、一底和四壁构成（图 2-3），内含血管、神经、淋巴结和脂肪组织等结构。

（一）腋腔的构成（图 2-3）

1. 顶 由锁骨中 1/3 段、第 1 肋外侧缘和肩胛骨上缘围成，是腋腔的上口，向上通颈根部。臂丛由此入腋腔，锁骨下血管于此处移行为腋血管。

2. 底 由皮肤、浅筋膜和腋筋膜共同构成。皮肤薄而松弛，生有腋毛，并有大量的皮脂腺和大汗腺。腋筋膜是腋腔底的深筋膜，其中央部较薄弱，有皮神经、血管和淋巴管等穿过，使其呈筛状，故又名筛状筋膜。

3. 前壁 由胸大肌、胸小肌、锁骨下肌和锁胸筋膜构成（图 2-4）。**锁胸筋膜**是连于喙突、锁骨下肌和胸小肌上缘之间的深筋膜，有头静脉、胸肩峰动脉及静脉和胸外侧神经穿过。

4. 后壁 由肩胛下肌、大圆肌、背阔肌和肩胛骨构成（图 2-5）。由于肱三头肌长头在大圆肌和小圆肌之间穿过，使腋后壁形成 2 个间隙。内侧者称**三边孔** trilateral foramen，其上界

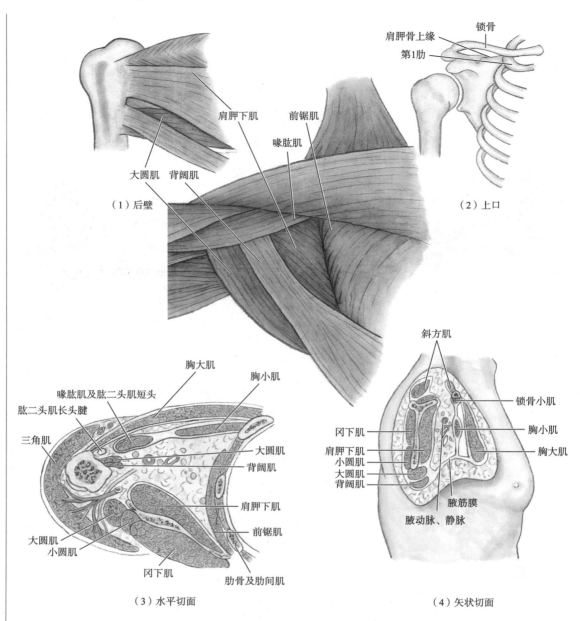

肩胛下肌　前锯肌
喙肱肌
大圆肌　背阔肌
（1）后壁

肩胛骨上缘　锁骨
第1肋
（2）上口

斜方肌
喙肱肌及肱二头肌短头　胸大肌　胸小肌
肱二头肌长头腱
三角肌
大圆肌
背阔肌
肩胛下肌
前锯肌
大圆肌
小圆肌
冈下肌　肋骨及肋间肌
（3）水平切面

锁骨小肌
冈下肌
肩胛下肌　胸小肌
小圆肌
大圆肌　胸大肌
背阔肌
腋筋膜
腋动脉、静脉
（4）矢状切面

图 2-3　腋腔的构成

为小圆肌（后）和肩胛下肌（前），下界为大圆肌，外侧界为肱三头肌长头，内有旋肩胛动、静脉通过；外侧者称**四边孔** quadrilateral foramen，其上、下界与三边孔相同，内侧界是肱三头肌长头，外侧界是肱骨外科颈，内有旋肱后动、静脉和腋神经通过。

5. 内侧壁　由前锯肌、第 1~4 肋及其间的肋间肌构成。

6. 外侧壁　由肱骨的结节间沟、肱二头肌长、短头和喙肱肌组成。

（二）腋腔的内容

腋腔内主要有腋动脉及其分支、腋静脉及其属支、臂丛及其分支、腋淋巴结群和结缔组织等（图 2-6）。

1. **腋动脉** axillary artery　在第 1 肋外侧缘处接锁骨下动脉，经腋窝至大圆肌下缘续于肱动脉。腋动脉以胸小肌为界分为 3 段。

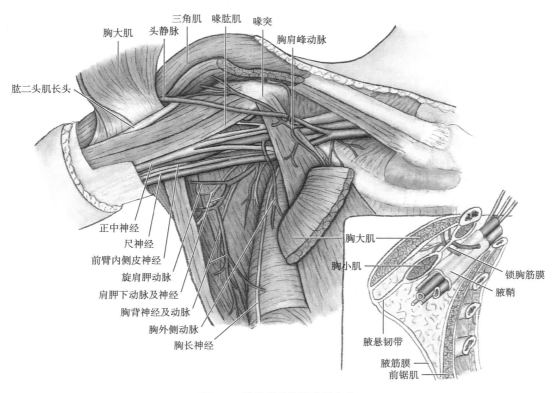

图 2-4 腋腔前壁的层次及内容

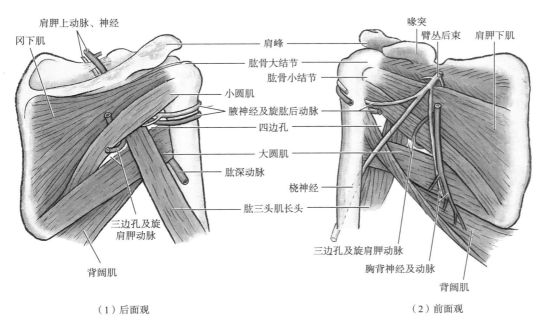

（1）后面观 （2）前面观

图 2-5 腋腔后壁及三边孔和四边孔

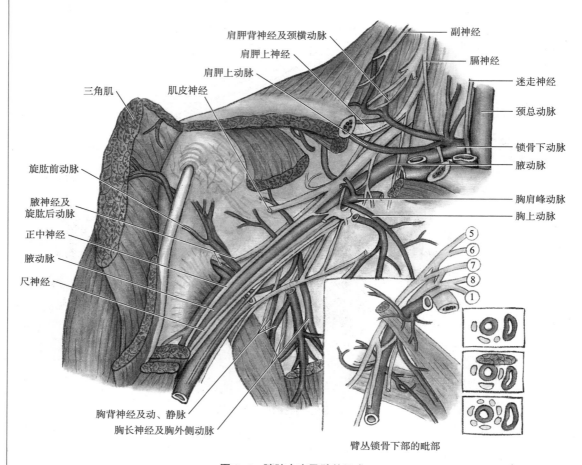

图 2-6　腋腔内容及臂丛组成

（1）第 1 段　自第 1 肋外侧缘至胸小肌上缘之间，是腋动脉位置最深的一段。此段发出的分支为**胸上动脉**，分布于第 1、2 肋间隙前部。

（2）第 2 段　位于胸小肌后方，此段发出的 2 个分支：**胸肩峰动脉**穿锁胸筋膜后，分支营养胸大肌、胸小肌和三角肌等。**胸外侧动脉**沿胸小肌下缘与胸长神经伴行，分布于前锯肌和胸大、小肌。在女性发出分支至乳房外侧部。

（3）第 3 段　自胸小肌下缘至大圆肌下缘之间，是腋动脉最长、位置最浅的一段。该段主要分支有：①**肩胛下动脉**，沿肩胛下肌下缘向后下走行，分为**旋肩胛动脉**和**胸背动脉**。前者经三边孔入冈下窝，营养冈下肌等；后者与胸背神经伴行营养背阔肌。②**旋肱前动脉**较为细小。③**旋肱后动脉**较为粗大。旋肱前、后动脉分别绕过肱骨外科颈的前、后方，彼此吻合，分布于三角肌和肩关节。

2. **腋静脉** axillary vein　位于腋动脉前内侧，两者之间为臂丛内侧束、尺神经、前臂内侧皮神经等，内侧有臂内侧皮神经，远端有腋淋巴结外侧群，近端有腋淋巴结尖群。

3. **臂丛** brachial plexus　位于腋窝内的部分为臂丛的锁骨下部，包括内侧束、外侧束和后束及其分支，围绕在腋动脉周围。在腋动脉的第 1 段，各束位于腋动脉后外方；在腋动脉的第 2 段，内、外侧束及后束分别相应地位于腋动脉的内侧、外侧和后方；在腋动脉的第 3 段，臂丛的各束发出分支。臂丛主要分支如下。

（1）**肌皮神经** musculocutaneous nerve 发自臂丛外侧束，行向外下方穿喙肱肌至肱二头肌和肱肌之间。

（2）**正中神经** median nerve 由臂丛内侧束和外侧束发出内、外侧根，在腋动脉外侧合成，降入肱二头肌内侧沟。

（3）**尺神经** ulnar nerve 发自臂丛内侧束，于腋动脉内侧降入肱二头肌内侧沟。

（4）**腋神经** axillary nerve 发自臂丛后束，伴旋肱后动脉穿四边孔，支配三角肌和小圆肌。

（5）**桡神经** radial nerve 是臂丛后束最粗大的分支，在背阔肌浅面降入肱骨体中部后面的肱骨肌管。

（6）**胸背神经** thoracodorsal nerve 起自后束，沿肩胛骨外侧缘伴同名动脉下行至背阔肌。

（7）**胸内、外侧神经** 分别发自臂丛的内侧束和外侧束，分布于胸大肌和胸小肌。

（8）**臂内侧皮神经、前臂内侧皮神经** 均发自臂丛内侧束，分别分布于臂内侧和前臂内侧的皮肤。

（9）**胸长神经** 在锁骨上方发自内侧束，沿前锯肌表面与胸外侧动脉同行，支配该肌。在行乳腺癌手术时应注意保护该神经。

4. **腋淋巴结** axillary lymph nodes 位于腋腔的疏松结缔组织中，可分为 5 群（图 2-7）。

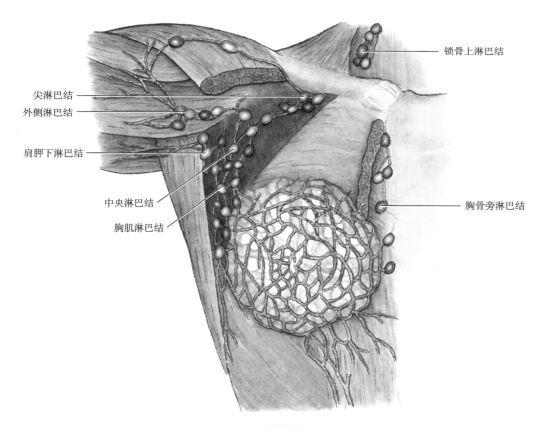

尖淋巴结
外侧淋巴结
肩胛下淋巴结
中央淋巴结
胸肌淋巴结
锁骨上淋巴结
胸骨旁淋巴结

图 2-7 腋窝淋巴结

NOTE

（1）外侧淋巴结   沿腋静脉远侧段排列，收纳上肢的淋巴，注入中央和尖淋巴结。

（2）胸肌淋巴结   在胸小肌下缘，沿胸外侧血管排列，收纳胸前外侧壁、乳房中央部和外侧部的淋巴，注入中央和尖淋巴结。

（3）肩胛下淋巴结   位于腋后壁，沿肩胛下血管和神经排列，收纳背部、肩部及胸后壁的淋巴，注入中央和尖淋巴结。

（4）中央淋巴结   位于腋窝底的脂肪组织中，是最大一群淋巴结，收纳上述 3 群淋巴结的输出管，其输出管注入尖淋巴结。

（5）尖淋巴结   沿腋静脉近侧段排列，收纳中央群及其他各群淋巴结的输出管，以及乳房上部的淋巴。输出管合成锁骨下干，左侧注入胸导管，右侧注入右淋巴导管。

5. **腋鞘和腋窝蜂窝组织**   包裹腋动、静脉和臂丛周围的结缔组织膜称**腋鞘** axillary sheath，向上与颈部椎前筋膜相延续。临床上做锁骨下臂丛麻醉时，可将药液注入腋鞘内，可达到良好麻醉的效果。

腋腔内的大量疏松结缔组织称**腋窝蜂窝组织**。腋腔内的感染沿着蜂窝组织间隙和腋鞘，向上可蔓延至颈根部，向下可达臂部，向后经三边孔和四边孔蔓延至肩胛区、三角肌区，向前可至胸肌间隙。

二、三角肌区

（一）浅层结构

三角肌区（图 2-8）是三角肌所覆盖的区域。此区皮肤较厚，浅筋膜较致密，脂肪组织较少。腋神经的皮支即臂外侧上皮神经从三角肌后缘浅出，分布于三角肌表面的皮肤。

（二）深层结构

1. **三角肌** deltoid muscle   呈三角形，从前方、后方和外侧包绕肩关节，使肩部呈圆隆状。三角肌起自锁骨的外侧段、肩峰和肩胛冈，止于肱骨体外侧面的三角肌粗隆。主要作用是使肩关节外展。三角肌是临床常用肌肉注射的部位，但在三角肌后缘中、下 1/3 部肌肉较薄，且有桡神经由此到三角肌深面，故该部为三角肌注射的"危险区"。

2. **腋神经** axillary nerve   发自臂丛后束，与旋肱后动、静脉一起穿四边孔，在三角肌深方分为前、后两支，前支支配三角肌的前、中部；后支支配三角肌的后部和小圆肌。在临床上，肱骨外科颈骨折时可损伤腋神经和旋肱前、后血管，造成三角肌瘫痪和深部血肿。

三、肩胛区

（一）浅层结构

肩胛区（图 2-8）是指肩胛骨后面的区域。该区皮肤较厚，与致密的浅筋膜紧密相连，内有来自颈丛的锁骨上神经分布。

（二）深层结构

深筋膜覆盖于各肌表面，肩胛冈下部深筋膜发达，成为腱质性。

1. **肌肉**   肩胛区肌肉可分为浅、深层。浅层为斜方肌；深层为冈上肌、冈下肌、小圆肌和大圆肌，在肩胛骨前方有肩胛下肌。

2. **肌腱袖** myotendinous cuff   冈上肌、冈下肌、小圆肌和肩胛下肌的肌腱经过肩关节周围

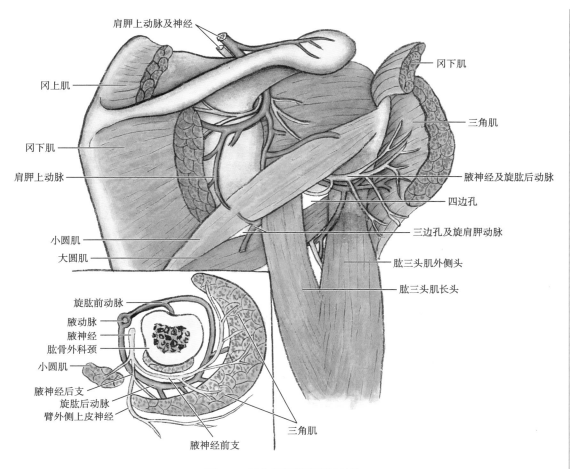

冈上肌
冈下肌
肩胛上动脉
小圆肌
大圆肌

肩胛上动脉及神经

冈下肌
三角肌
腋神经及旋肱后动脉
四边孔
三边孔及旋肩胛动脉
肱三头肌外侧头
肱三头肌长头

旋肱前动脉
腋动脉
腋神经
肱骨外科颈
小圆肌
腋神经后支
旋肱后动脉
臂外侧上皮神经
腋神经前支
三角肌

图 2-8　三角肌区及肩胛区结构

时，与关节囊愈着，围绕肩关节形成一近环形的腱板，称肌腱袖，也称**肩袖**（图 2-9）。肌腱袖加强了肩关节稳定性，当肩关节扭伤或脱位时，肌腱袖可被撕裂。

3. **血管和神经**

（1）**肩胛上动脉** suprascapular artery　发自锁骨下动脉的甲状颈干，经肩胛上横韧带的上方进入肩胛区，分布于冈上、下肌。

（2）**旋肩胛动脉**　发自腋动脉的肩胛下动脉，经三边孔至冈下窝，与肩胛上动脉吻合。

（3）**肩胛上神经** suprascapular nerve　发自臂丛锁骨上部，经肩胛上横韧带的下方进入冈上窝，与肩胛上动、静脉伴行，支配冈上肌和冈下肌。

四、肩胛动脉网

肩胛动脉网位于肩胛骨的周围，是由 3 条动脉的分支相互吻合形成的动脉网。肩胛上动脉经肩胛上横韧带的上方至冈上窝；肩胛背动脉为颈横动脉的降支，沿肩胛骨内侧缘下行，分支分布于冈下窝内侧部；旋肩胛动脉经三边孔至冈下窝的外侧部。该网是肩部的重要侧支循环途径，当腋动脉血流受阻时，通过该网仍可维持上肢的血供（图 2-10）。

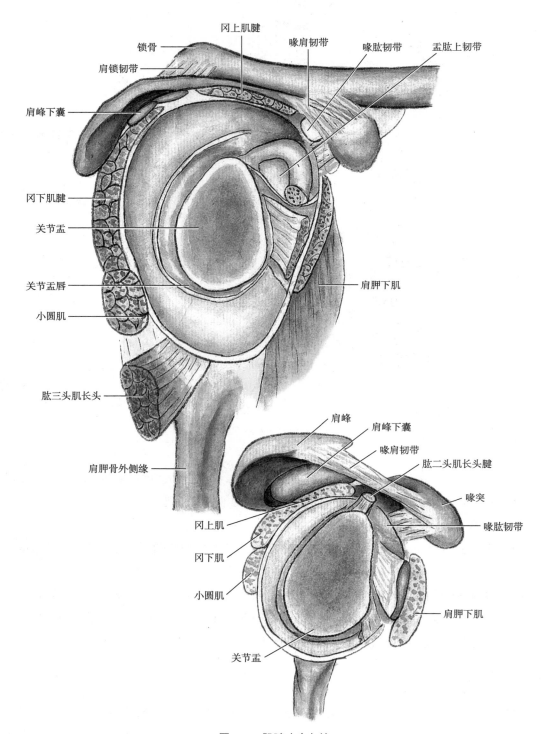

锁骨

肩锁韧带

肩峰下囊

冈下肌腱

关节盂

关节盂唇

小圆肌

肱三头肌长头

肩胛骨外侧缘

冈上肌腱

喙肩韧带

喙肱韧带

盂肱上韧带

肩胛下肌

肩峰

肩峰下囊

喙肩韧带

肱二头肌长头腱

喙突

喙肱韧带

肩胛下肌

冈上肌

冈下肌

小圆肌

关节盂

图 2-9 肌腱（肩）袖

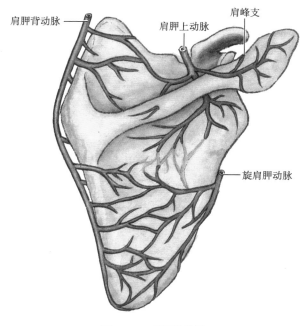

肩胛背动脉　肩胛上动脉　肩峰支

旋肩胛动脉

图 2-10　肩胛动脉网

第三节　臂　部

臂部介于肩部与肘部之间，被肱骨和臂内、外侧肌间隔分为臂前区和臂后区。

一、臂前区

（一）浅层结构（图 2-11）

1. **皮肤与浅筋膜**　臂前区的皮肤较薄，移动性较大。浅筋膜含脂肪组织较少，故薄而松弛，内有头静脉、贵要静脉和臂内、外侧皮神经。

2. **浅静脉**　**头静脉**沿肱二头肌外侧沟上行，再经三角肌胸大肌间沟穿锁胸筋膜注入腋静脉或锁骨下静脉。**贵要静脉**在肱二头肌内侧沟下部上行，在臂中部穿深筋膜注入肱静脉或腋静脉。

3. **皮神经**　臂上部内侧有肋间臂神经分布，臂下部内侧有臂内侧皮神经分布，前臂内侧皮神经向下分布于前臂内侧皮肤。臂外侧上、下皮神经分布于臂外侧上、下部皮肤。

（二）深层结构（图 2-12）

1. **深筋膜与骨筋膜鞘**　臂部的深筋膜称**臂筋膜**。臂前区的深筋膜较薄，向上移行为三角肌筋膜、胸肌筋膜和腋筋膜，向下移行为肘前区筋膜。臂筋膜发出臂内、外侧肌间隔，深入臂屈肌和伸肌之间，并附着于肱骨，与肱骨共同围成臂前、后骨筋膜鞘。臂前骨筋膜鞘（图 2-13）内含穿经臂前区的血管、神经和臂肌前群。

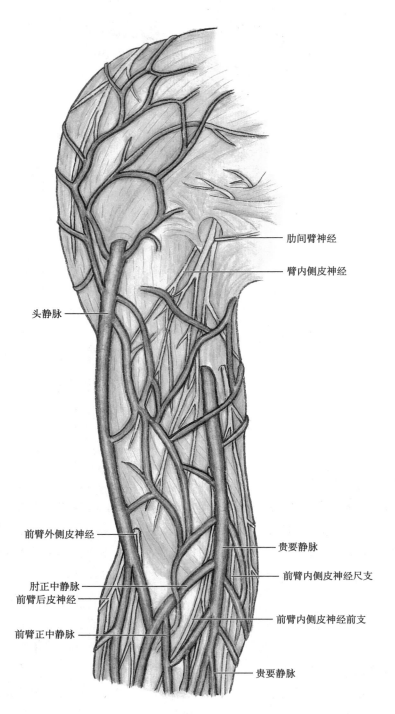

肋间臂神经

臂内侧皮神经

头静脉

前臂外侧皮神经

贵要静脉

前臂内侧皮神经尺支

肘正中静脉
前臂后皮神经

前臂内侧皮神经前支

前臂正中静脉

贵要静脉

图 2-11　臂前区浅层结构

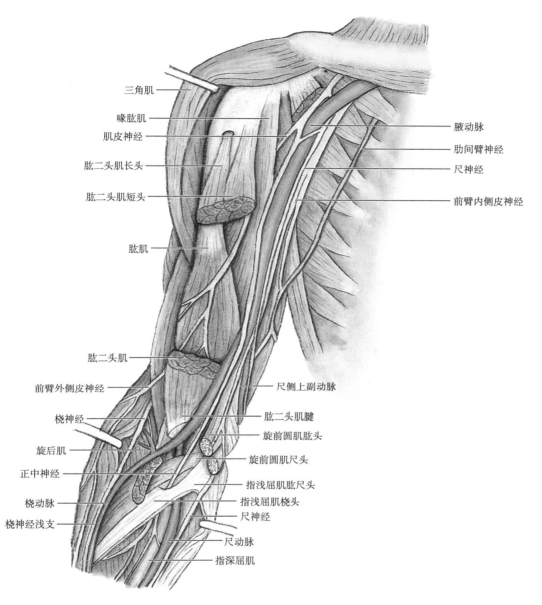

三角肌
喙肱肌
肌皮神经
肱二头肌长头
肱二头肌短头
肱肌

腋动脉
肋间臂神经
尺神经
前臂内侧皮神经

肱二头肌
前臂外侧皮神经
桡神经
旋后肌
正中神经
桡动脉
桡神经浅支

尺侧上副动脉
肱二头肌腱
旋前圆肌肱头
旋前圆肌尺头
指浅屈肌肱尺头
指浅屈肌桡头
尺神经
尺动脉
指深屈肌

图 2-12 臂前区深层结构

2. 血管和神经

（1）**肱动脉 brachial artery**　在大圆肌下缘续于腋动脉，沿肱二头肌内侧沟下行至肘窝，沿途发出 3 个分支：①**肱深动脉**：起自肱动脉起点处稍下方的后内侧壁，与桡神经伴行于桡神经沟中，分支营养肱三头肌和肱肌。②**尺侧上副动脉**：平肱肌起点处发出，穿臂内侧肌间隔，伴尺神经至肘关节的后面。③**尺侧下副动脉**：在肱骨内上髁的上方发出，至肘关节附近分前、后两支，参与肘关节网的形成。

（2）**肱静脉 brachial vein**　有两条，伴行于肱动脉的两侧，向上汇成一条腋静脉。

（3）**正中神经**　与肱血管伴行于肱二头肌内侧沟，在臂上部行于肱动脉的外侧，约至臂中部，越过肱动脉前方至其内侧，下行至肘窝。

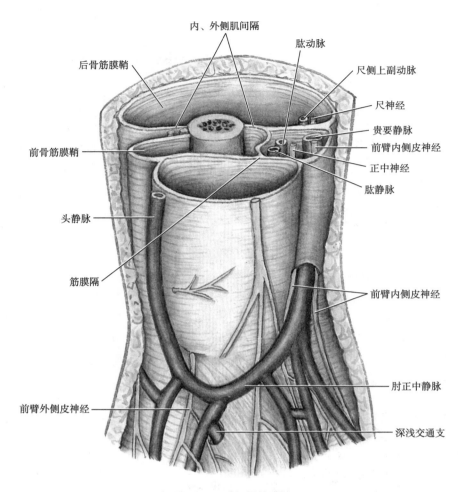

图 2-13　臂部骨筋膜鞘

（4）**尺神经**　起自臂丛的内侧束，在臂上部行于肱动脉内侧，约在臂中部与尺侧上副动脉伴行，穿臂内侧肌间隔至臂后区。

（5）**肌皮神经**　起自臂丛外侧束，穿过喙肱肌至肱二头肌与肱肌之间，行向外下方，其末支在肘窝外上方，肱二头肌与肱肌之间穿出，移行为前臂外侧皮神经。肌支支配臂肌前群。

二、臂后区

（一）浅层结构

1. **皮肤与浅筋膜**　臂后区皮肤较厚，浅筋膜较致密。浅静脉多由内、外侧转向前面，分别注入贵要静脉和头静脉。有 3 条皮神经分布和 1 条皮神经通过。

2. **皮神经**

（1）**臂外侧上皮神经**　起自腋神经，分布于三角肌区和臂外侧上部的皮肤。

（2）**臂外侧下皮神经**　起自桡神经，分布于臂后区外下部的皮肤。

（3）**臂后皮神经**　起自桡神经，分布于臂后面的皮肤。

（4）**前臂后皮神经**　起自桡神经，约在臂后区中、下 1/3 交界处穿出深筋膜，分布于前臂后面皮肤。

（二）深层结构（图 2-14）

1. **深筋膜** 臂后区的深筋膜较前区发达，厚而坚韧。臂后骨筋膜鞘内有含肱三头肌、肱深血管、桡神经和尺神经的一段。

2. **肱三头肌与肱骨肌管** 臂肌后群只有一块，即肱三头肌。该肌与肱骨桡神经沟共同构成**肱骨肌管** humeromuscular tunnel，内有桡神经和肱深血管通过，故又称**桡神经管**。

3. **桡神经血管束** 由桡神经和肱深血管组成，位于肱骨肌管内。

（1）**桡神经** 在大圆肌下缘，伴肱深血管行向下外，进入肱骨肌管，紧贴桡神经沟走行，穿臂外侧肌间隔，至肘窝外侧。在行程中，发出肌支支配肱三头肌。

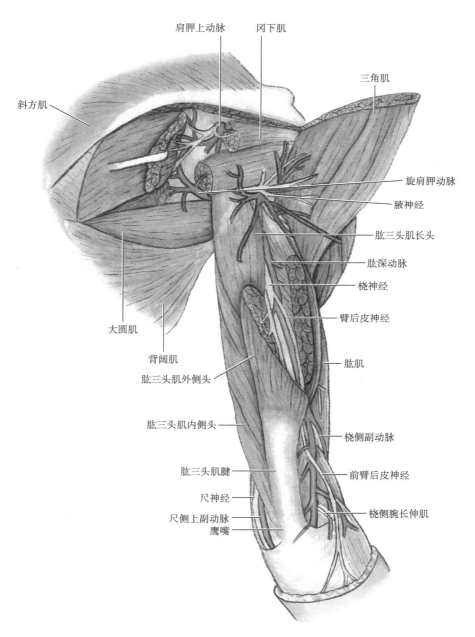

图 2-14 臂后区深层结构

（2）**肱深动脉** 在肱骨肌管内分为前、后 2 支。前支较粗大，称**桡侧副动脉**，与桡神经伴行穿外侧肌间隔。后支较细小，称**中副动脉**，在臂后区下行。

（3）**肱深静脉** 有两条，伴行于肱深动脉的两侧。

[臂部中 1/3 横切面]

表面为皮肤和浅筋膜。在浅筋膜前外侧（肱二头肌外侧沟）有头静脉，前内侧（肱二头肌内侧沟）有贵要静脉和前臂内侧皮神经。在肱骨前面内侧有肱二头肌长、短头，肱二头肌的外侧为肱肌，两者之间有肌皮神经。在肱骨后方为肱三头肌的 3 个头。臂前区的血管神经束位于肱三头肌内侧头前方，有正中神经、肱动脉、肱静脉、尺神经和尺侧上副动、静脉。臂后区的血管神经束位于肱三头肌外侧头前方，有肱深血管和桡神经。

第四节 肘 部

肘部介于臂与前臂之间，肱骨内、外上髁连线的上、下各二横指的环行线为其上、下界。通过肱骨内、外上髁的冠状面将该部分为肘前区和肘后区。

一、肘前区

（一）浅层结构

肘前区皮肤薄而柔软，浅筋膜疏松，浅静脉和皮神经行于皮下。

1. **浅静脉** 头静脉和贵要静脉分别行于肱二头肌腱的外侧和内侧。**肘正中静脉 median cubital vein** 自头静脉分出，斜向内上方注入贵要静脉。该静脉与深静脉之间有交通支，位置比较固定，是临床进行静脉穿刺或插管的常用部位（图 2-15）。**前臂正中静脉**常分 2 支，分别注入贵要静脉和头静脉。

2. **皮神经** 前臂内侧皮神经在肘部分为前、后 2 支，分别行于贵要静脉的外侧和内侧。前臂外侧皮神经行于头静脉的后方，在肱二头肌腱的外侧、肱肌的浅面穿出深筋膜。

3. **肘浅淋巴结** 又称**滑车上淋巴结**，位于肱骨内上髁上方，贵要静脉附近，收纳手和前臂尺侧半的浅淋巴管，其输出管与肱静脉伴行，注入腋淋巴结。

（二）深层结构

1. **深筋膜** 由臂筋膜延续而来，下续前臂筋膜。从肱二头肌腱内侧，向下连于前臂筋膜的部分为**肱二头肌腱膜 bicipital aponeurosis**，屈肘时可触及。该腱膜与肱二头肌腱交角处，是触及肱动脉搏动和测量血压的听诊部位。

2. **肘窝** 是肘前区略呈三角形凹陷，其尖指向远侧。

（1）境界 上界为肱骨内、外上髁的连线，下外侧界为肱桡肌，下内侧界为旋前圆肌。顶由浅入深依次为皮肤、浅筋膜、深筋膜和肱二头肌腱膜。底由肱肌、旋后肌和肘关节囊构成。

（2）内容 有肱二头肌腱、血管、神经和淋巴结等。

肱二头肌腱是肘窝内的中心标志，其内侧为肱动脉及 2 条伴行静脉，再内侧为正中神经；其外侧有前臂外侧皮神经、桡神经及其分支。

肱动脉在约平桡骨颈平面分为桡、尺动脉，两者在肘窝内各自发出桡侧返动脉和尺侧返动

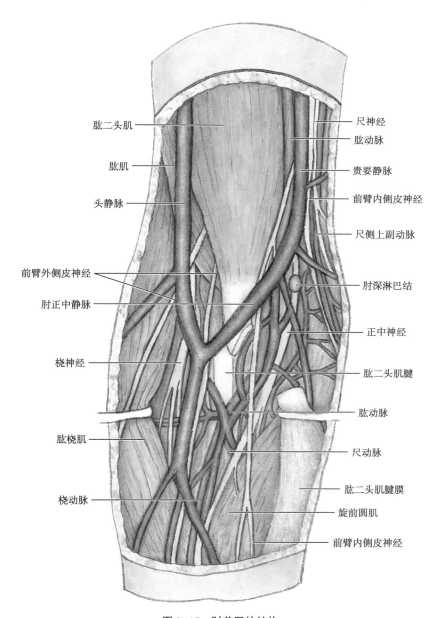

肱二头肌

肱肌

头静脉

前臂外侧皮神经

肘正中静脉

桡神经

肱桡肌

桡动脉

尺神经

肱动脉

贵要静脉

前臂内侧皮神经

尺侧上副动脉

肘深淋巴结

正中神经

肱二头肌腱

肱动脉

尺动脉

肱二头肌腱膜

旋前圆肌

前臂内侧皮神经

图 2-15　肘前区的结构

脉参与肘关节动脉网的构成。桡动脉越过肱二头肌腱表面斜向外下，至前臂肱桡肌内侧；尺动脉经旋前圆肌尺头深面至前臂尺侧腕屈肌深面。

正中神经越过尺血管前方，穿旋前圆肌两头之间，进入指浅屈肌深面。桡神经约在肱骨外上髁前方或稍下方，分为浅、深 2 支，浅支为皮支，经肱桡肌深面至前臂；深支主要为肌支，穿旋后肌至前臂后区，改称骨间后神经。

肘深淋巴结位于肱动脉分叉处，收纳前臂深层的淋巴管，其输出管注入腋淋巴结。

二、肘后区

（一）浅层结构

皮肤厚而松弛，浅筋膜不甚发达。在皮肤与鹰嘴之间有滑膜囊，**称鹰嘴皮下囊**，与关节腔不相通，当有炎症或出血时滑膜囊可肿大。

（二）深层结构

肘后区的深筋膜与肱骨下端和尺骨上端的骨膜紧密结合。

1. **肱三头肌腱**　附着于尺骨鹰嘴。在肌腱与鹰嘴之间有鹰嘴腱下囊。肌腱的外侧有起于外上髁的前臂伸肌群。

2. **尺神经**　行于肱骨内上髁后下方的尺神经沟内，其外侧紧邻鹰嘴。尺神经与皮肤之间仅隔以薄层结缔组织，可在肘后内侧沟处进行尺神经阻滞麻醉；由于尺神经在肘后区位置表浅，故极易受损。

3. **肘后三角** posterior cubital triangle　肘关节屈曲呈直角时，肱骨内、外上髁和尺骨鹰嘴三点构成一尖向远侧的等腰三角形，称肘后三角。当肘关节伸直时，上述三点成一条直线。肘关节脱位或肱骨内、外上髁骨折时，三者的三角形关系发生改变。肱骨髁上骨折时，三点位置关系不改变。

4. **肘外侧三角** lateral cubital triangle 和**肘后窝** posterior cubital fossa　肘关节屈曲90°时，肱骨外上髁、桡骨头和尺骨鹰嘴尖端构成一尖向前的等腰三角形，称肘外侧三角。其中央点是肘关节穿刺的进针部位。肘关节伸直时，上述三点之间形成的凹陷称**肘后窝**，其深面有肱桡关节，深按可触及桡骨头。肘后窝也是常用的肘关节穿刺部位。当肘关节积液时，此窝可因肿胀而消失。

三、肘关节动脉网

肘关节动脉网由肱动脉、桡动脉和尺动脉的9条分支在肘关节前后吻合而成。此网在关节的背侧发育较好，其主要吻合有4处：①桡侧副动脉与桡侧返动脉的吻合。②中副动脉与骨间返动脉的吻合。③尺侧上副动脉、尺侧下副动脉后支与尺侧返动脉后支的吻合。④尺侧下副动脉前支与尺侧返动脉前支的吻合（图2-16）。

肘关节动脉网构成了肘关节周围丰富的侧支循环，在肱深动脉发出点以下结扎肱动脉时，通过肘关节动脉网形成的侧支循环，其远端的血液供应仍可得到代偿。

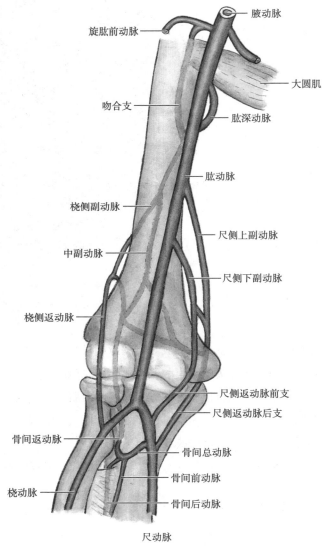

图 2-16　肘关节动脉网

第五节 前臂部

前臂部介于肘部与手部之间，分为前臂前区和前臂后区。

一、前臂前区

前臂前区指位于桡、尺骨和前臂骨间膜以前的部分，主要包括前臂肌前群、血管和神经等结构。

（一）浅层结构

前臂前区皮肤较薄，移动性较大。浅筋膜中有较丰富的浅静脉和皮神经。

1. **浅静脉** ①头静脉，位于前臂桡侧，在前臂上半部从背面转至前面。②贵要静脉，位于前臂尺侧，在肘窝下方由背面转至前面。③前臂正中静脉，行于前臂前面的正中，其管径和数目都不甚恒定，注入肘正中静脉或贵要静脉。

2. **皮神经** ①前臂外侧皮神经，沿前臂外侧下行，分布于前臂外侧面皮肤。②前臂内侧皮神经，分布于前臂内侧面皮肤（图 2-17）。

（二）深层结构

1. **深筋膜与前臂前骨筋膜鞘** 前臂的深筋膜称**前臂筋膜**，薄而坚韧，近肘部有肱二头肌腱膜加强，远侧延伸至腕前区，形成厚而坚韧的腕掌侧韧带及其远侧深面的屈肌支持带。前臂筋膜伸入前、后肌群之间，形成前臂内、外侧肌间隔。

2. **前臂肌前群** 共 9 块，可分为深、浅 2 层，浅层从桡侧向尺侧依次为肱桡肌、旋前圆肌、桡侧腕屈肌、掌长肌和尺侧腕屈肌。深层有指浅屈肌、指深屈肌、拇长屈肌和旋前方肌。

3. **血管神经束** 前臂前区有 4 个血管神经束（图 2-18）。

（1）**桡血管神经束** 由桡动脉及其 2 条伴行静脉和桡神经浅支组成，走行于前臂桡侧肌间隙内：①**桡动脉**平桡骨颈高度自肱动脉发出后，近侧段行经肱桡肌深面，故肱桡肌尺侧缘是暴露桡动脉的标志。桡动脉远侧段在肱桡肌腱与桡侧腕屈肌腱之间下行至腕部，在腕部上方，其位置表浅，仅覆以皮肤和筋膜，能摸到桡动脉的搏动，是临床上切脉的部位。桡动脉在近侧端发出桡侧返动脉，在腕前区发出掌浅支，向下行经鱼际表面或穿鱼际至手掌，参与组成掌浅弓。②**桡静脉**有 2 条，较细，与桡动脉伴行。③**桡神经浅支** superficial branch of radial nerve 为桡神经的皮支，沿肱桡肌的深面伴桡动脉的外侧下行，在前臂外侧下 1/3 处浅出，分布于手背。

（2）**尺血管神经束** 由尺动、静脉和尺神经组成：①**尺动脉**经旋前圆肌尺头深面，进入前臂前区。在前臂上 1/3 段，行于指浅屈肌深面，在下 2/3 段于尺侧腕屈肌的深面下行。尺动脉上端发出**骨间总动脉** common interosseous artery 和尺侧返动脉。骨间总动脉粗而短，又分为骨间前动脉和骨间后动脉。②**尺静脉**有 2 条，与尺动脉伴行。③**尺神经**从尺神经沟向下穿尺侧腕屈肌两头之间进入前臂前区，在前臂的上半部，位于指深屈肌与尺侧腕屈肌之间，与尺动、静脉相距较远。在前臂的下半部，位于尺侧腕屈肌的桡侧，并与尺动、静脉伴行。尺神经始终行于尺动、静脉的尺侧，经腕尺侧管入手掌。其肌支支配尺侧腕屈肌和指深屈肌尺侧半。在桡

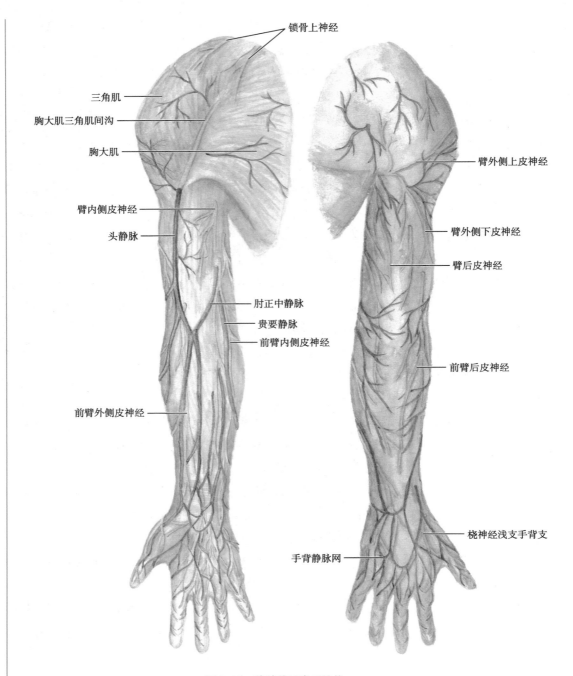

图 2-17   前臂前区浅层结构

腕关节近侧约 5cm 处发出手背支，经尺侧腕屈肌腱与尺骨之间转向背侧，下行至手背。

（3）正中血管神经束   由正中神经及其伴行血管组成：①**正中神经**从旋前圆肌的两头之间穿出，在此发出骨间前神经后，于指浅、深屈肌之间下行。在前臂下 1/3 段，位于桡侧腕屈肌腱与掌长肌腱之间，位置表浅，表面仅被以皮肤、浅筋膜和深筋膜。主干在前臂发出肌支支配旋前圆肌、桡侧腕屈肌、掌长肌和指浅屈肌，这些肌支均由正中神经的尺侧发出，故在其桡侧进行手术操作较安全。此外，掌长肌腱较细长，其粗细与正中神经相仿，手术中应注意区别。②**正中动脉** median artery 自骨间前动脉发出。多数为一细小的分支，伴正中神经下降，分支营养正中神经。行程中有同名静脉伴行。

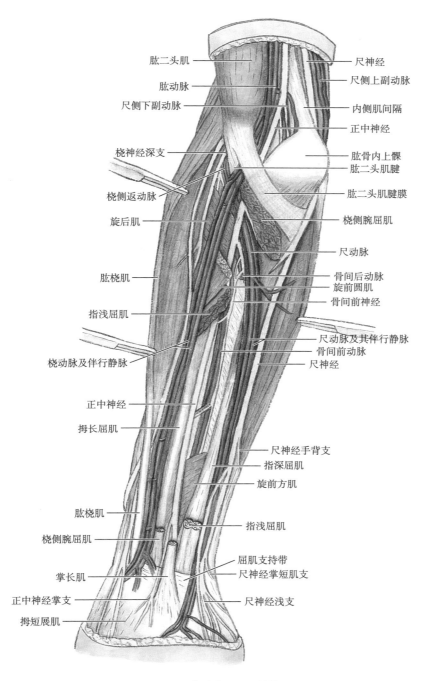

肱二头肌
尺神经
肱动脉
尺侧上副动脉
尺侧下副动脉
内侧肌间隔
正中神经
桡神经深支
肱骨内上髁
肱二头肌腱
桡侧返动脉
肱二头肌腱膜
旋后肌
桡侧腕屈肌
肱桡肌
尺动脉
骨间后动脉
旋前圆肌
指浅屈肌
骨间前神经
桡动脉及伴行静脉
尺动脉及其伴行静脉
骨间前动脉
尺神经
正中神经
拇长屈肌
尺神经手背支
指深屈肌
旋前方肌
肱桡肌
指浅屈肌
桡侧腕屈肌
掌长肌
屈肌支持带
尺神经掌短肌支
正中神经掌支
尺神经浅支
拇短展肌

图 2-18　前臂前区深层结构

（4）**骨间前血管神经束**　由骨间前血管和神经组成：①**骨间前神经** anterior interosseous nerve 在正中神经穿旋前圆肌两头之间处，从神经干的背侧发出，与骨间前血管伴行，沿前臂骨间膜的前方、拇长屈肌和指深屈肌之间下行，至旋前方肌深面，进入该肌。发出肌支支配拇长屈肌、指深屈肌桡侧半和旋前方肌。②**骨间前动脉** anterior interosseous artery 自骨间总动脉分出后，在拇长屈肌和指深屈肌之间，沿骨间膜前面下行，至旋前方肌深面，行程中有 2 条同名静脉伴行。

4. **前臂屈肌后间隙** posterior space of antebrachial flexor　是位于前臂远侧 1/4 段的潜在性间隙，在指深屈肌和拇长屈肌腱的后方，旋前方肌的前方，其内侧界为尺侧腕屈肌和前臂筋膜，外侧界为桡侧腕屈肌和前臂筋膜。该间隙向远侧经腕管与掌中间隙相通，当前臂远侧段或手掌间隙感染时，炎症可相互蔓延。

二、前臂后区

（一）浅层结构

前臂后区皮肤较厚，移动性小。浅筋膜内有头静脉和贵要静脉的主干及其属支。有 3 条皮神经：前臂后皮神经分布于前臂后区中间部直至腕后区的皮肤；前臂内、外侧皮神经分布于前臂后区内、外侧面。

（二）深层结构

1. **深筋膜与前臂后骨筋膜鞘**   前臂后区的深筋膜厚而坚韧，近侧部有肱三头肌腱膜加强，远侧部在腕背侧增厚形成伸肌支持带。**前臂后骨筋膜鞘**由前臂后区深筋膜、前臂内、外侧肌间隔、尺骨、桡骨和前臂骨间膜共同围成，其内有前臂肌后群和骨间后血管神经束等（图2-19）。

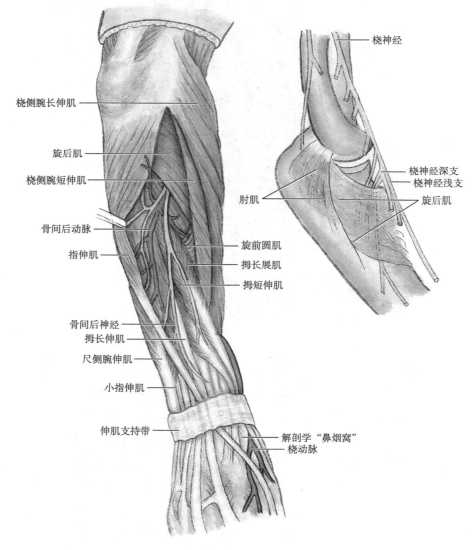

桡神经

桡侧腕长伸肌

旋后肌

桡侧腕短伸肌

桡神经深支
桡神经浅支

肘肌
旋后肌

骨间后动脉

旋前圆肌

指伸肌

拇长展肌

拇短伸肌

骨间后神经

拇长伸肌

尺侧腕伸肌

小指伸肌

伸肌支持带

解剖学"鼻烟窝"
桡动脉

图 2-19   前臂后区深层结构

2. **前臂肌后群** 共 10 块，分浅、深 2 层，每层各 5 块。

（1）**浅层** 自桡侧向尺侧依次为桡侧腕长伸肌、桡侧腕短伸肌、指伸肌、小指伸肌和尺侧腕伸肌。

（2）**深层** 各肌近平行排列，自上而下为旋后肌、拇长展肌、拇短伸肌、拇长伸肌和示指伸肌。

3. **骨间后血管神经束** 由骨间后血管和神经组成，位于前臂肌后群浅、深层之间。

（1）**桡神经深支** deep branch of radial nerve 和**骨间后神经** posterior interosseous nerve：桡神经深支自肱骨外上髁前方由桡神经发出后，向下后走行，发出肌支支配桡侧腕长、短伸肌和旋后肌，之后穿入旋后肌，在桡骨头下方 5~7cm 处穿出该肌，改称骨间后神经，与同名血管伴行，下行于前臂肌后群浅、深两层之间，分支支配前臂肌后群其余诸肌。

（2）**骨间后动脉** posterior interosseous artery：是骨间总动脉的分支，与同名静脉伴行，经骨间膜上缘进入前臂后区，初居旋后肌深面，后从该肌下缘与拇长展肌起始部上缘之间穿出，在浅、深两层肌之间下行，分支营养邻近诸肌，并发出骨间返动脉向上返行，参与构成肘关节动脉网。

第六节 腕 部

腕（wrist）介于前臂和手之间，其上界为尺、桡骨茎突近侧的环线，下界相当于屈肌支持带的下缘水平。

一、腕前区

（一）浅层结构

腕前区的皮肤薄而松弛，移动性较大。浅筋膜内有前臂内、外侧皮神经的分支及尺神经、正中神经的掌支分布，并有数量较多的浅静脉和浅淋巴管。

（二）深层结构

1. **深筋膜** 为前臂深筋膜在腕前区的延续，在腕前区增厚形成腕掌侧韧带和屈肌支持带。

（1）**腕掌侧韧带** volar carpal ligament 位于腕横纹深部，两侧与腕背侧的伸肌支持带相延续，对前臂屈肌腱有固定、保护和支持作用。

（2）**屈肌支持带** flexor retinaculum 又名**腕横韧带** transverse carpal ligament，位于腕掌侧韧带远侧深面，厚而坚韧，由致密结缔组织构成，其尺侧端附于豌豆骨和钩骨钩，桡侧端附于手舟骨和大多角骨结节。掌长肌腱经该韧带的浅面下行入手掌，续为掌腱膜。

2. **腕管** carpal canal 由屈肌支持带与腕骨沟共同围成。管内有指浅、深屈肌腱及**屈肌总腱鞘**、拇长屈肌腱及其腱鞘和正中神经通过。两腱鞘均超过屈肌支持带近侧和远侧各 2.5cm。屈肌总腱鞘常与小指的指滑膜鞘相通；拇长屈肌腱鞘与拇指的指滑膜鞘相连。正中神经在腕管内变扁平，紧贴屈肌支持带桡侧端的深面。腕骨骨折时可压迫正中神经，导致腕管综合征。

3. **腕尺侧管** ulnar carpal canal 为腕掌侧韧带的远侧部与屈肌支持带尺侧端之间的间隙，内有尺神经和尺动、静脉通过。尺神经在腕部表浅，易受损伤（图 2-20）。

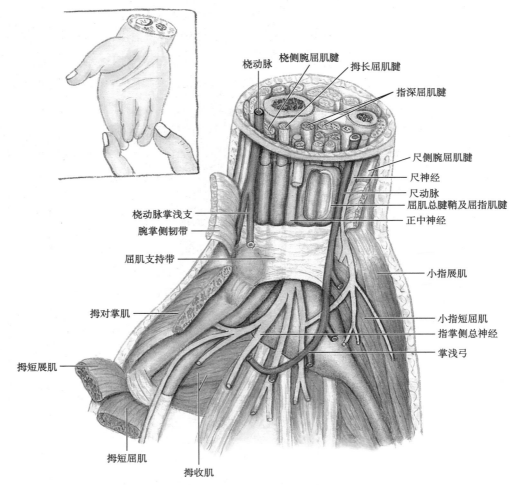

桡动脉　桡侧腕屈肌腱　拇长屈肌腱
指深屈肌腱
尺侧腕屈肌腱
尺神经
尺动脉
屈肌总腱鞘及屈指肌腱
正中神经
桡动脉掌浅支
腕掌侧韧带
屈肌支持带
小指展肌
拇对掌肌
小指短屈肌
指掌侧总神经
掌浅弓
拇短展肌
拇短屈肌
拇收肌

图 2-20　腕前区深层结构

4. **腕桡侧管** radial carpal canal　屈肌支持带桡侧端分两层附着于舟骨结节和大多角骨结节，其间的间隙称腕桡侧管，内有桡侧腕屈肌腱及其腱鞘通过。

二、腕后区

（一）浅层结构

皮肤比腕前区厚，浅筋膜薄而松弛，内有浅静脉和皮神经。

头静脉和贵要静脉分别位于腕后区桡侧和尺侧的浅筋膜内。桡神经浅支与头静脉伴行，越过腕背侧韧带的浅面下行，在"鼻烟壶"附近分为 4~5 支指背神经。**尺神经手背支**在腕关节上方由尺神经发出，经尺侧腕屈肌腱和尺骨之间转入腕后区，分支至手背皮肤，并发出 3 条指背神经。在腕后区正中部有前臂后皮神经的终末支分布。

（二）深层结构

1. **伸肌支持带** extensor retinaculum 及**腕伸肌腱**　伸肌支持带由腕后区深筋膜增厚形成，又名**腕背侧韧带**，其尺侧端附于尺骨茎突和三角骨，桡侧端附于桡骨远侧端的外侧缘。伸肌支持带向深面发出 5 个纤维隔，附着于尺、桡骨的背面，形成 6 个骨纤维管道，有 9 条前臂伸肌肌腱及其腱鞘通过。从桡侧向尺侧排列，依次通过各骨纤维管的肌腱为：①拇长展肌和拇短伸肌腱及其腱鞘。②桡侧腕长、短伸肌腱及其腱鞘。③拇长伸肌腱及其腱鞘。④指伸肌腱和示指伸肌腱及其腱鞘。⑤小指伸肌腱及其腱鞘。⑥尺侧腕伸肌腱及其腱鞘（图2-21）。

2. **"鼻烟壶"的境界及其内容**　"鼻烟壶"的桡侧界为拇长展肌腱和拇短伸肌腱，尺侧界为拇长伸肌腱，近侧界为桡骨茎突，窝底为手舟骨和大多角骨。在窝内有桡动脉通过。手舟骨骨折时，"鼻烟壶"可因肿胀而消失，且可有压痛。此处也是切开拇伸肌腱鞘和结扎桡动脉的合理途径。

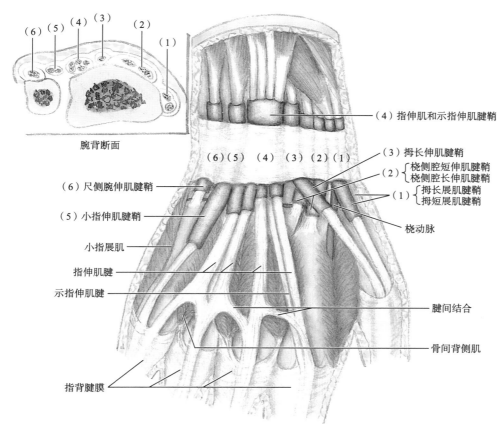

图2-21　手背深层结构

第七节　手　部

手部可分为手掌、手背和手指3部分。

一、手掌

（一）浅层结构

1. **皮肤与浅筋膜**　手掌部皮肤厚而坚韧，角化层较厚，汗腺丰富，无毛囊和皮脂腺。浅筋膜在鱼际和小鱼际处比较疏松，而在掌心部非常致密，由纤维隔将皮肤与掌腱膜紧密相连，并将浅筋膜分隔成许多小叶，浅血管、浅淋巴管和皮神经穿行其间。

2. **浅血管、浅淋巴管和皮神经**　浅动脉细小，分支较多。由于手的握持功能，浅静脉、淋巴管不与动脉伴行，大部分流向手背。手掌桡侧2/3的皮神经为**正中神经掌支**，内侧1/3为尺神经掌皮支。

（二）深层结构

1. **深筋膜**　手掌的深筋膜两侧部较薄，覆盖鱼际肌和小鱼际肌，分别称**鱼际筋膜**和**小鱼际筋膜**；中间部呈尖端向上的三角形，为厚而致密，覆盖于指浅屈肌腱表面的腱性组织，称**掌腱膜**（图 2-22）。掌腱膜尖端附着于屈肌支持带，并与掌长肌腱相延续。向远侧，掌腱膜形成 4 束长的纵行纤维束，分别向 2~5 指展开，附着于各指的指纤维鞘和掌指关节侧副韧带。掌腱膜有协助屈指肌腱屈指的功能。发生炎症或受到外伤后，可引起掌腱膜挛缩，导致手指畸形。

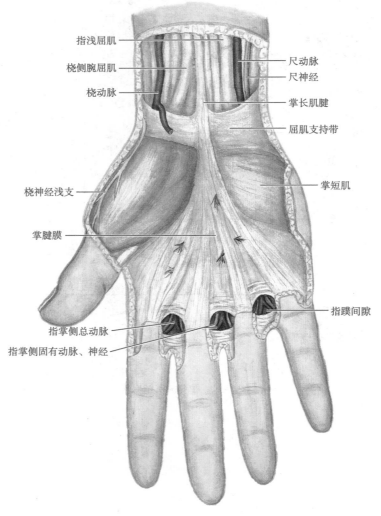

图 2-22　掌腱膜

2. **骨筋膜鞘**　掌腱膜的内、外侧缘向深面发出分别附着于第 1、第 5 掌骨的**内、外侧肌间隔**，故在手掌筋膜下形成外侧鞘、内侧鞘和中间鞘 3 个筋膜间隙（图 2-23）。

（1）外侧鞘　又称**鱼际鞘**，由鱼际筋膜、外侧肌间隔和第 1 掌骨围成。内有鱼际肌（拇收肌除外）、拇长屈肌及其腱鞘，以及至拇指的血管、神经等。

（2）内侧鞘　又称**小鱼际鞘**，由小鱼际筋膜、内侧肌间隔和第 5 掌骨围成。内有小鱼际肌，以及至小指的血管、神经等。

（3）中间鞘　由掌腱膜，内、外侧肌间隔，骨间掌侧筋膜及拇收肌筋膜共同围成。内有指

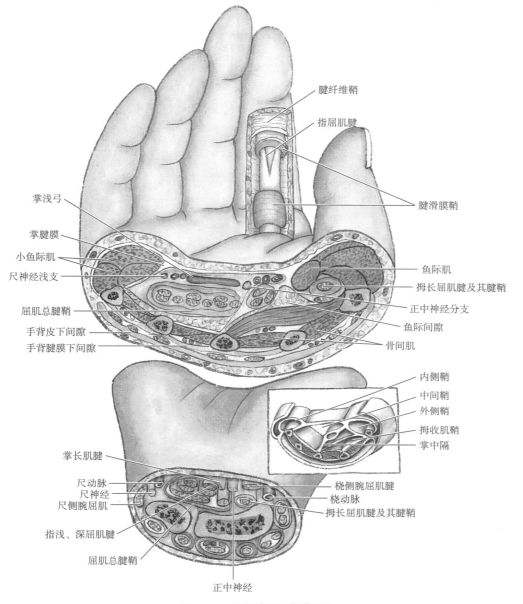

图 2-23 手部腱鞘和筋膜间隙

浅、深屈肌腱，蚓状肌，屈肌总腱鞘，掌浅弓和指血管、神经等。

3. **筋膜间隙** 位于掌中间鞘的深部，由掌中隔分隔成外侧的鱼际间隙和内侧的掌中间隙。**掌中隔**是连接于掌腱膜桡侧缘与第 3 掌骨表面的骨间掌侧筋膜之间的纤维组织隔。

（1）**掌中间隙** 位于掌中间鞘尺侧半，近侧端位于屈肌总腱鞘深面，经腕管与前臂屈肌后间隙相交通，远侧端经第 2~4 蚓状肌鞘达第 2~4 指蹼间隙，进而可通向手背。此间隙的感染可经上述途径蔓延。

（2）**鱼际间隙** 位于掌中间鞘桡侧半，示指屈肌腱、第 1 蚓状肌和拇收肌筋膜之间。其近侧端为盲端，远侧端经第 1 蚓状肌鞘与示指背侧相交通。

4. **手肌** 分为外侧群、中间群和内侧群 3 群（见《系统解剖学》）。

5. **血管** 手的血液供应来源于桡动脉和尺动脉，两动脉的分支在手掌彼此吻合成掌浅弓和掌深弓。

（1）**掌浅弓** superficial palmar arch   由尺动脉终支和桡动脉掌浅支在掌腱膜深面吻合而成（图 2-24），有静脉与之伴行。

（2）**掌深弓** deep palmar arch   由桡动脉终支和尺动脉掌深支在掌骨和骨间肌浅面吻合而成，有静脉与之伴行。掌深弓的位置高于掌浅弓 1~2cm（图 2-25）。

6. **神经**   分布于手掌的神经有正中神经、尺神经及其分支（图 2-24）。

（1）**正中神经**   紧贴腕横韧带深面进入手掌，通常先发出一返支，绕屈肌支持带远侧行向近侧，支配除拇收肌以外的鱼际诸肌。再发出 3 条**指掌侧总神经**与同名动脉伴行至掌骨头处，各发出两条**指掌侧固有神经**，分布于桡侧 3 个半指掌侧和中、远节指背皮肤。正中神经还发出肌支并支配第 1、2 蚓状肌。返支在手部位置表浅，易受损伤而使拇指丧失对掌功能。

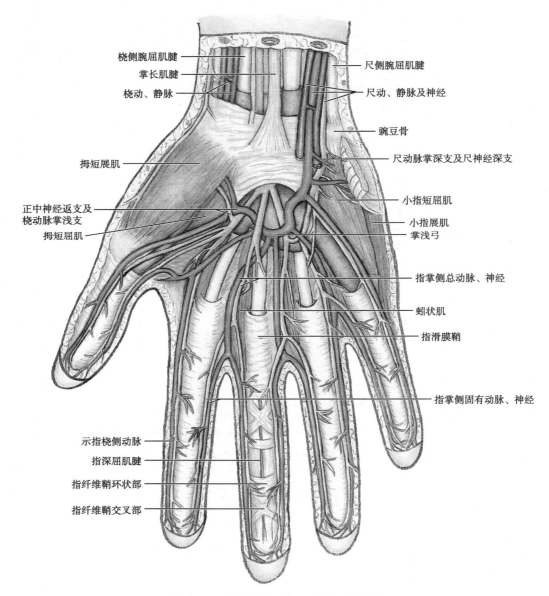

图 2-24   手掌、掌浅弓和正中神经及其分支

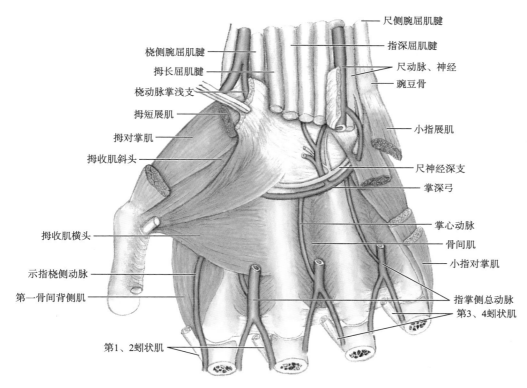

桡侧腕屈肌腱
拇长屈肌腱
桡动脉掌浅支
拇短展肌
拇对掌肌
拇收肌斜头

拇收肌横头
示指桡侧动脉
第一骨间背侧肌

第1、2蚓状肌

尺侧腕屈肌腱
指深屈肌腱
尺动脉、神经
豌豆骨
小指展肌
尺神经深支
掌深弓
掌心动脉
骨间肌
小指对掌肌
指掌侧总动脉
第3、4蚓状肌

图 2-25 掌深弓和尺神经

（2）**尺神经** 主干经屈肌支持带浅面伴尺动脉入手掌，在豌豆骨外下方分为浅、深 2 支：①尺神经浅支：伴行于尺动脉尺侧，发出两个分支，其中一个为至小指尺侧缘的小指掌侧固有神经；另一个为指掌侧总神经，该支再发出分布于小指、环指相对缘皮肤的指掌侧固有神经。②尺神经深支：主要为肌支，与尺动脉掌深支伴行，穿经小鱼际肌起始处后，伴行于掌深弓，发出分支支配小鱼际肌，第 3、4 蚓状肌，所有骨间肌和拇收肌。深支经豌豆骨与钩骨间的一段位置表浅，易受到损伤，临床上表现为"爪形手"。

二、手背

（一）浅层结构

手背的皮肤薄而柔软，富有弹性，移动性较大。浅筋膜薄而松弛，内有丰富的浅静脉、浅淋巴管和皮神经。

1. **手背静脉网** dorsal venous rete of hand 手背浅静脉相互吻合成手背静脉网，收集手部大部分静脉血。手背静脉网的桡、尺侧半分别汇合成头静脉和贵要静脉。手的静脉回流一般由掌侧流向背侧，从深层流向浅层。手背的浅淋巴管与浅静脉伴行。

2. **皮神经** 手背的皮神经有**桡神经浅支**和**尺神经手背支**，分别分布于手背桡侧半和尺侧半的皮肤。

（二）深层结构

1. **手背筋膜** 为手背的深筋膜，分浅、深 2 层。

（1）**浅层** 为深肌支持带的延续，与指伸肌腱融合为**手背腱膜**。该腱膜两侧分别附着于第 2 掌骨和第 5 掌骨。

（2）**深层** 覆盖于第2~5掌骨和第2~4骨间背侧肌浅面，称**骨间背侧筋膜**。在第2~5掌骨近、远两侧端，手背筋膜浅、深两层相互融合。

2. **筋膜间隙** 由于手背筋膜在掌骨近、远两侧端彼此融合，故在手背浅筋膜、手背腱膜和骨间背侧筋膜之间形成两个筋膜间隙。

（1）**手背皮下间隙** 在手背浅筋膜和手背腱膜之间的间隙。

（2）**腱膜下间隙** 为手背腱膜与骨间背侧筋膜之间的间隙。

上述两个筋膜间隙都比较疏松，且两者常有交通，故手背感染时，炎症可相互蔓延，致使整个手背肿胀明显。

3. **指伸肌腱** 在手背，指伸肌腱共有4条，与手背深筋膜浅层融合，分别至第2~5指。指伸肌腱薄而扁，至第2~5指末节指骨底移行为**指背腱膜**。在近掌骨头处，各指伸肌腱被3条称之为**腱间结合**的斜行腱纤维束连接。腱间结合的作用是伸指时，各肌腱彼此牵拉，协同动作。

三、手指

手指借掌指关节与手掌相连，运动灵活。手指分为掌侧和背侧。

（一）**浅层结构**

1. **皮肤** 手指掌侧皮肤较厚，无毛和皮脂腺，富有汗腺。在指腹处，神经末梢非常丰富，感觉敏锐。手指背侧皮肤较薄，皮下脂肪较少。指端背面有指甲（皮肤的衍生物，由真皮增厚形成），指甲深面的真皮称甲床。指甲根部的表皮生发层是指甲的生长点，手术时应保护。围绕指甲根部和两侧的皮肤皱襞为甲廓，受伤时易引起甲沟炎。

2. **浅筋膜** 手指掌侧面浅筋膜较厚，在指端脂肪组织聚集成球状，有纤维介于其间，将皮肤连于指屈肌腱鞘，当刺伤时，可导致腱鞘炎。

3. **指髓间隙 pulp space** 又称**指髓**，位于各指远节指骨远端4/5掌侧骨膜与皮肤之间的密闭间隙。间隙两侧、掌面和末端都是致密的皮肤，近侧有纤维隔连于指远纹皮下和指深屈肌腱末端。指髓间隙内有许多纤维隔连于远节指骨膜和指腹皮肤间，将间隙内脂肪分隔成许多小叶，并有丰富的血管、神经行于其中。指端感染时，局部肿胀，压力增高，压迫神经引起剧烈疼痛，压迫血管可导致远节指骨缺血坏死。此时应行指端侧方切开引流术，必须切开纤维隔才能引流通畅（图2-26）。

4. **手指的血管和神经** 每个手指的动脉分别有行于掌侧和背侧的指掌侧固有动脉和指背动脉各2条，有同名神经与之伴行。手指的静脉主要位于背侧。

（二）**深层结构**

1. **指浅、伸屈肌腱** 拇指屈肌腱只有1条，其余各指均有浅、深2条肌腱，行于各指的指腱鞘内。在近节指骨处，指浅屈肌腱位于指深屈肌腱掌侧，继而向远侧分成两股，附着于中节指骨的两侧缘，其中间形成**腱裂孔**，指伸屈肌腱通过腱裂孔后继续行向远侧，止于远节指骨底。指浅屈肌主要屈近侧指间关节，指深屈肌主要屈远侧指间关节。两腱各有独立的活动范围，又互相协同增强肌力。

2. **指腱鞘** 是包绕指浅、深屈肌腱的鞘管，由腱纤维鞘和腱滑膜鞘组成。

（1）**腱纤维鞘** 是手指深筋膜增厚的部分，附着于指骨和指关节囊两侧而形成的一骨纤维

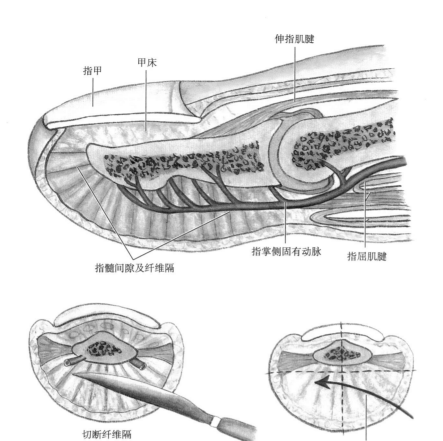

图 2-26　指端结构及切开引流术

性管道，对肌腱起约束、支持作用，并可增强肌力。

（2）**腱滑膜鞘**　是包绕各指屈肌腱的双层囊管状结构，位于腱纤维鞘内，分脏、壁两层。脏层紧贴肌腱表面，壁层衬与纤维鞘内面和骨面。脏、壁两层在肌腱与指骨之间的移行处称**腱系膜**或**腱纽**，内有出入肌腱的血管、神经通过。腱滑膜鞘的两端是封闭的。

3. **指伸肌腱**　越过掌骨头后向两侧扩展，包绕掌骨头和近节指骨背面，形成**指背腱膜**，又称**腱帽**。该腱膜向远侧分成 3 束，中间束止于中节指骨底，两条侧束在中节指骨背面合并后，止于远节指骨底。

第八节　上肢常用腧穴解剖

一、**臑俞** Nàoshū（SI 10，手太阳小肠经）

【**体表定位**】在肩胛区，腋后纹头直上，肩胛冈下缘凹陷中。

【**临床主治**】中风偏瘫、高血压病、肩关节痛、肩关节周围炎、多汗症、臂酸无力等。

【**操作方法**】直刺或斜刺 0.5~1.5 寸，局部酸胀，有时可扩散至肩部。

【进针层次】图 2-27。

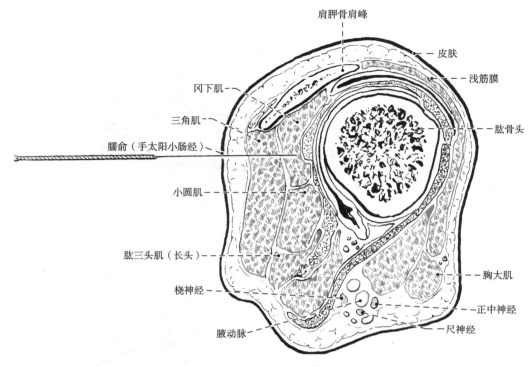

图 2-27   臑俞穴的断面解剖

1. **皮肤**   由锁骨上神经外侧支分布。锁骨上神经为颈丛神经的分支。到穴区皮肤的神经纤维由第 4 颈神经组成。

2. **皮下组织**   内有上述皮神经的分支。

3. **三角肌后部**   该肌由腋神经支配。到该肌的神经纤维由第 5、6 颈神经组成。

4. **冈下肌**   该肌由肩胛上神经支配。到该肌的神经纤维由第 5、6 颈神经组成。

继续深刺，针尖可达肩关节囊后壁。穿过关节囊壁进入关节腔内，可刺及肱骨头骨面。

二、肩髃 Jiānyú（LI 15，手阳明大肠经）

【体表定位】在三角肌区，肩峰外侧缘前端与肱骨大结节两骨间凹陷中。

【临床主治】肩臂疼痛、肩关节周围炎、手臂挛急、上肢不遂、瘰疬、瘾疹。

【操作方法】直刺或向下斜刺 0.8~1.5 寸。

【进针层次】图 2-28。

1. **皮肤**   由锁骨上神经外侧支分布。锁骨上神经是颈丛的皮支，到穴区皮肤的神经纤维由第 4 颈神经组成。

2. **皮下组织**   内有上述皮神经的分支。

3. **三角肌**   该肌由腋神经支配，到该肌的神经纤维由第 5、6 颈神经组成。

4. **三角肌下囊**   该囊位于三角肌深面与肱骨大结节之间，有时与肩峰下囊相交通，当臂外展时起滑动作用。

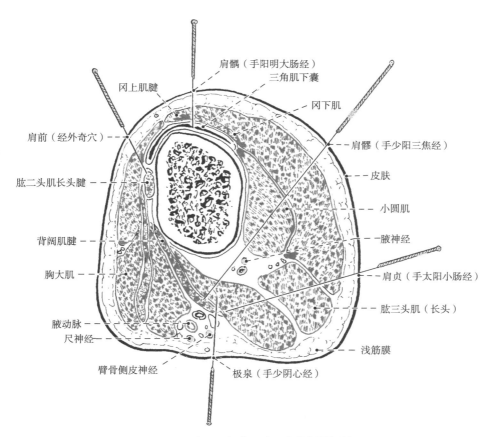

图 2-28 肩髃、极泉、肩髎穴的断面解剖

5. **冈上肌腱** 该肌腱附着于肱骨大结节的上部，由肩胛上神经支配，肩胛上神经来自臂丛，由第 5 颈神经前支组成。

【针刺注意事项】针的深面为肱骨头，遇坚硬阻力则不可再刺；也不可向上穿过肩关节囊，进入关节腔，以免造成感染。

三、极泉 Jíquán（HT 1，手少阴心经）

【体表定位】在腋区，腋窝中央，腋动脉搏动处。

【临床主治】上肢不遂、肩臂疼痛、肩关节周围炎、心痛、胸闷、瘰疬。

【操作方法】避开腋动脉，直刺或斜刺 0.3~0.5 寸，局部有酸麻感，并迅速向上肢放射。

【进针层次】图 2-28。

1. **皮肤** 此处皮肤较薄，由肋间臂神经分布，该神经为第 2 肋间神经外侧皮支。

2. **皮下组织** 内有上述皮神经的分支。

3. **腋筋膜** 为腋部的深筋膜，针穿过此层即进入腋腔。

4. **腋腔** 由肌筋膜围成的一锥形腔隙，内有腋动、静脉和臂丛神经及淋巴结等。取穴进针时，尽量避开血管，若刺到臂丛及其分支，有强烈的触电感向前臂放射。

5. **背阔肌腱** 位于腋腔的深部，紧邻大圆肌，由胸背神经支配。胸背神经是臂丛后束的分支。

6. **大圆肌** 针穿过背阔肌腱后即进入大圆肌。大圆肌由肩胛下神经支配。肩胛下神经是臂丛后束的分支，分布于大圆肌和肩胛下肌。

【针刺注意事项】针刺入腋腔后，忌猛力提插。因腋腔内组织疏松，且腋静脉与深筋膜保持扩张状态，如不慎刺破该血管，可造成血肿。

四、肩髎 Jiānliáo（TE 14，手少阳三焦经）

【体表定位】在三角肌区，肩峰角与肱骨大结节两骨间凹陷中。

【临床主治】肩臂痛、肩重不能举、中风瘫痪、瘾疹等。

【操作方法】向肩关节直刺 1~1.5 寸，肩关节周围有酸胀感。

【进针层次】图 2-28。

1. **皮肤** 由锁骨上神经外侧支分布，到穴区的神经纤维由第 4 颈神经组成。

2. **皮下组织** 内有上述皮神经的分支。

3. **三角肌后份** 针从三角肌的后份向前下方刺入，该肌由腋神经支配。

4. **小圆肌** 该肌位于冈下肌的外下方，止于肱骨大结节的下部，由腋神经的分支支配，该神经由第 5~7 颈神经前支组成。

5. **腋神经及旋肱后动、静脉** 该神经和血管正当穴区，其中腋神经是臂丛后束的分支，绕肱骨外科颈，穿四边孔，分支分布至三角肌和小圆肌。若刺及腋神经，可产生向肩部及臂后外侧放射的触电感。旋肱后动、静脉分别为腋动、静脉的分支和属支，并与腋神经伴行。

6. **大圆肌** 该肌由肩胛下神经支配。该神经是臂丛的分支，由第 5~7 颈神经前支组成。

7. **背阔肌** 该肌由胸背神经支配。胸背神经是臂丛的分支，由第 6~8 颈神经前支组成。

继续深刺即进入腋腔，腔内有腋动、静脉及臂丛神经的分支。若刺及臂丛神经及其分支可产生向上肢远端放射的触电感。

【针刺注意事项】针刺该穴，应注意避免损伤旋肱后动、静脉和腋动、静脉。若直刺过深，针尖可刺中腔内的腋动、静脉，若大幅度提插和捻转，可引起大的血肿。

五、肘髎 Zhǒuliáo（LI 12，手阳明大肠经）

【体表定位】在肘区，肱骨外上髁上缘，髁上嵴的前缘。

【临床主治】肘臂痛、肱骨外上髁炎、咳嗽、疟疾等。

【操作方法】直刺 0.5~1 寸，局部酸胀感。

【进针层次】图 2-29。

1. **皮肤** 由前臂后皮神经分布。到穴区皮肤的神经纤维由第 5 颈神经组成。

2. **皮下组织** 内有上述皮神经的分支。

3. **肱三头肌** 该肌由桡神经支配。到该肌的神经纤维由第 6~8 颈神经组成。经皮下组织后若针刺偏向肱骨前缘，则不刺入肱三头肌内而刺入肱桡肌中。

六、天井 Tiānjǐng（TE 10，手少阳三焦经）

【体表定位】在肘后区，肘尖上 1 寸凹陷中。

【临床主治】偏头痛、耳聋、瘰疬、肘臂肿痛。

【操作方法】直刺 0.5~1 寸，局部有酸胀感，并可向指端放射。

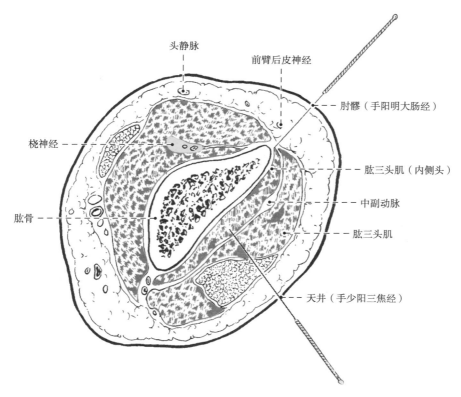

图 2-29 肘髎、天井穴的断面解剖

【进针层次】图 2-29。

1. **皮肤** 由臂后皮神经分布。到穴区皮肤的神经纤维由第 6 颈神经前支组成。

2. **皮下组织** 内有上述皮神经的分支。

3. **肱骨三头肌** 该肌由桡神经干的分支支配。中副动、静脉位于穴区的稍外侧。中副动脉为肱深动脉的终支之一，下行与骨间返动脉吻合，参与组成肘关节网。中副静脉为中副动脉的伴行静脉。

【针刺注意事项】针若偏向外侧，可刺及中副动、静脉。

七、曲池 Qūchí（LI 11，手阳明大肠经）

【体表定位】在肘区，屈肘成直角，在尺泽与肱骨外上髁连线中点凹陷处。

【临床主治】半身不遂、热病、高血压、手臂肿痛无力、风疹、腹痛吐泻。

【操作方法】直刺 1~1.5 寸，局部有酸麻感，并向手指端放射。

【进针层次】图 2-30。

1. **皮肤** 由前臂后神经分布，该神经为桡神经的分支。

2. **皮下组织** 内有上述皮神经的分支。

3. **桡侧腕长、短伸肌** 两肌共同起于肱骨外上髁的上方，均由桡神经的深支支配，针刺为两肌的起始部位。

4. **肱桡肌** 该肌起于肱骨外上髁，止于桡骨茎突，位于前臂前面外侧，由桡神经的分支支配，该神经由第 5~7 颈神经前支组成，针刺所及为该肌的起始部位。

5. **桡神经干及桡侧副动、静脉** 桡神经在此处位于肱桡肌与肱二头肌腱及肱肌之间，正

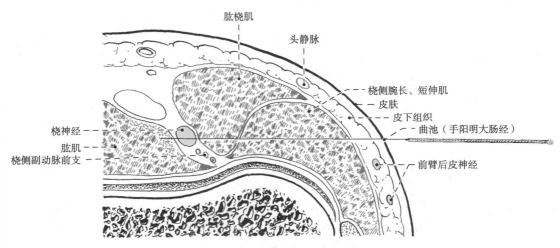

图 2-30　曲池穴的断面解剖

当穴区。针若刺及桡神经干，可产生强烈的触电感，并向前臂后外侧放射，直至手背的外侧。桡侧副动脉为肱深动脉的终支之一，有同名静脉与之伴行。

6. **肱肌**　该肌由肌皮神经支配。肌皮神经起自臂丛的外侧束，由第 5、6 颈神经前支组成。

八、尺泽 Chǐzé（LU 5，手太阴肺经）

【体表定位】在肘区，肘横纹上，肱二头肌腱桡侧缘凹陷中。

【临床主治】咳嗽、气喘、支气管炎、咽痛、小儿惊风、胸部胀满、乳腺炎、肘臂挛痛。

【操作方法】直刺 0.8~1.2 寸，局部有重胀酸麻感，并向前臂放射。或点刺出血。

【进针层次】图 2-31。

1. **皮肤**　由前臂外侧皮神经分布。到该穴区皮肤的神经纤维由第 6 颈神经前支组成。

2. **皮下组织**　内有上述皮神经和肘正中静脉的属支。

3. **肱桡肌**　该肌由桡神经的分支支配。

4. **桡神经干桡侧副动、静脉**　桡神经干于肱桡肌、肱二头肌腱及肱肌之间下行，至肱骨外上髁前方分为桡神经深、浅支，桡侧副动、静脉与之伴行。

【针刺注意事项】若刺及桡神经干，可产生向前臂桡侧、手背桡侧并向指端放射的强烈的触电感，一般此时应停止继续进针。桡侧副动脉有同名静脉与之伴行。若刺破上述血管，可造成出血。

九、手三里 Shǒusānlǐ（LI 10，手阳明大肠经）

【体表定位】在前臂，肘横纹下 2 寸，阳溪与曲池连线上。

【临床主治】肘臂麻木疼痛、上肢不遂、腹痛、腹泻、齿痛、失音。

【操作方法】直刺 1~1.5 寸，局部有重胀酸麻感，并可沿前臂外侧向手尖放射，或向上放散。

【进针层次】图 2-32。

1. **皮肤**　由前臂外侧皮神经支配，到该穴区皮肤的神经由第 6 颈神经前支组成。

2. **皮下组织**　内有上述皮神经。

3. **桡侧腕长伸肌**　该肌由桡神经深支的分支支配，由第 5~7 颈神经前支组成。

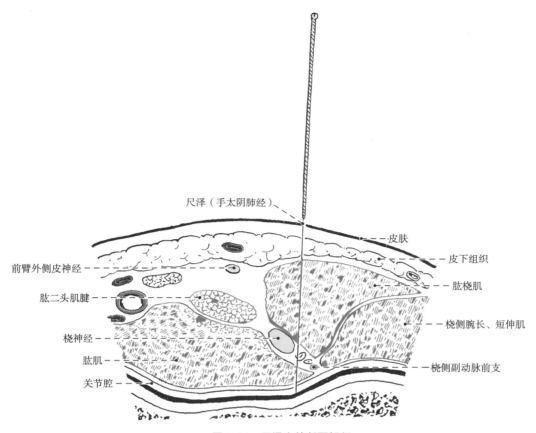

图 2-31　尺泽穴的断面解剖

尺泽（手太阴肺经）
皮肤
皮下组织
肱桡肌
桡侧腕长、短伸肌
桡侧副动脉前支
前臂外侧皮神经
肱二头肌腱
桡神经
肱肌
关节腔

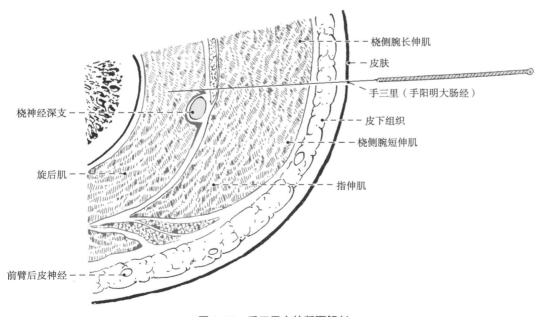

图 2-32　手三里穴的断面解剖

桡侧腕长伸肌
皮肤
手三里（手阳明大肠经）
皮下组织
桡侧腕短伸肌
指伸肌
桡神经深支
旋后肌
前臂后皮神经

4. **桡侧腕短伸肌**　神经支配同桡侧腕长伸肌。

5. **旋后肌及桡神经深支**　旋后肌由桡神经深支支配。桡神经深支在肱骨外上髁前方由桡神经分出，穿旋后肌至前臂后区，改名为骨间后神经，支配前臂诸伸肌。

十、大陵 Dàlíng（PC 7，手厥阴心包经）

【**体表定位**】在腕前区，腕掌侧远端横纹中，掌长肌腱与桡侧腕屈肌腱之间。

【**临床主治**】心肌炎、心悸、心痛、胃炎、手腕痛、癫狂。

【**操作方法**】握拳屈腕时，腕前可见 3 条肌腱隆起，其中位于内、外侧分别为尺侧腕屈肌腱和桡侧腕屈肌腱，位于中间的为掌长肌腱，在腕掌横纹中点，掌长肌腱与桡侧腕屈肌腱之间取穴。直刺 0.3~0.5 寸，局部有酸胀感，并向指腕部放散。

【**进针层次**】图 2-33。

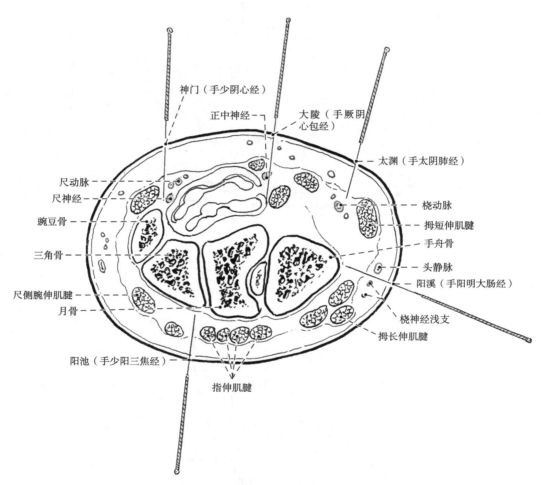

图 2-33 大陵、神门穴的断面解剖

1. **皮肤**　由正中神经掌支分布，到该穴区皮肤的神经纤维由第 7 颈神经组成。

2. **皮下组织**　内有上述皮神经。

3. **桡侧腕屈肌腱与掌长肌腱**　两肌均由正中神经支配。

4. **正中神经干**　正中神经干在此处位置表浅，位于上述两肌腱之间，向下通过腕管至手掌。该神经容易被刺到，可产生向手桡侧半及指端放射的强烈触电感，此时一般应停止继续进针。

5. **拇长屈肌腱与指浅、深屈肌腱**　针从正中神经尺侧或桡侧通过后，即进入拇长屈肌腱与指浅、深屈肌腱之间。拇长屈肌腱位于桡侧，由正中神经支配；后两肌腱位于尺侧，其中指浅屈肌腱和指深屈肌腱桡侧半由正中神经支配，指深屈肌腱的尺侧半由尺神经支配。

【针刺注意事项】正中神经及其伴行动、静脉正当穴位，极易刺到，应避免损伤。

十一、神门 Shénmén（HT 7，手少阴心经）

【体表定位】在腕前区，腕掌侧远端横纹尺侧端，尺侧腕屈肌腱的桡侧缘。

【临床主治】胸痹、心悸怔忡、神经衰弱、健忘失眠、癫狂、舌肌麻痹、失音等。

【操作方法】避开尺动脉，直刺 0.3~0.5 寸，局部有酸麻感，并向指端和肘端传导。

【进针层次】图 2-33。

1. **皮肤** 由前臂内侧皮神经及尺神经掌支双重支配。到该穴区皮肤的神经纤维由第 8 颈神经前支组成。

2. **皮下组织** 内有上述皮神经。

3. **尺侧腕屈肌腱** 该肌腱向下止于豌豆骨，由尺神经支配。针从该肌腱的桡侧缘通过。

4. **尺神经及尺动、静脉** 该血管神经束位于针的桡侧，尺神经干紧靠近针，位置表浅，易被刺及，可产生向手尺侧缘及指尖放射的触电感；尺动脉位于尺神经的桡侧，在此位置表浅，可触及其搏动，尺静脉为伴行静脉。

【针刺注意事项】针的桡侧依次为尺神经、尺动脉、尺静脉，应避免刺破血管而造成出血。

十二、合谷 Hégǔ（LI 4，手阳明大肠经）

【体表定位】在手背，第 2 掌骨桡侧的中点处。

【临床主治】感冒、热证、脑卒中、面瘫、腹痛、经闭、瘾疹、癫狂、神经衰弱、各种疼痛、小儿抽搐及催产等。

【操作方法】以一手拇指指间关节横纹，放在另一手拇、示指之间的指蹼缘上，当拇指下是穴。直刺 0.5~1 寸，针刺时手呈半握拳状。

【进针层次】图 2-34。

1. **皮肤** 由桡神经浅支支配，到该穴区的神经纤维由第 6 颈神经前支组成。

2. **皮下组织** 内有上述皮神经；穴区附近还有手背静脉网汇成的头静脉的起始部。

3. **第 1 骨间背侧肌** 该肌起于第 1 掌骨内侧面，止于示指近节指骨底桡侧，作用为外展示指，由尺神经深支支配。

4. **拇收肌** 该肌由尺神经深支支配。针刺所及为该肌的横头。

【针刺注意事项】孕妇忌针，否则可能引起流产。

十三、内关 Nèiguān（PC 6，手厥阴心包经）

【体表定位】在前臂前区，腕掌侧远端横纹上 2 寸，掌长肌腱与桡侧腕屈肌腱之间。

【临床主治】心痹、胃病、热病、癫痫、膈肌痉挛、瘾病、脑卒中、失眠。实验研究证明，针刺此穴有明显的调节血压及心率的作用。

【操作方法】直刺 0.5~1 寸，局部有酸胀感，并向指端、肘端传导。

【进针层次】图 2-35。

1. **皮肤** 由前臂内侧皮神经和前臂外侧皮神经双重支配。到该穴区皮肤的神经纤维由第 7

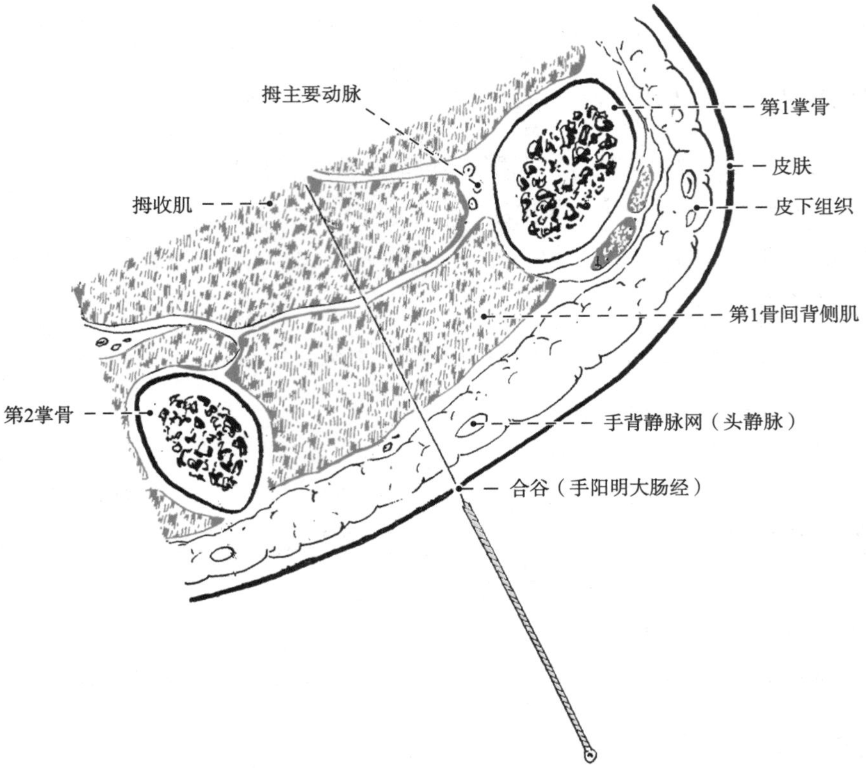

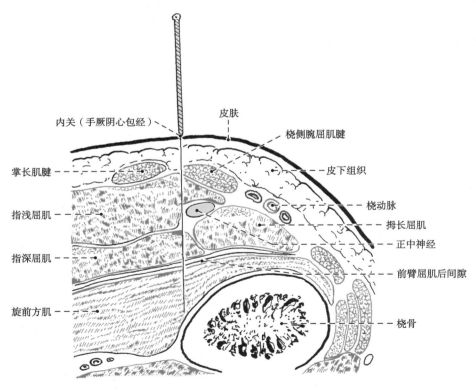

拇主要动脉

拇收肌

第2掌骨

第1掌骨

皮肤

皮下组织

第1骨间背侧肌

手背静脉网（头静脉）

合谷（手阳明大肠经）

图 2-34　合谷穴的断面解剖

内关（手厥阴心包经）

掌长肌腱

指浅屈肌

指深屈肌

旋前方肌

皮肤

桡侧腕屈肌腱

皮下组织

桡动脉

拇长屈肌

正中神经

前臂屈肌后间隙

桡骨

图 2-35　内关穴的断面解剖

颈神经前支组成。

2. 皮下组织　内有上述皮神经。

3. 桡侧腕屈肌腱与掌长肌腱　针从两肌腱之间通过。两肌均由正中神经支配。

4. 指浅屈肌　该肌位于前臂屈肌的中层，由正中神经支配。

5. 正中神经及正中动脉　该神经和动脉正当穴区。正中神经干在指浅屈肌的深面，行于拇长屈肌及指深屈肌之间的沟内。进针若稍偏向桡侧，可刺及正中神经干，产生向指端放射的触电感。正中动脉由尺动脉的分支骨间前动脉发出，伴正中神经下行，主要营养该神经。

6. 指深屈肌　该肌的桡侧部由正中神经支配，尺侧部由尺神经支配。

7. 旋前方肌　由正中神经的分支骨间前神经支配。该肌的深层为前臂骨间膜。

【针刺注意事项】正中神经及其伴行的动、静脉紧靠针的桡侧，极易刺到，应避免损伤。

十四、外关　Wàiguān（TE 5，手少阳三焦经）

【体表定位】在前臂后区，腕背侧远端横纹上 2 寸，尺骨与桡骨间隙中点。

【临床主治】热病、头痛、上肢痹痛、胁肋痛、耳鸣耳聋等。

【操作方法】直刺 0.5~1 寸，局部有酸麻感，并向指端放射，或向上走行。

【进针层次】图 2-36。

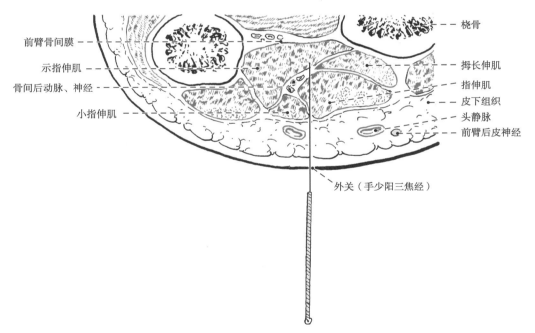

图 2-36　外关穴的断面解剖

1. **皮肤**　由前臂后皮神经分布。到该穴区皮肤的神经纤维由第 7 颈神经前支组成。

2. **皮下组织**　内有上述皮神经。

3. **小指伸肌和指伸肌**　该两肌并列，前者位于尺侧，后者位于桡侧，针从两者之间穿过。两肌均由桡神经深支的分支骨间后神经支配。

4. **骨间后神经及同名动、静脉**　该神经血管束位于针的尺侧。分布于前臂诸伸肌，若被刺及，则产生向腕后及手背放射的触电感。骨间后动脉有骨间后静脉伴行。

5. **拇长伸肌及示指伸肌**　两肌是前臂后区的深层肌，两肌并列，前者位于桡侧，后者位于尺侧，均由骨间后神经支配。

【针刺注意事项】若针偏向尺侧，则可刺到骨间后动、静脉及神经。

十五、列缺 Lièquē（LU 7，手太阴肺经）

【体表定位】在前臂，腕掌侧远端横纹上 1.5 寸，拇短伸肌腱与拇长展肌腱之间。

【临床主治】咳嗽、咽喉痛、颈项痛、半身不遂、口眼歪斜、腕关节软组织疾病等。

【操作方法】两手虎口自然平直交叉，一手示指压在另一手腕后桡骨茎突上，示指尖所指小凹陷处取穴。向上斜刺 0.5~0.8 寸，局部有酸麻感，并可向手或肘部方向传导。

【进针层次】图 2-37。

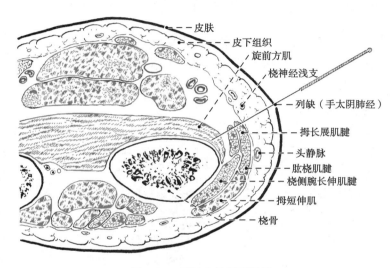

图 2-37　列缺穴的断面解剖

1. **皮肤**　由前臂外侧皮神经和桡神经浅支共同支配。到该穴区皮肤的神经纤维由第 6 颈神经前支组成。

2. **皮下组织**　内有上述皮神经和头静脉。

3. **拇长展肌腱与肱桡肌腱**　针从两肌腱之间通过，该肌由桡神经支配；针若偏外侧，可刺到拇长展肌腱，该肌由骨间后神经支配。

4. **旋前方肌**　该肌由正中神经的分支骨间前神经支配。

十六、中渚 Zhōngzhǔ（TE 3，手少阳三焦经）

【体表定位】在手背，第 4、5 掌骨间，第 4 掌指关节近端凹陷中。

【临床主治】肩背痛、手指屈伸不利、头痛、目赤、热病、耳鸣等。

【操作方法】直刺 0.3~0.5 寸，使局部有酸胀感。

【进针层次】图 2-38。

1. **皮肤**　由位于第 4、5 掌骨间背侧的指背神经分布，到该穴区皮肤的神经纤维由第 8 颈神经前支组成。

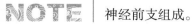

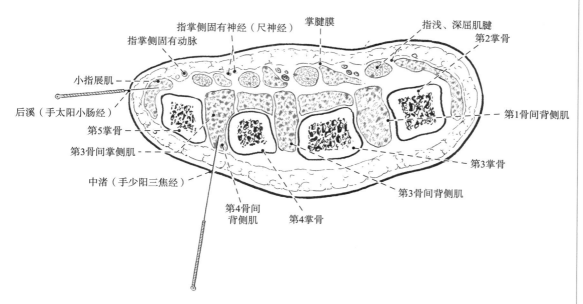

图 2-38　中渚、后溪穴的断面解剖

2. **皮下组织**　内有上述皮神经分布和手背静脉网。

3. **手掌背动脉**　该动脉为桡动脉腕背支的分支，针从该动脉桡侧通过。

4. **第 4 骨间背侧肌**　该肌位于第 4、5 掌骨间背侧，由尺神经深支支配。

【针刺注意事项】若针稍偏向尺侧，可刺到手掌背动脉及其伴行的静脉。若稍用力深刺，则可穿至手掌皮下，甚至刺到指掌侧固有神经及其动、静脉。

十七、后溪 Hòuxī（SI 3，手太阳小肠经）

【体表定位】在手内侧，第 5 掌指关节尺侧近端赤白肉际凹陷中。

【临床主治】头项强痛、热病、癫狂、精神分裂、癔病、落枕、腰痛、手指挛痛等。

【操作方法】直刺 0.5~1 寸，使局部有酸胀感；向劳宫方向透刺，使手掌有酸胀感，并向手指放射，可治疗手指挛痛。

【进针层次】图 2-38。

1. **皮肤**　由尺神经手背支和尺神经掌侧支双重支配。到该穴区皮肤的神经纤维由第 8 颈神经前支组成。

2. **皮下组织**　内有上述皮神经。

3. **小指展肌**　该肌由尺神经深支支配，针刺所及为该肌的远侧端。

4. **小指短屈肌**　该肌位于小指展肌的桡侧，神经支配同小指展肌。

5. **指掌侧固有神经和指掌侧固有动脉**　该神经和血管位于针的掌侧。前者是尺神经的分支，后者是掌浅弓的分支。

【针刺注意事项】若针刺过于偏向掌侧，则可刺到小指固有神经和动、静脉。

十八、劳宫 Láogōng（PC 8，手厥阴心包经）

【体表定位】在手掌区，横平第 3 掌指关节近端，第 2、3 掌骨之间偏于第 3 掌骨。

【临床主治】心痛、呕吐、癫狂、中风昏迷、中暑、手指麻木、手汗多、口疮、口臭等。

【操作方法】握拳屈指时中指尖处取穴。直刺 0.3~0.5 寸，掌心酸麻，并向指尖放射。

【进针层次】图 2-39。

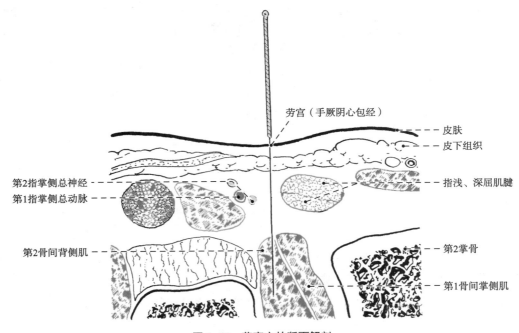

图 2-39　劳宫穴的断面解剖

1. **皮肤**　由正中神经掌支分布。到该穴区的神经纤维由第 6、7 颈神经组成。针刺该穴区皮肤时，有一定的韧性阻力。

2. **皮下组织**　内有许多纤维束将皮肤紧密地连接于掌腱膜上，并将皮下脂肪分隔成若干小隔，上述皮神经的分支穿行于其中。

3. **掌腱膜**　为掌心深层结构表面特别发达增厚的致密结缔组织膜，近侧与掌长肌腱及屈肌支持带相连，远侧分散连于尺侧 2~5 指腱鞘及掌指关节侧副韧带上。掌腱膜由正中神经分布。

4. **示指的指浅、深屈肌腱和蚓状肌**　肌腱位于针的桡侧，外有腱鞘包裹，由正中神经支配；第 2 蚓状肌位于针尺侧，由正中神经支配。

5. **第 1 骨间掌侧肌和第 2 骨间背侧肌**　两肌均由尺神经深支支配。位于第 2、3 掌骨之间。其中第 1 骨间掌侧肌位于偏前外侧，第 2 骨间背侧肌位于偏后内侧。

【针刺注意事项】针的尺侧有由掌浅弓发出的第 1 指掌侧总动脉和正中神经分出的第 2 指掌侧总神经，应避免损伤。

第三章　下　肢

第一节　　下肢概述

下肢除行走和运动之外，还具有支持体重和使身体直立的功能，故下肢骨骼比上肢粗大。关节的辅助结构较多而且坚韧，稳定性大于灵活性，肌肉也较为发达。

一、境界与分区

下肢与躯干直接相连。前方以腹股沟和腹部分界，外后方以髂嵴和腰部分界，后方以骶、尾骨外侧缘分别与骶、尾部分界，上端内侧为会阴部。下肢可分为臀、股、膝、小腿、踝与足部，各部又再分为若干区。

二、表面解剖

（一）体表标志

1. **臀部与股部**　臀部上界可扪及**髂嵴**全长，位于皮下，易于触摸，其前端是**髂前上棘**，后端是**髂后上棘**。左、右髂嵴最高点的连线平第 4 腰椎棘突。髂前上棘向后上约 5cm 处有**髂结节**，髂结节下方约 10cm 处有**股骨大转子**。坐骨结节需在屈髋时，于臀部下方内侧方能触及。腹部前正中线下方是**耻骨联合上缘**，其外侧约 2.5cm 处为**耻骨结节**，向内为**耻骨嵴**。髂前上棘与耻骨结节之间为**腹股沟韧带**。

2. **膝部**　膝部前面是**髌骨**，髌骨下端为**髌韧带**，髌韧带的止点处是**胫骨粗隆**，三者皆可于皮下触及，表面也可见其轮廓。股骨下端和胫骨上端各有**内、外侧髁**。平胫骨粗隆的外上方，可摸到**腓骨头**。股骨内上髁的上方还可扪及**收肌结节**。

3. **小腿部**　小腿部前面为胫骨粗隆向下延续的**胫骨前缘**，为一条较锐的骨嵴，全长均可触及。

4. **踝与足**　在踝部两侧可触及**内、外踝**及后方的**跟腱**。自跟腱以下，足部后端下方的**跟骨结节**，足内侧缘中点稍后方的**舟骨粗隆**，足外侧缘中份的**第 5 跖骨粗隆**等，均位于皮下，皆可触及。

（二）对比关系

下肢骨折或关节脱位时，骨性标志之间的正常位置关系可能发生改变，这些改变有助于进行临床诊断和治疗。常用的对比关系有：

1. **Nelaton 线**　侧卧位，髋关节屈曲 90°~120°，由坐骨结节至髂前上棘的连线，称 **Nelaton 线**。正常情况下，此线经过股骨大转子尖，若大转子尖移位于此线以上，即为异常，常见于髋关节脱位或股骨颈骨折。

2. **Kaplan 点**　人体呈仰卧位，两腿伸直并拢，两髂前上棘在同一水平面。从大转子尖经髂前上棘的延长线，正常情况下，两侧延长线在脐或脐上相交，该交点称 **Kaplan 点**。当髋关节脱位或股骨颈骨折时，此交点常移至脐下，并偏向健侧。

（三）下肢的测量

测量下肢的长度需在左、右对称的姿势下进行，并且左、右侧进行对比，否则结果有误。下肢伸直时，由髂前上棘经髌骨内侧缘至内踝尖，为全下肢的长度。又以股骨内侧髁最高点将全下肢长度分为上、下两份，上份为大腿的长度，下份为小腿的长度。

（四）颈干角和膝外翻角

股骨颈与股骨体长轴之间形成的向内的夹角为**颈干角**，成人约为 127°（125°~130°），大于 130°为**髋外翻**；小于 125°为**髋内翻**（图 3-1）。股骨体轴线与胫骨轴线于膝关节相交成一向外的夹角，正常约为 170°，其补角称**膝外翻角**，正常男性 <10°，女性略 >10°。若外侧夹角 <170°为**膝外翻**，则呈"X"型腿；若外侧夹角 >170°为**膝内翻**，则呈"O"型腿（图 3-2）。

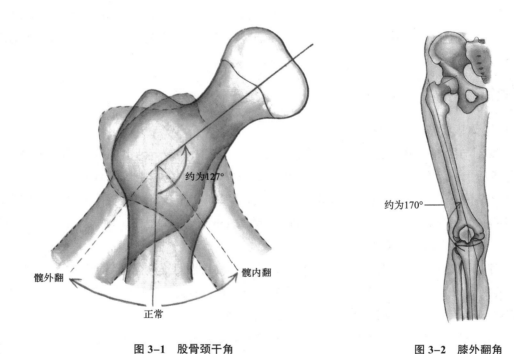

图 3-1　股骨颈干角　　　　　　　　　　图 3-2　膝外翻角

（五）体表投影

1. **臀上动、静脉及神经**　髂后上棘至股骨大转子尖的连线中、内 1/3 的交点，即为臀上动、静脉及神经出入盆腔的投影点。

2. **臀下动、静脉及神经**　臀下动、静脉及神经出入盆腔的投影点为髂后上棘与坐骨结节连线的中点。

3. **坐骨神经**　其出盆腔的投影点为髂后上棘与坐骨结节连线中点外侧 2~3cm 处。坐骨结节与股骨大转子连线的中、内 1/3 交点和股骨内、外侧髁之间的中点的连线即为坐骨神经主干的投影。

4. **股动脉**　大腿微屈，稍外展、外旋位，由髂前上棘至耻骨联合连线的中点与收肌结节连线的上 2/3 段,即为股动脉的投影。

5. 腘动脉 平大腿中、下 1/3 交界点做一环线,此线与股后正中线相交处内侧约 2.5cm 为起点,该点至腘窝中点的连线,即为腘动脉斜行段的投影。经腘窝中点的垂线,即为腘动脉垂直段的投影。

6. 胫前动脉 胫骨粗隆与腓骨头连线的中点与内、外踝经足背连线的中点,此二点的连线,即为胫前动脉的投影。

7. 胫后动脉 自腘窝下角至内踝与跟腱内缘之间连线的中点,二者之间的连线,即为胫后动脉的投影。

8. 足背动脉 内、外踝连线的中点至第 1、2 跖骨底之间的连线,即为足背动脉的投影。

三、基本结构

浅层结构包括皮肤与浅筋膜。皮肤内有皮脂腺、汗腺、毛发与趾甲等。浅筋膜中有浅静脉、皮神经和浅淋巴管等穿行。深层结构以骨骼为支架,关节为枢纽,肌肉按关节运动轴的方位,分群、分层排列。深筋膜坚韧,并自其深面发出肌间隔与骨膜愈着,形成骨筋膜鞘,将肌群分隔,并对肌肉有约束与支持等作用。

(一)浅层结构

1. 皮肤 下肢皮肤与皮下组织的联系随部位而异。臀部及足底经常承受体重的压力,皮肤厚而坚韧,浅筋膜形成致密的脂肪垫和纤维隔,有弹性,耐摩擦。股前外侧部的皮肤较厚,常选此部作为皮片的供皮区。股内侧部、腘窝部、小腿前内侧部和足背皮肤较薄,柔软且易滑动。胫骨前面的皮下组织较薄,轻度水肿时,指压后即可呈现凹陷,临床多在此处检查有无水肿。足底皮肤无毛且多汗腺,着力点处厚硬,成人常有胼胝。

2. 浅筋膜 下肢各部的浅筋膜厚薄不一,其中有皮神经、浅血管、浅淋巴管及淋巴结等。

(1)**大隐静脉 great saphenous vein** 起自足背静脉网的内侧份,经内踝前方,沿小腿内侧伴隐神经上行,绕行膝部内后方,至大腿内侧逐渐向前,最后于耻骨结节外下方穿隐静脉裂孔注入股静脉。大隐静脉在隐静脉裂孔附近有 5 条属支:①**腹壁浅静脉 superficial epigastric vein**,来自脐以下腹壁浅层。②**阴部外静脉 external pudendal vein**,来自外生殖器。③**旋髂浅静脉 superficial iliac circumflex vein**,来自髂前上棘附近。上述 3 条浅静脉均有同名浅动脉伴行。④**股内侧浅静脉 superficial medial femoral vein**,来自股内侧部。⑤**股外侧浅静脉 superficial lateral femoral vein**,来自股前外侧部。5 条浅静脉注入大隐静脉的形式有多种,之间有侧支吻合(图 3-3)。下肢静脉曲张要做大隐静脉高位结扎切除手术时,必须分别结扎各属支,以防复发。大隐静脉在膝部附近穿静脉较多,与深静脉相通。大隐静脉在内踝前方的位置浅表,且较恒定,故多在此处行静脉穿刺或切开插管。大隐静脉有 9~10 对瓣膜,静脉瓣可防止血液逆流。末二对静脉瓣,一对位于穿隐静脉裂孔的筛筋膜之前,另一对位于末端注入股静脉处,这二对瓣膜的作用较为重要。

(2)**腹股沟浅淋巴结 superficial inguinal lymph nodes** 沿大隐静脉及其属支走行的淋巴管,收纳相应区域的淋巴,最后注入腹股沟浅淋巴结。腹股沟浅淋巴结有 4~14 个,可分为上内、上外侧浅淋巴结和下浅淋巴结 3 组,前二组沿腹股沟韧带下方排列,收纳脐以下腹壁浅层、臀

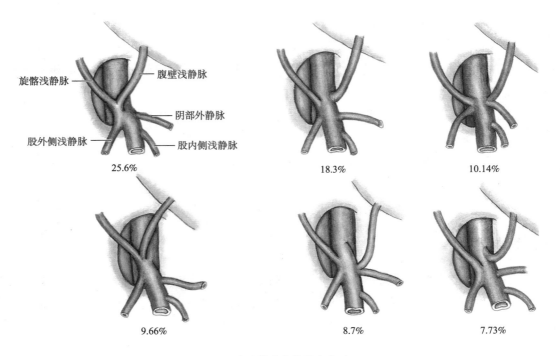

旋髂浅静脉　腹壁浅静脉
阴部外静脉
股外侧浅静脉　股内侧浅静脉
25.6%　18.3%　10.14%

9.66%　8.7%　7.73%

图 3-3　大隐静脉上段属支类型

部、外生殖器、会阴及肛管的淋巴。腹股沟下浅淋巴结沿大隐静脉末端两侧纵向排列，收纳下肢大部分浅层的淋巴。腹股沟浅淋巴结的输出管，注入沿股静脉周围排列的腹股沟深淋巴结，或穿过股管注入髂外淋巴结（图 3-4）。

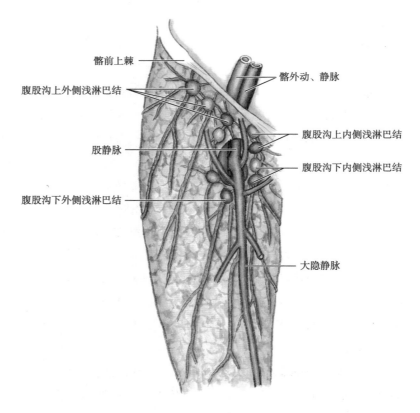

髂前上棘
髂外动、静脉
腹股沟上外侧浅淋巴结
腹股沟上内侧浅淋巴结
股静脉
腹股沟下内侧浅淋巴结
腹股沟下外侧浅淋巴结
大隐静脉

图 3-4　腹股沟浅淋巴结

（3）**小隐静脉** small saphenous vein　　小隐静脉起自足背静脉网外侧份，经外踝后方至小腿后面中线上行，与腓肠神经伴行。至腘窝下角穿深筋膜后，向上注入腘静脉。小隐静脉在穿深筋膜之前多以交通支与股内侧浅静脉相通，或直接与大隐静脉相交通。小隐静脉有 7~8 对静脉瓣。大、小隐静脉间除有交通支外，还有穿静脉与深静脉相通。穿静脉以直角方向，由浅静脉通向深静脉。穿静脉内亦有瓣膜，其数目的多少视穿静脉的长短而定，一般最多有 3 对。瓣膜开向深静脉，能阻止血液向浅静脉逆流。穿静脉的静脉瓣靠近深静脉端，而浅静脉端常缺乏静脉瓣。小腿穿静脉的数目较大腿为多，当瓣膜功能不全或深静脉血流受阻时，则产生下肢静脉

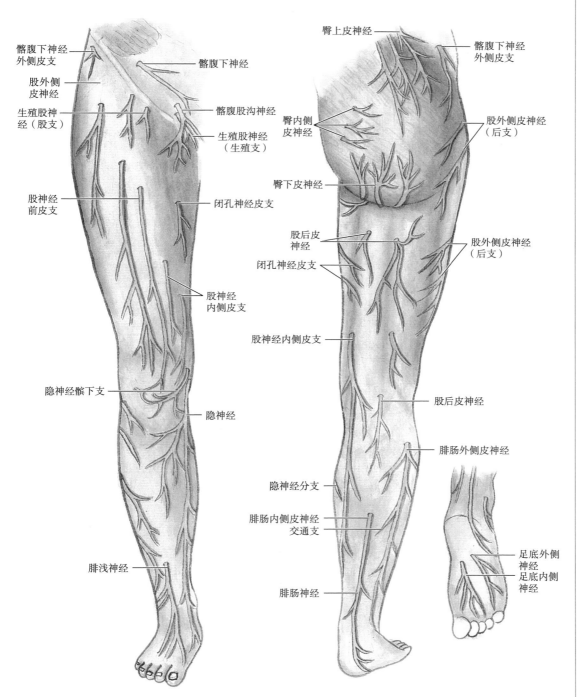

图 3-5　下肢皮神经

曲张，小腿静脉曲张的机会多于大腿。

（4）**腘浅淋巴结** superficial popliteal lymph nodes　位于小隐静脉末端周围，收纳足外侧份及小腿后外侧的淋巴。

（5）**皮神经**　腹股沟区有**髂腹下神经** iliohypogastric nerve、**髂腹股沟神经** ilioinguinal nerve 与**生殖股神经** genitofemoral nerve 的皮支。股部由外上至内下分别有：**股外侧皮神经** lateral femoral cutaneous nerve 和**股神经前皮支** anterior cutaneous branches of femoral nerve。股前内上份有**闭孔神经皮支** cutaneous branches of obturator nerve。小腿内侧及足背内侧有**隐神经** saphenous nerve，外侧有**腓浅神经** superficial peroneal nerve 与**腓肠外侧皮神经** lateral sural cutaneous nerve。足底面内、外侧有**足底内、外侧神经** lateral and medial plantar nerves。足外侧缘和小腿后面为**腓肠神经** sural nerve。小腿上份、腘窝及大腿后面有**股后皮神经** posterior femoral cutaneous nerve。臀区有**臀上、内侧、下皮神经** superior、medial and inferior cluneal nerves（图 3-5）。

（二）深层结构

下肢的深筋膜较坚韧，向深面发出肌间隔，并与骨膜相连形成骨筋膜鞘。鞘与鞘之间仅有血管和神经贯穿。血管神经束周围有筋膜包绕，感染化脓时可互相扩散蔓延（图 3-6）。

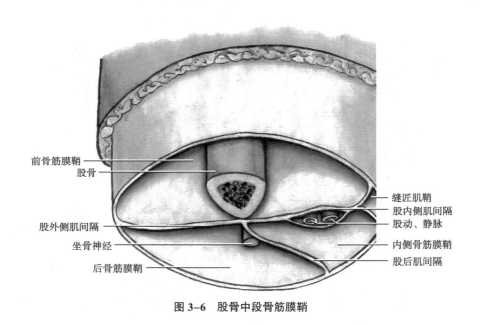

前骨筋膜鞘
股骨
股外侧肌间隔
坐骨神经
后骨筋膜鞘

缝匠肌鞘
股内侧肌间隔
股动、静脉
内侧骨筋膜鞘
股后肌间隔

图 3-6　股骨中段骨筋膜鞘

第二节　臀　区

一、境界

上界为髂嵴，下界为臀沟，内侧界为骶、尾骨的外侧缘，外侧界为自髂前上棘至股骨大转子间的连线。

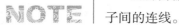

二、浅层结构

臀区皮肤较厚，有丰富的皮脂腺和汗腺。浅筋膜较发达，富有纤维组织，后下部厚而致密，形成脂肪垫，承受身体坐时的压力。长期卧床时此处易受压形成压疮。臀区皮神经分上、内侧、下 3 组。**臀上皮神经** superior cluneal nerve 来自腰 1~3 脊神经后支的外侧支，于竖脊肌外侧缘穿胸腰筋膜，越过髂嵴分布于臀上部皮肤；**臀内侧皮神经** medial cluneal nerve 由骶 1~3 脊神经的后支组成，分布于臀内侧皮肤；**臀下皮神经** inferior cluneal nerve 即股后皮神经的臀支，分布于臀下部皮肤。此外，臀部外侧上方还有髂腹下神经的外侧皮支分布。

三、深层结构

（一）深筋膜

臀部的深筋膜称**臀筋膜** gluteal fascia，向上附于髂嵴，内侧部愈着于骶骨背面，外侧部移行为阔筋膜，向下续于股后的深筋膜。臀筋膜分浅、深两层，分别包绕臀大肌与阔筋膜张肌。浅层薄而致密，以纤维隔伸入肌束内，故不易与肌肉分离。臀筋膜外上份较坚韧，包裹阔筋膜张肌，向下构成髂胫束。臀筋膜损伤是腰腿痛的常见病因之一。

（二）臀肌

臀肌为髋肌后群，分 3 层。浅层为**臀大肌** gluteus maximus 和**阔筋膜张肌** tensor fascia lata，前者呈不规则的四边形，几乎覆盖整个臀部。在臀大肌腱膜与大转子之间有**臀大肌转子囊** trochanteric bursa of gluteus maximus，在臀大肌与坐骨结节之间有**臀大肌坐骨囊** sciatic bursa of gluteus maximus；中层由上向下是：**臀中肌** gluteus medius、**梨状肌** piriformis、上孖肌、闭孔内肌腱、下孖肌及**股方肌** quadratus femoris，它们均止于大转子周围；深层有**臀小肌** gluteus minimus 与**闭孔外肌** obturator externus。

（三）梨状肌上、下孔及其穿行的结构

梨状肌起自第 2~4 骶前孔外侧，向外穿坐骨大孔，止于股骨大转子，此肌肉将坐骨大孔分为梨状肌下、上孔，二孔中穿行结构的位置关系如下（图 3-7）。

1. **梨状肌上孔** 穿经的结构由外向内依次有：**臀上神经** superior gluteal nerve、**臀上动脉** superior gluteal artery 和**臀上静脉** superior gluteal vein。

2. **梨状肌下孔** 穿经的结构由外向内依次有：**坐骨神经** sciatic nerve、**股后皮神经** posterior femoral cutaneous nerve、**臀下神经** inferior gluteal nerve、**臀下动脉** inferior gluteal artery、**臀下静脉** inferior gluteal vein、**阴部内动脉** internal pudendal artery、**阴部内静脉** internal pudendal vein 及**阴部神经** pudendal nerve。

坐骨神经与梨状肌的关系 坐骨神经多数以一主干经梨状肌下孔出盆腔至臀区。尚有其他类型，如坐骨神经由梨状肌上孔或穿梨状肌纤维之间出盆腔等（图 3-8）。

（四）坐骨小孔及其穿行的结构

坐骨小孔由骶棘韧带、坐骨小切迹与骶结节韧带围成，其间通过的结构，由外向内依次有：阴部内动、静脉和阴部神经。它们是从梨状肌下孔出入盆腔，绕过坐骨棘和骶棘韧带，再穿经坐骨小孔，进入坐骨肛门窝，分布于窝内结构及肛管下段，继而前行至尿生殖区，分布于会阴部结构。

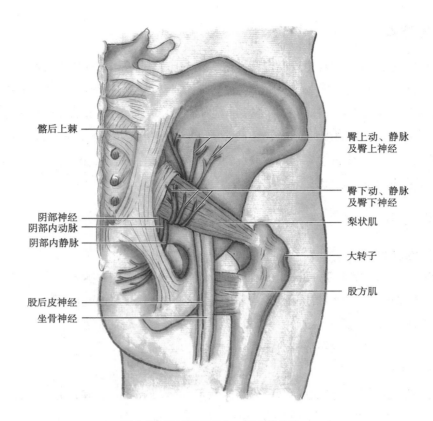

图 3-7　通过梨状肌上、下孔的结构

髂后上棘

臀上动、静脉
及臀上神经

臀下动、静脉
及臀下神经

阴部神经
阴部内动脉
阴部内静脉

梨状肌

大转子

股后皮神经
坐骨神经

股方肌

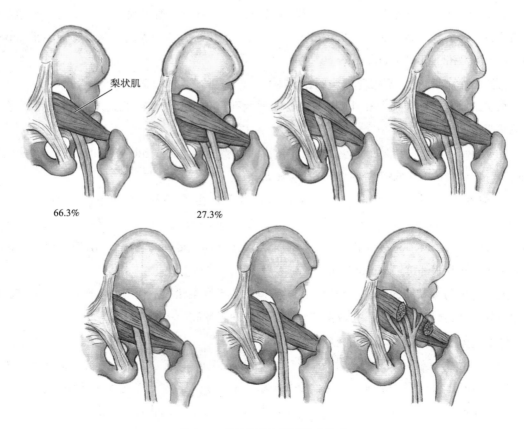

66.3%　　　　27.3%

梨状肌

图 3-8　坐骨神经与梨状肌的关系

（五）髋周围动脉网

髋关节周围有髂内、外动脉及股动脉等的分支分布。由臀上、下动脉，旋股内、外侧动脉及股深动脉的第 1 穿动脉等组成，并形成丰富的动脉吻合网，位于臀大肌深面，通常称为"臀部十字吻合"。其次，在近髋关节的盆侧壁处，还有旋髂深动脉、髂腰动脉、骶外侧动脉与骶正中动脉之间的吻合支。另外，盆腔脏器左、右侧之间的动脉吻合支也甚丰富。若结扎一侧髂内动脉时，可借髋周围动脉网建立侧支循环，以代偿髂内动脉分布区的血液供应（图 3-9）。

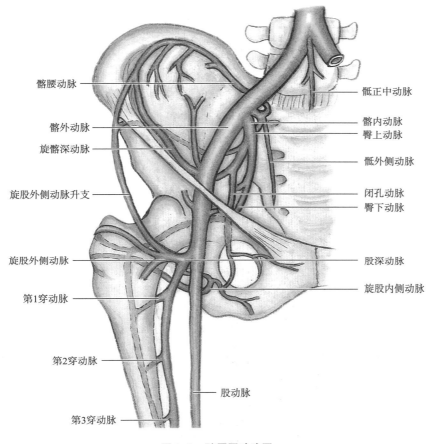

髂腰动脉　　　　　　　　　　　　　　骶正中动脉
髂外动脉　　　　　　　　　　　　　　髂内动脉
　　　　　　　　　　　　　　　　　　臀上动脉
旋髂深动脉　　　　　　　　　　　　　骶外侧动脉
旋股外侧动脉升支　　　　　　　　　　闭孔动脉
　　　　　　　　　　　　　　　　　　臀下动脉
旋股外侧动脉　　　　　　　　　　　　股深动脉
第1穿动脉　　　　　　　　　　　　　旋股内侧动脉
第2穿动脉
　　　　　　　　　　　　　　　　　　股动脉
第3穿动脉

图 3-9　髋周围动脉网

第三节　股后区

股部的前上方以腹股沟与腹部分界，后方以臀沟与臀区为界，上端内侧邻近会阴部，下端以髌骨上方 2 横指处的水平线与膝部分界。股部又以股骨内、外侧髁的垂线为界分为股前内侧区和股后区。

一、浅层结构

皮肤薄，浅筋膜较厚，股后皮神经自臀大肌下缘沿股后区中线深筋膜深面下行，沿途分出侧支穿深筋膜分布于股后皮肤，其末支至腘窝上角处穿深筋膜至皮下，分布于腘窝及小腿上份后区的皮肤。

二、深层结构

（一）后骨筋膜鞘

后骨筋膜鞘由阔筋膜的后份、股外侧肌间隔、股后肌间隔与股骨粗线的骨膜共同围成，包绕股后肌群和坐骨神经。**半腱肌** semitendinosus 和**半膜肌** semimembranosus 位于股后内侧，二肌腱向下构成腘窝的上内侧界。**股二头肌** biceps femoris 位于股后外侧，肌腱向下构成腘窝的

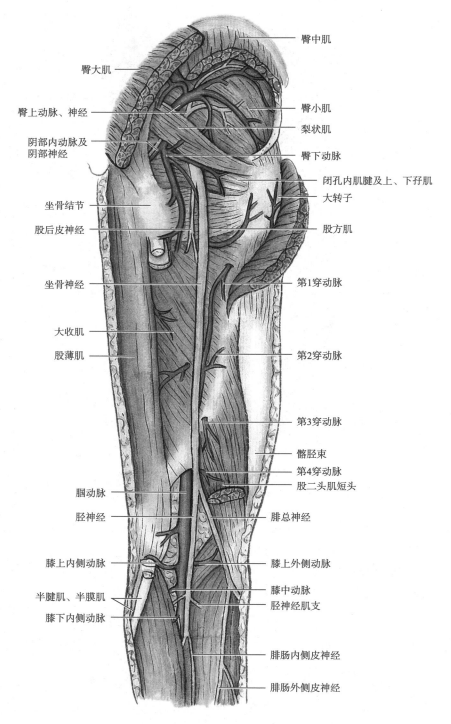

臀中肌
臀大肌
臀上动脉、神经
臀小肌
梨状肌
阴部内动脉及
阴部神经
臀下动脉
闭孔内肌腱及上、下孖肌
大转子
坐骨结节
股后皮神经
股方肌
坐骨神经
第1穿动脉
大收肌
股薄肌
第2穿动脉
第3穿动脉
髂胫束
第4穿动脉
股二头肌短头
腘动脉
胫神经
腓总神经
膝上内侧动脉
膝上外侧动脉
半腱肌、半膜肌
膝中动脉
胫神经肌支
膝下内侧动脉
腓肠内侧皮神经
腓肠外侧皮神经

图 3-10   臀部与股后区血管、神经

上外侧界。股后骨筋膜鞘向上通臀大肌间隙，向下通腘窝。

（二）坐骨神经

坐骨神经起于骶丛，从梨状肌下孔出盆腔，在臀大肌深面向下，经坐骨结节与大转子之间沿股后中线于股二头肌长头和大收肌间下行。坐骨神经通常到达腘窝上角处，即分为胫神经与腓总神经。在臀大肌下缘与股二头肌长头外侧缘的夹角处，坐骨神经浅面仅有皮肤及浅筋膜覆盖，此处为检查坐骨神经压痛点的常用部位。坐骨神经自内侧发出肌支至股二头肌长头、半腱肌与半膜肌，而股二头肌短头则由腓总神经支配。手术显露坐骨神经时，沿其外侧缘分离，以免损伤这些分支。坐骨神经有发自臀下动脉的一支营养动脉伴行，股部截肢时，须先结扎此动脉（图3-10）。

第四节　膝后区

膝部介于股部与小腿之间，其上界为经髌骨上方2横指处的环行线，下界为平胫骨粗隆的环行线，通过股骨内、外上髁的纵行线，可将膝部分为膝前区与膝后区。膝后区主要为腘窝。伸膝时，腘窝界限不明显。屈膝时，深筋膜松弛，腘窝的界限清楚，尤其是上内、外侧界特别明显。

一、浅层结构

皮肤松弛薄弱，移动性大。股后皮神经、隐神经及腓肠外侧皮神经分布于此区。小隐静脉经腓肠肌内、外侧头之间穿深筋膜上行，然后注入腘静脉，其周围有腘浅淋巴结。

二、深层结构

膝后区的深筋又称腘筋膜，比较坚韧，上续阔筋膜，下与小腿深筋膜相连。

（一）腘窝的境界

腘窝 popliteal fossa 为膝后区呈菱形的凹陷，分四壁、一顶和一底。上外侧壁为股二头肌肌腱，上内侧壁为半腱肌和半膜肌，下内侧壁为腓肠肌内侧头，下外侧壁为腓肠肌外侧头和跖肌。顶为腘筋膜。窝底的上份为股骨腘面，中份为膝关节囊后部（腘斜韧带），下份为腘肌及其筋膜。

（二）腘窝的内容

腘窝内含有重要的血管、神经及淋巴结，由浅入深为胫神经、腘静脉和腘动脉，以及位于股二头肌肌腱内侧的腓总神经。血管的周围有腘深淋巴结，腘窝内主要结构之间充满脂肪及疏松结缔组织（图3-11）。

1. **胫神经** tibial nerve　胫神经于腘窝上角来自坐骨神经，位于腘窝中线，行至腘肌下缘，经腓肠肌内、外侧头之间进入小腿后部。由于腘动脉从上向下外斜行，故胫神经上段位于腘动脉的外侧，中段经腘动脉的浅面，下段居其内侧。腘静脉介于二者之间。胫神经分出肌支至腓肠肌、跖肌、比目鱼肌与腘肌；皮支为**腓肠内侧皮神经** medial sural cutaneous nerve，与小隐静脉伴行，加入**腓肠神经** sural nerve，分布于小腿后面的皮肤；关节支至膝关节。

2. **腓总神经** common peroneal nerve　在腘窝上角自坐骨神经分出，沿股二头肌肌腱内侧缘行向外下，越过腓肠肌外侧头表面，至腓骨头下方，绕过腓骨颈，在此分为腓浅神经和腓深神经。腓总神经在腘窝发出关节支和**腓肠外侧皮神经** lateral sural cutaneous nerve 及腓神经交通支。

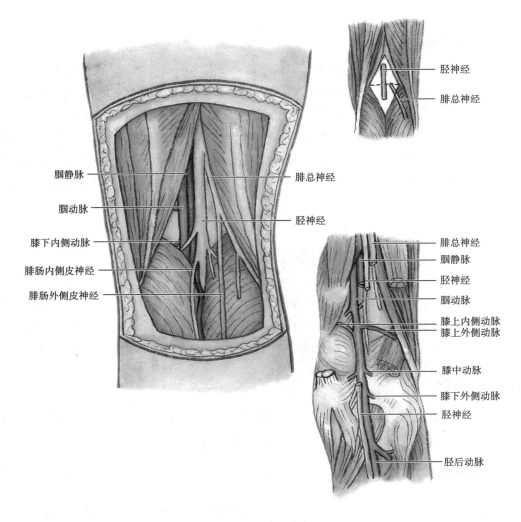

图3-11　腘窝及内容

3. **腘静脉 popliteal vein**　由胫前、后静脉在腘窝下角处汇合而成，腘静脉居胫神经的深面。小隐静脉于腘窝下角处，穿腘筋膜注入腘静脉。高位结扎小隐静脉末端时，应注意腘静脉浅面的胫神经。

4. **腘动脉 popliteal artery**　腘动脉是股动脉的延续，于腘静脉深面，略偏内侧，沿半膜肌深面向外斜行，至腘窝中部垂直下行，达腘肌下缘则分成胫前动脉和胫后动脉。前者穿骨间膜上部进入小腿前区，后者经比目鱼肌腱弓深面穿行于小腿后区。胫、腓骨之间因有比目鱼肌腱弓，故该肌收缩时，不致压迫腱弓深面所通过的胫神经和胫后动脉。腘动脉上部与腘面紧贴，故股骨下段骨折时可被伤及。腘动脉行程中除发出肌支到邻近肌肉外，尚有5条关节支，即膝上内、外侧动脉，膝中动脉及膝下内、外侧动脉，参与膝关节动脉网的组成，并营养膝关节。

5. **腘深淋巴结 deep popliteal lymph nodes**　位于腘窝脂肪内，沿腘动、静脉排列，腘深淋巴结有4~5个，收纳足外侧部、小腿后、外侧部的浅淋巴管和足部与小腿的深淋巴管。其输出淋巴管主要注入腹股沟深淋巴结。

三、膝关节动脉网

膝关节动脉网是由腘动脉的5条关节支（膝上内、外侧动脉，膝下内、外侧动脉和膝中动脉），股动脉的膝降动脉，旋股外侧动脉的降支，股深动脉的第 3 穿动脉及胫前返动脉等相互吻合而成。若腘动脉损伤或栓塞，此动脉网有一定的代偿功能，可保证肢体远端的血供（图 3-12）。

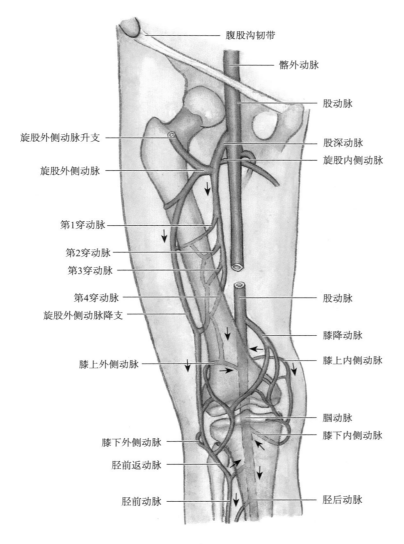

腹股沟韧带	
	髂外动脉
	股动脉
旋股外侧动脉升支	
旋股外侧动脉	股深动脉
	旋股内侧动脉
第1穿动脉	
第2穿动脉	
第3穿动脉	
第4穿动脉	股动脉
旋股外侧动脉降支	膝降动脉
膝上外侧动脉	膝上内侧动脉
	腘动脉
膝下外侧动脉	膝下内侧动脉
胫前返动脉	
胫前动脉	胫后动脉

图 3-12 膝关节动脉网

第五节 小腿后区、踝后区和足底

小腿部上界为平胫骨粗隆的环形线，下界为内、外踝基部的环形连线。经内、外踝最突出点所做的 2 条纵行线将小腿部分为小腿前外侧区和小腿后区。踝部上界为内、外踝基部的环形连线，下界为经内、外踝尖的环形线，其远侧为足部。踝部以内、外踝为界分为踝前区和踝后区。足部又可分为足背和足底。

一、小腿后区

（一）浅层结构

小腿后区皮肤柔软，浅筋膜内有小隐静脉，腓肠内、外侧皮神经等结构。小隐静脉位于小腿后区中线，其下段有腓肠内侧皮神经和腓肠神经伴行。在小腿上部，小隐静脉属支间吻合支及大、小隐静脉间的交通支多，浅、深静脉的穿静脉亦多位于小腿上份，故此部多发生静脉曲张。腓肠外侧皮神经发交通支于小腿中、下 1/3 交界处与腓肠内侧皮神经会合成腓肠神经，伴随小隐静脉下外方行至足背外侧缘。曲张的小隐静脉往往与伴行的皮神经反复交叉，当手术切除曲张的静脉时，应避免损伤皮神经。

（二）深层结构

此区的深筋膜较致密，与小腿后肌间隔、骨间膜及胫、腓骨后面的骨膜围成后骨筋膜鞘；鞘内容纳小腿后肌群，胫后动、静脉及胫神经（图 3-13，图 3-14）。

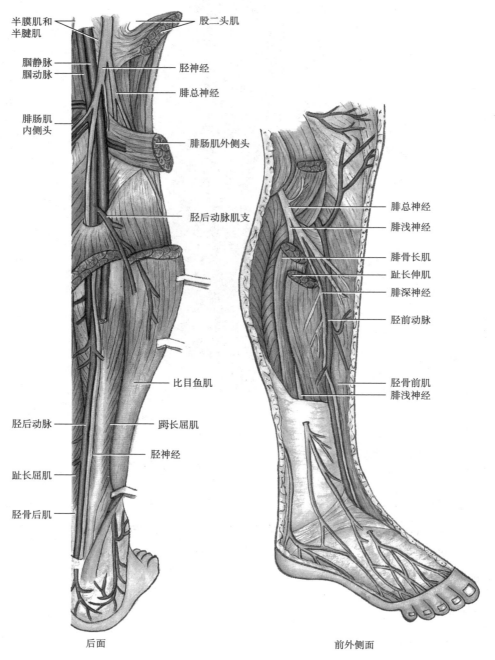

半膜肌和半腱肌　　股二头肌

腘静脉
腘动脉　　胫神经

　　　　腓总神经

腓肠肌内侧头

　　　　腓肠肌外侧头

　　　　胫后动脉肌支

　　　　腓总神经
　　　　腓浅神经

　　　　腓骨长肌
　　　　趾长伸肌
　　　　腓深神经

　　　　胫前动脉

比目鱼肌

　　　　胫骨前肌
　　　　腓浅神经

胫后动脉　　蹰长屈肌

　　　　胫神经

趾长屈肌

胫骨后肌

后面　　　　　　　　前外侧面

图 3-13　小腿的血管、神经

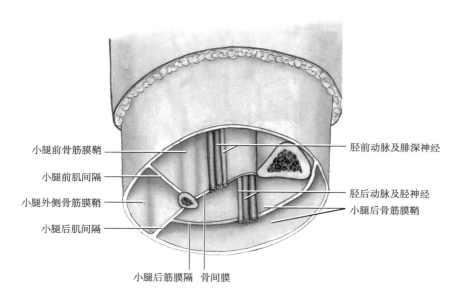

小腿前骨筋膜鞘

小腿前肌间隔

小腿外侧骨筋膜鞘

小腿后肌间隔

小腿后筋膜隔　骨间膜

胫前动脉及腓深神经

胫后动脉及胫神经

小腿后骨筋膜鞘

图 3-14　小腿中部骨筋膜鞘

1. **后骨筋膜鞘**　小腿后骨筋膜鞘分为浅、深两部。浅部容纳腓肠肌、比目鱼肌和跖肌腱，向下逐渐缩窄，包围跟腱及其深面的脂肪组织。深部容纳小腿后肌群的深层肌和腘肌，在小腿上份由外向内为拇长屈肌、胫骨后肌与趾长屈肌。在内踝后上方，趾长屈肌腱越过胫骨后肌腱的浅面斜向外侧，与拇长屈肌腱形成"腱交叉"。

2. **血管和神经束**　**胫后动脉** posterior tibial artery 为腘动脉在小腿部的延续。有两条伴行静脉，穿行于比目鱼肌腱弓的深面，经浅、深二层肌肉之间下行。胫神经先居胫后动脉的内侧，至小腿下部则位于血管外侧。血管、神经在小腿下 1/3 近跟腱的内缘处，位置较浅，向下经踝管进入足底。**腓动脉** peroneal artery 起自胫后动脉，有两条伴行静脉，先斜行于胫骨后肌的浅面后沿腓骨内侧缘下行，经拇长屈肌深面至外踝后方浅出，终于外踝支，参与踝关节周围动脉网的构成。

二、踝后区

上界为内、外踝基部的连线，下界为足跟的下缘。此区中线深面为跟腱，其跟腱下端附着于跟骨结节。跟腱与内、外踝之间各有一浅沟，分别称为内、外侧浅沟，内侧浅沟为小腿屈肌肌腱及小腿后区血管、神经进入足底的通道；外侧浅沟内有小隐静脉、腓肠神经及腓骨长、短肌腱通过。

（一）浅层结构

踝后区的皮肤活动性大，浅筋膜较疏松，跟腱两侧脂肪组织多，足跟处的皮肤角化层较厚。在跟腱浅面和皮肤之间有**跟皮下囊**，在跟腱止端与跟骨后面之间有**跟腱囊**。

（二）深层结构

1. **踝管** malleolar canal　踝后区的深筋膜在内踝后下方和跟骨内侧面之间增厚，形成**屈肌支持带** flexor retinaculum，又称分裂韧带。此韧带与跟骨内侧面和内踝之间共同构成踝管。韧带向深部发出纤维隔，形成 4 个骨纤维性管。管内的结构由前向后依次有：①胫骨后肌腱。②趾长屈肌腱。③胫后动、静脉及胫神经。④姆长屈肌腱。踝管是小腿后区与足底的通道，小腿或足底的感染，可经踝管相互蔓延。

2. **腓骨肌上、下支持带** superior and inferior peroneal retinaculum　为外踝后下方的深筋膜增厚而成。上支持带可将腓骨长、短肌腱固定在外踝的后下方；下支持带则固定腓骨长、短肌腱于跟骨的外侧面，二肌腱穿经支持带深面时有一总腱鞘包绕。

3. **踝关节的韧带**

（1）**内侧韧带** medial ligament　又称三角韧带，呈扇形，从内踝至足舟骨、距骨和跟骨前内侧面。此韧带较为坚韧。

（2）**外侧韧带** lateral ligament　该韧带起自外踝，以 3 束分别止于距骨前外侧面（即距腓前韧带）、距骨后方（即距腓后韧带）和跟骨外侧面（即跟腓韧带），总称为外侧韧带。此韧带较内侧韧带薄弱，故易损伤（图 3-15）。

三、足底

（一）浅层结构

足底皮肤坚厚、致密，移动性差，汗腺多，在负重较大的部位，角化层形成胼胝。浅筋膜较厚，并有致密结缔组织将皮肤与足底深筋膜紧密相连。

（二）深层结构

足底深筋膜分浅、深二层。浅层覆盖于足底肌表面，内侧部薄，覆盖于姆展肌表面；外侧部稍厚，覆盖于小趾展肌表面；中间部最厚，称足底腱膜。深层为骨间跖侧筋膜，覆盖于骨间肌表面。

1. **足底腱膜** plantar aponeurosis　足底腱膜呈三角形，含有较多纵行纤维，其尖向后，附着于跟骨结节。该腱膜具有保护足底血管、神经和加强足纵弓的作用。足底腱膜两侧缘向深部发出内、外侧肌间隔，分别附着于第 1、5 跖骨，在足底形成 3 个骨筋膜鞘。

（1）**内侧骨筋膜鞘**　容纳姆展肌、姆短屈肌、姆长屈肌腱及其血管、神经。

（2）**中间骨筋膜鞘**　容纳趾短屈肌、足底方肌、姆收肌、趾长屈肌腱、蚓状肌、足底动脉弓及其分支、足底外侧神经及其分支等。

（3）**外侧骨筋膜鞘**　容纳小趾展肌、小趾短屈肌及其血管、神经。

2. **足底的血管与神经**　胫后动脉及胫神经穿踝管后，即分为足底内、外侧动脉与神经进入足底。**足底内侧动脉** medial plantar artery 较细小，与同名静脉和神经于姆展肌与趾短屈肌之间的沟内前行，营养邻近的组织，其末端与第 1~3 跖足底动脉吻合。**足底外侧动脉** lateral plantar artery 较粗大，与同名静脉和神经行于趾短屈肌与小趾展肌之间的沟中，营养邻近的组织。足底外侧动脉的终支向内行，与来自足背动脉的足底深支相吻合，形成足底弓。由该弓发出分支营养各趾。**足底内侧神经** medial plantar nerve 的肌支支配内侧部肌肉和关节，皮支分布于足底内侧半及内侧 3 个半足趾底面的皮肤。**足底外侧神经** lateral plantar nerve 的皮支分布于足底外侧半及外侧 1 个半足趾底面的皮肤，肌支支配足底外侧部肌肉和关节（图 3-16）。

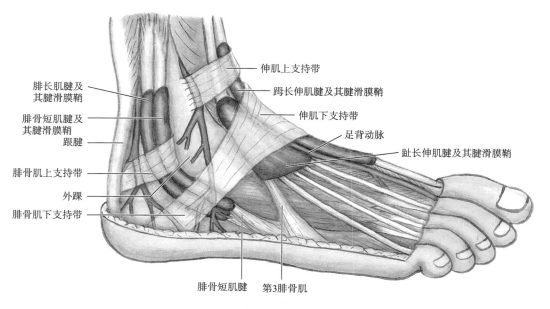

腓长肌腱及
其腱滑膜鞘
腓骨短肌腱及
其腱滑膜鞘
跟腱
腓骨肌上支持带
外踝
腓骨肌下支持带

伸肌上支持带
踇长伸肌腱及其腱滑膜鞘
伸肌下支持带
足背动脉
趾长伸肌腱及其腱滑膜鞘

腓骨短肌腱　第3腓骨肌

（1）外侧面观

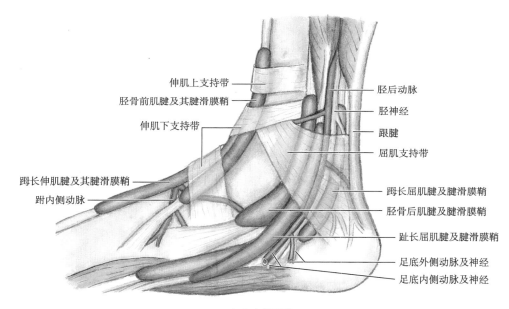

伸肌上支持带
胫骨前肌腱及其腱滑膜鞘
伸肌下支持带
踇长伸肌腱及其腱滑膜鞘
蹈内侧动脉

胫后动脉
胫神经
跟腱
屈肌支持带
踇长屈肌腱及腱滑膜鞘
胫骨后肌腱及腱滑膜鞘
趾长屈肌腱及腱滑膜鞘
足底外侧动脉及神经
足底内侧动脉及神经

（2）内侧面观

图 3–15　小腿支持带及腱鞘

（三）足弓

足弓 arch of foot 是由跗骨与跖骨借韧带和关节连结而成。足弓可分为内、外侧纵弓和一个横弓（图 3–17~19）。

1. **内侧纵弓**　内侧纵弓较高，由跟骨、距骨、足舟骨、3 个楔骨及内侧的 3 个跖骨及其间的连结共同构成。

2. **外侧纵弓**　外侧纵弓较低，由跟骨、骰骨与外侧 2 个跖骨及其间的连结共同构成。

3. **横弓**　横弓由骰骨、3 个楔骨和全部跖骨的基底部及其间的连结共同构成。

当维持足弓的结构受损时，可导致足弓塌陷，则称扁平足。扁平足不仅使足弓弹性减低，还可导致足底的血管、神经受压。

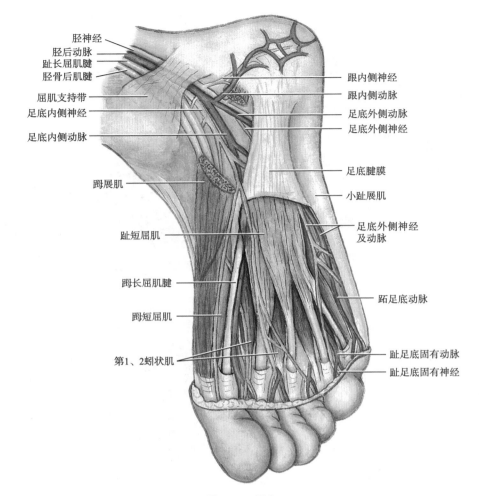

胫神经
胫后动脉
趾长屈肌腱
胫骨后肌腱
屈肌支持带
足底内侧神经
足底内侧动脉

跟内侧神经
跟内侧动脉
足底外侧动脉
足底外侧神经

姆展肌

足底腱膜
小趾展肌
足底外侧神经
及动脉

趾短屈肌

姆长屈肌腱

姆短屈肌

跖足底动脉

第1、2蚓状肌

趾足底固有动脉
趾足底固有神经

图 3-16   足底

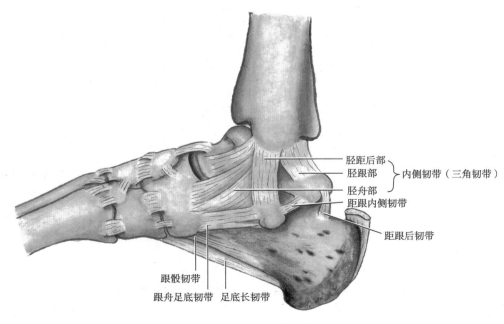

胫距后部
胫跟部   内侧韧带（三角韧带）
胫舟部
距跟内侧韧带
距跟后韧带

跟骰韧带

跟舟足底韧带   足底长韧带

图 3-17   足的韧带（内侧面观）

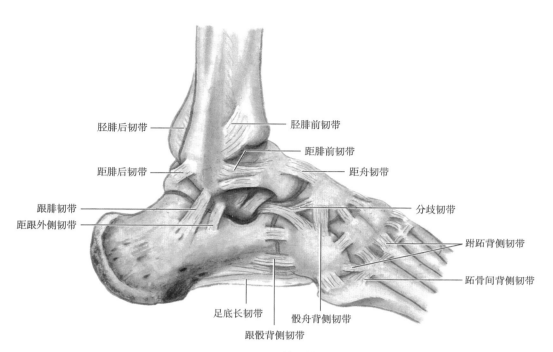

图 3-18 足的韧带（外侧面观）

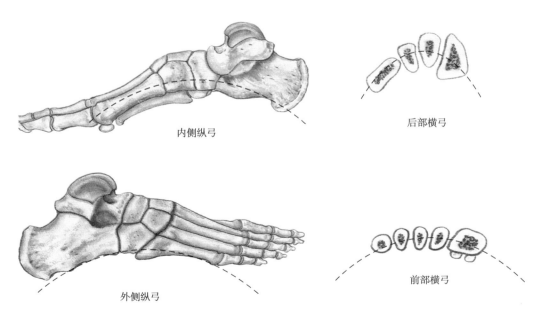

图 3-19 足弓

第六节　股前内侧区

一、浅层结构

1. **皮肤和浅筋膜**　股部皮肤厚薄不均，内侧份较薄而移动性大，外侧份较厚而移动性小。

浅筋膜在近腹股沟处分为 2 层，即浅部的脂肪层和深部的膜性层，分别与腹前壁下部的脂肪层（Camper 筋膜）和膜性层（Scarpa 筋膜）相延续。其中膜性层在腹股沟韧带下方约 1cm 处与股部深筋膜（阔筋膜）相融合。在浅筋膜内富含脂肪，有浅动、静脉，腹股沟浅淋巴结和股部皮神经等。

2. **大隐静脉及其属支。**

3. **浅动脉**　股部浅动脉的起始、行径、口径大小与临床的皮瓣移植有密切关系，主要有：

（1）**旋髂浅动脉** superficial iliac circumflex artery　多发自股动脉或股深动脉，向外上行，穿出阔筋膜后沿腹股沟韧带走向髂前上棘，主要分布于腹前壁下外侧部皮肤。

（2）**腹壁浅动脉** superficial epigastric artery　多直接发自股动脉，于腹股沟韧带内侧半下方约 1cm 处穿出阔筋膜，主要分布于腹前壁下部的皮肤。

（3）**阴部外动脉** external pudendal artery　多直接发自股动脉，主要分布于外生殖器皮肤。

此外，还有发自旋股外侧动脉的**股外侧浅动脉**。

4. **腹股沟浅淋巴结** superficial inguinal lymph nodes　股部的浅淋巴结集中于股前内侧区上部，通称**腹股沟浅淋巴结**，根据其位置可分为上、下两群（图 3-4）。

（1）**上群**　又称近侧群，有 2~6 个淋巴结，斜行排列于腹股沟韧带下方，又可分为内、外侧两组，主要接收腹前外侧壁下部、外生殖器、会阴、臀区及肛管和子宫的部分淋巴。

（2）**下群**　又称远侧群，有 2~7 个淋巴结，沿大隐静脉末端纵行排列，主要接收下肢的浅淋巴管、会阴和外生殖器的部分浅淋巴。

腹股沟浅淋巴结的输出管注入腹股沟深淋巴结或髂外淋巴结。

5. **皮神经**　股前外侧区的皮神经有不同的来源和分布（图 3-5），主要有：

（1）**股外侧皮神经** lateral femoral cutaneous nerve　发自腰丛，在腹股沟韧带深面、髂前上棘内侧一指宽处位于缝匠肌表面，于髂前上棘下方 6~10cm 处穿出阔筋膜至皮下，分前、后 2 支：前支较长，分布于股外侧面皮肤；后支分布于臀区外侧皮肤。

（2）**股神经前皮支** anterior cutaneous branches of femoral nerve　由股神经发出，可分为两部分，即**股中间皮神经**和**股内侧皮神经**。股中间皮神经约在大腿前面中部穿缝匠肌和深筋膜至皮下，分布于大腿前面中间部的皮肤。股内侧皮神经在大腿下 1/3 穿缝匠肌内侧缘和深筋膜至皮下，分布于大腿中、下部内侧份的皮肤。

（3）**闭孔神经皮支** cutaneous branches of obturator nerve　发自闭孔神经前支，多数穿股薄肌或长收肌，分布于大腿内侧中、上部的皮肤。

二、深层结构

1. **深筋膜** 股部的深筋膜较为发达，呈腱膜性，又称**阔筋膜** fascia lata，包裹全部股部肌肉。上方附着于腹股沟韧带和髂嵴，与臀筋膜和会阴筋膜相续，下方与小腿的深筋膜和腘筋膜相续。阔筋膜形成的结构主要有髂胫束和隐静脉裂孔。

（1）**髂胫束** iliotibial tract 在大腿外侧，阔筋膜显著增厚呈带状，称髂胫束，是全身最厚的筋膜。起自髂嵴前份，上部分为 2 层，包括阔筋膜张肌并与之紧密结合，不易分离，其后缘与臀大肌肌腱相续。下端附着于胫骨外侧髁、腓骨头和膝关节囊下部。临床上常用髂胫束作为体壁缺损、薄弱部位或膝关节交叉韧带修补重建的材料。

（2）**隐静脉裂孔** saphenous hiatus 在耻骨结节外下方 3~4cm 处，阔筋膜上有一卵圆形的薄弱区，称**隐静脉裂孔**（卵圆窝）。其表面覆盖着一层多孔的疏松结缔组织膜，称**筛筋膜**，是大隐静脉、小血管和淋巴管等结构穿过的地方。隐静脉裂孔外缘锐利呈镰状，称**镰缘**，其上端止于耻骨结节并与腹股沟韧带和腔隙韧带相续，下端与耻骨肌筋膜相续。

2. **骨筋膜鞘** 阔筋膜向深部发出股内侧、股外侧及股后 3 个肌间隔，深入肌群之间并附着于股骨粗线，与骨膜及阔筋膜共同形成 3 个骨筋膜鞘（图 3-6），即前、内侧和后骨筋膜鞘，并容纳相应的肌群、血管、神经和淋巴结等。

（1）**前骨筋膜鞘** 包绕大腿肌前群、股动脉、股静脉、股神经及腹股沟淋巴结等。

（2）**内侧骨筋膜鞘** 包绕大腿肌内侧群、闭孔动脉、闭孔静脉及闭孔神经等。

（3）**后骨筋膜鞘** 见股后区。

3. **肌** 见《正常人体解剖学》。

4. **肌腔隙与血管腔隙**

肌腔隙与血管腔隙位于腹股沟韧带与髋骨之间的间隙，被**髂耻弓** iliopectineal arch 分隔成内、外侧两部，即外侧的肌腔隙和内侧的血管腔隙，二者是腹、盆腔与股前区的重要通道（图 3-20）。髂耻弓连于腹股沟韧带中点与髂耻隆起之间，为髂腰肌筋膜增厚而成的韧带。

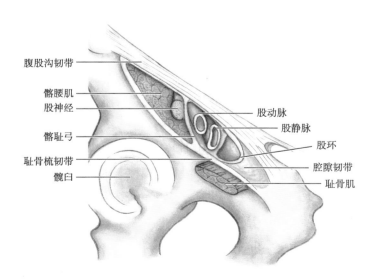

图 3-20 肌腔隙和血管腔隙

腹股沟韧带
髂腰肌
股神经
髂耻弓
耻骨梳韧带
髋臼
股动脉
股静脉
股环
腔隙韧带
耻骨肌

（1）**肌腔隙** lacuna musculorum   前界是腹股沟韧带外侧部，后外侧界是髂骨，内侧界是髂耻弓。腔隙内有髂腰肌及其浅面内侧的股神经和外侧的股外侧皮神经。当腰椎结核形成脓肿时，脓液可沿腰大肌及其筋膜经此隙蔓延至大腿根部，并可刺激股神经。在髂腰肌与髂耻隆起之间还有髂耻囊，此囊多与髋关节相通。

（2）**血管腔隙** lacuna vasorum   前界是腹股沟韧带内侧部，后界是耻骨梳韧带，外侧界是髂耻弓，内侧界是腔隙韧带（陷窝韧带）。腔隙内有股鞘及其包含的股动脉、股静脉、生殖股神经的股支和淋巴管通过。腔隙最内侧为股管开口，称股环。

股鞘 femoral sheath 为腹横筋膜与髂筋膜向下延伸并包绕股动、静脉上段的筋膜鞘，呈漏斗形，长 3~4cm，向下与股血管的外膜融合为血管鞘。股鞘内有 2 条纵形的纤维隔将鞘腔分为 3 部分：外侧部容纳股动脉，中间部容纳股静脉，内侧部形成股管（图 3-21）。

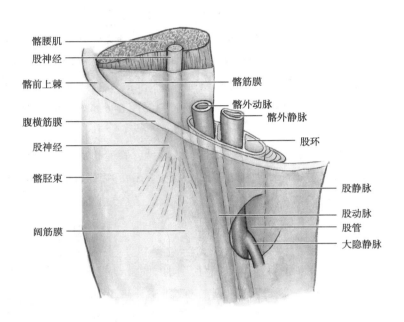

图 3-21　股鞘和股管

5. **股三角** femoral triangle   股三角位于股前内侧区上 1/3 部，为底朝上尖朝下的三角区，下续收肌管。

（1）**境界**   上界为腹股沟韧带，外下界为缝匠肌内侧缘，内下界为长收肌内侧缘，前壁为阔筋膜，后壁凹陷，由外侧向内侧为髂腰肌、耻骨肌和长收肌及其筋膜。

（2）**内容**   股三角内的结构由外侧向内侧依次为：股神经，股鞘及其内容（股动脉、股静脉、股管），股深淋巴结和脂肪等。这些结构以股动脉为标志。股动脉位于腹股沟韧带中点的下方，其外侧为股神经，内侧依次为股静脉、股管，根据上述的解剖关系，临床上可进行股动脉压迫止血、插管造影，股动、静脉穿刺及股神经阻滞麻醉等。

1）**股动脉** femoral artery：股动脉是下肢动脉的主干（图 3-22），为髂外动脉在腹股沟韧带深面的直接延续，经血管腔隙入股三角，下行到股三角尖端处进入收肌管，后经收肌腱裂孔至腘窝。股动脉在腹股沟处位置表浅，易触及其搏动。股动脉在起始处发出 3 条浅动脉，即旋髂浅动脉、腹壁浅动脉及阴部外动脉，前二者为带蒂游离皮瓣移植的重要血管。

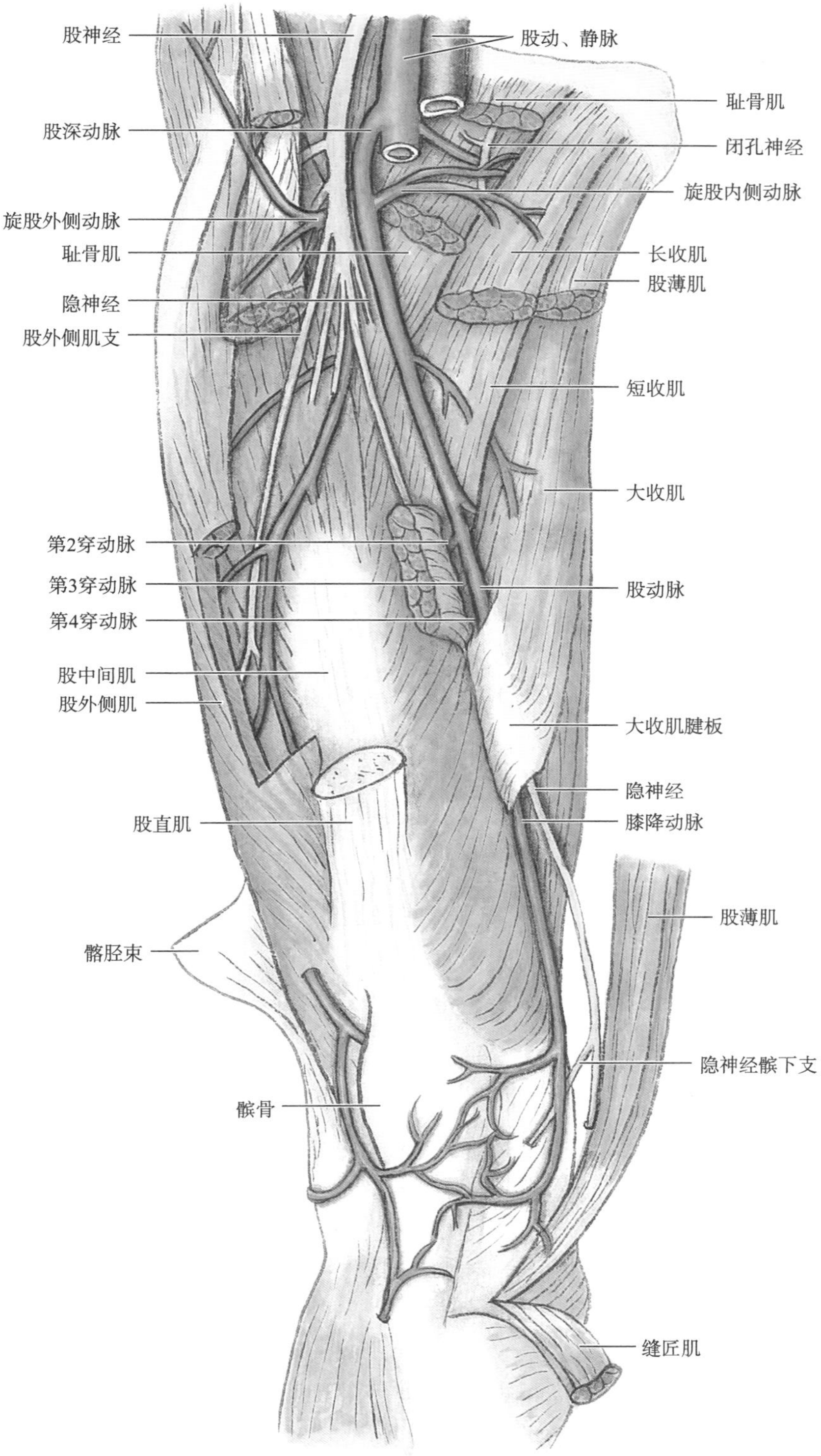

图 3-22　股前内侧区深层肌与血管、神经

股动脉常在腹股沟韧带下方 3~5cm 处发出粗大的**股深动脉** deep femoral artery。股深动脉起始后行向内下，经长收肌的深面离开股三角，沿途发出旋股内侧动脉、旋股外侧动脉、穿动脉及肌支，同时参与构成髋周围动脉网和膝关节动脉网。旋股内侧动脉经耻骨肌和髂腰肌之间向后达股后区，沿途分支供应附近诸肌及股骨头和股骨颈。旋股外侧动脉经缝匠肌和股直肌深面行向外侧，供应附近诸肌，并有分支至股后区。4 条穿动脉贴股骨内侧穿过大收肌行向大腿后面，营养股后肌群、短收肌和大收肌。

2）**股静脉** femoral vein：是腘静脉向上的延续，经收肌管到股三角，穿血管腔隙移行为髂外静脉。在收肌管内，静脉位于动脉的后外侧，向上转到动脉的后方，至股三角上部则位于动脉的内侧。股静脉的属支有浅静脉和深静脉 2 种。浅静脉主要为大隐静脉，深静脉主要有股深静脉及旋股外侧静脉和旋股内侧静脉。

3）**股管** femoral canal：为股鞘内侧份的一个漏斗状的筋膜间隙，长 1~2cm。股管的前壁自上向下依次为腹股沟韧带、隐静脉裂孔镰状缘的上端和筛筋膜；后壁为耻骨梳韧带、耻骨肌及其筋膜；内侧壁为腔隙韧带及股鞘内侧壁；外侧壁为股静脉内侧的纤维隔。股管的上口称**股环** femoral ring，呈卵圆形，其前界为腹股沟韧带，后界为耻骨梳韧带，内侧界为腔隙韧带，外侧界为股静脉内侧的纤维隔。如果从腹膜腔内观察，首先看到一个腹膜凹陷，称**股凹**。股凹是股环的位置，撕开腹膜，才能暴露股环。股环遮以疏松结缔组织薄膜，称**股环隔** femoral septum 或**内筛板**。股管下端为盲端，称**股管下角**，正对着隐静脉裂孔的内上份。股管内除有 1~2 个淋巴结外，尚有脂肪组织。股管的存在有两种功能：第一，有利于股静脉扩张；第二，作为从下肢到髂外淋巴结的一个淋巴通路。

当腹压增高时，腹、盆腔脏器可被推向股凹，经股管凸出而形成股疝（图 3-23）。因为女性骨盆宽阔，相应地股环略宽大，故常易发生股疝，尤以老年女性更多见。由于股环的前、后和内侧界皆为韧带，不易伸展，故股疝易嵌顿和绞窄。股疝和腹股沟疝的主要区别为：前者在腹股沟韧带下方突至皮下，而后者在腹股沟韧带的上方突出。在股疝手术时，要注意疝与血管的关系，股疝疝囊外侧有股静脉，手术中慎防损伤。此外，必须考虑到由腹壁下动脉发出的闭孔支或走在腔隙韧带后方或上方的异常闭孔动脉。临床做股疝手术，宜从腹部入路，在直视下

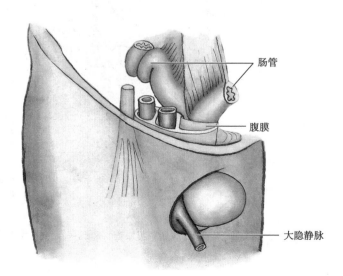

肠管

腹膜

大隐静脉

图 3-23 股疝

手术可以避免损伤该动脉。

4）**腹股沟深淋巴结** deep inguinal lymph nodes：在股静脉上部及股管附近有 3~4 个腹股沟深淋巴结，收纳下肢的深淋巴、会阴的淋巴和腹股沟浅淋巴结的输出管。其输出管注入髂外淋巴结。

5）**股神经** femoral nerve：起自腰丛，经髂筋膜深面、肌腔隙的内侧份进入股三角。股神经的主干粗短，随即发出许多肌支、皮支和关节支，形如马尾。其肌支分布于股四头肌、缝匠肌和耻骨肌；关节支至髋关节和膝关节；皮支有股神经前皮支，分布于股前内侧区的皮肤，其中有一条细长的隐神经，进入收肌管，然后穿过收肌管的前壁与大隐静脉伴行，分布于膝、小腿内侧和足内侧缘皮肤。

6. **收肌管** adductor canal 又名**股腘管**或 **Hunter 管**。该管位于股前内侧中 1/3 段、缝匠肌的深面，长约 15cm，呈三菱形。其前壁为张于股内侧肌与长收肌、大收肌间的收肌腱板，腱板的前方被缝匠肌所覆盖；外侧壁为股内侧肌，后内侧壁为长收肌及大收肌。管的上口与股三角的尖端相连，其下口为**收肌腱裂孔** adductor tendinous opening，可通向腘窝，故股三角和腘窝的炎症或脓肿可通过此管互相蔓延。收肌管内的结构有：前为股神经发出的股内侧肌支和隐神经；中间为股动脉；后为股静脉及淋巴管和疏松结缔组织。在收肌管的下段，股动脉发出**膝降动脉** descending genicular artery，又称膝最上动脉。

7. **闭孔血管和神经** 经闭膜管出入骨盆与股部。**闭膜管**是闭孔外上份的裂隙，由骨盆内向前下通向股部。

（1）**闭孔动脉** obturator artery 起于髂内动脉，与同名静脉、神经伴行，出盆后分前、后两支，分别位于短收肌前、后方。前支分布于大腿肌内侧群，并与旋股内侧动脉的分支吻合；后支分布于髋关节与股方肌等。闭孔静脉与同名动脉伴行，回流至髂内静脉。

（2）**闭孔神经** obturator nerve 起自腰丛，出盆后分为前、后两支。前支行于短收肌浅面，分支至长收肌、股薄肌、耻骨肌及髋、膝关节；后支行于短收肌深面，分支支配闭孔外肌和大收肌。其皮支由前支发出，分布于股前内侧区上部的皮肤。

第七节 小腿前外侧区和足背

一、皮肤与浅筋膜层

小腿前外侧区的皮肤较厚而且紧张，移动性小，毛发多，血液供应较差，损伤后愈合较慢。浅筋膜疏松且含少量脂肪，轻度水肿时，临床上多在内踝上方指压检查易显压痕。浅静脉为大隐静脉及其属支，大隐静脉起于足背静脉弓的内侧端，经内踝前方约 1cm 处上行达小腿前内侧。大隐静脉及其属支在此区与小隐静脉、深静脉有广泛的交通和吻合。此区皮神经主要有 2 条：①**隐神经** saphenous nerve 伴大隐静脉行至足内侧缘。在小腿上部，隐神经居静脉后方，在小腿中下部绕至静脉前方。②**腓浅神经** superficial peroneal nerve 由腓总神经分出，于小腿外侧中、下 1/3 交界处穿出深筋膜至皮下，随即分为内、外侧支行至足背，即足背内侧皮神经和足背中间皮神经。

踝前区和足背的皮肤较薄，浅筋膜疏松，缺少脂肪，浅静脉及肌腱等结构清晰可见。浅筋膜内有**足背静脉弓**及其属支，此弓内、外侧端向后分别延续为大、小隐静脉。皮神经为足背内侧的隐神经和外侧的腓肠神经终支（足背外侧皮神经）。两者之间的部分有腓浅神经终支（足背内侧皮神经和足背中间皮神经）。在第 1、2 趾相对面背侧有腓深神经的皮支分布。

二、深筋膜

小腿前外侧区深筋膜较致密，在胫侧，与胫骨体内侧面的骨膜相融合；在腓侧，发出前、后肌间隔止于腓骨骨膜。深筋膜、前肌间隔、后肌间隔、胫骨骨膜、腓骨骨膜与小腿骨间膜共同围成前骨筋膜鞘和外侧骨筋膜鞘，容纳相应肌群及血管和神经［图 3-13（2）］：①**前骨筋膜鞘**：有小腿前群肌、腓深神经和胫前血管等。②**外侧骨筋膜鞘**：有小腿外侧群肌、腓血管及腓浅神经等。

踝部支持带（图 3-24）：①**伸肌上支持带** superior extensor retinaculum：又称**小腿横韧带**，呈宽带状，位于踝关节上方，连于胫、腓骨下端之间。其深面有 2 个间隙：内侧间隙有胫骨前肌腱、胫前血管和腓深神经；外侧间隙有跛长伸肌腱、趾长伸肌腱和第 3 腓骨肌。②**伸肌下支持带** inferior extensor retinaculum：又称**小腿十字韧带**，呈横置的"Y"字形，位于踝关节前方的足背区。其外侧端附于跟骨外侧面的前份，内侧端分叉附于内踝及足内侧缘。此支持带向深面发出纤维隔，形成 3 个骨纤维管。其内侧管内有胫骨前肌腱；中间管内有跛长伸肌腱，足背动、静脉和腓深神经；外侧管内有趾长伸肌的 4 条肌腱和第 3 腓骨肌腱，以上各肌腱表面均有腱鞘包绕。

足背深筋膜分 2 层：浅层为伸肌下支持带的延续，附着于足内、外侧缘；深层紧贴骨间背侧肌及跖骨骨膜。两层之间为足背筋膜间隙，容纳趾长伸肌腱及腱鞘，趾短伸肌及腱鞘，足背动、静脉及分支与属支，腓深神经，跛长伸肌腱及腱鞘（图 3-25）。

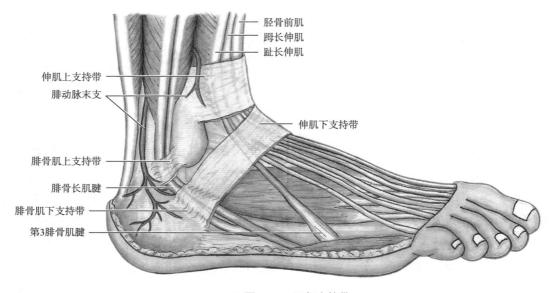

图 3-24　踝部支持带

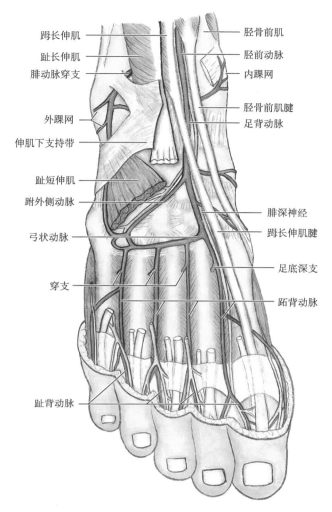

蹞长伸肌　　　　　　　　　　　　　　胫骨前肌
趾长伸肌　　　　　　　　　　　　　　胫前动脉
腓动脉穿支　　　　　　　　　　　　　内踝网

外踝网　　　　　　　　　　　　　　　胫骨前肌腱
伸肌下支持带　　　　　　　　　　　　足背动脉

趾短伸肌
蹠外侧动脉　　　　　　　　　　　　　腓深神经
　　　　　　　　　　　　　　　　　　蹞长伸肌腱
弓状动脉

　　　　　　　　　　　　　　　　　　足底深支
穿支　　　　　　　　　　　　　　　　跖背动脉

趾背动脉

图 3-25　足背部血管与神经

三、肌

见《正常人体解剖学》。

四、深部血管与神经

1. **胫前动脉** anterior tibial artery　　于腘肌下缘处起自腘动脉，向前穿骨间膜进入小腿前骨筋膜鞘，紧贴骨间膜前面伴腓深神经下行（图 3-13）。上 1/3 段位于胫骨前肌和趾长伸肌之间，下 2/3 段位于胫骨前肌和蹞长伸肌之间。该动脉向下行至伸肌上支持带下缘处移行为足背动脉。胫前动脉起始部发出胫前返动脉加入膝关节动脉网；中部发出肌支营养前群肌及胫、腓骨；下部在踝关节附近发出内、外踝前动脉，分别与蹠内、外侧动脉吻合，参与构成踝关节动脉网。

2. **胫前静脉** anterior tibial vein　　有 2 支，与同名动脉伴行。

3. **足背动脉** dorsal artery of foot　　于伸肌上支持带下缘续于胫前动脉。在踝关节前方行于踇长伸肌腱和趾长伸肌腱之间，位置表浅，易于摸到其搏动。主干沿踇短伸肌内侧缘和深面前行。沿途发出**跗外侧动脉**，行向足背外侧；1~3 支**跗内侧动脉**，行向足背内侧及足底；**弓状动脉**向足背外侧弓状弯行，与跗外侧动脉吻合，并发出 3 支跖背动脉；**足底深支**穿第 1 跖骨间隙至足底，与足底动脉吻合；**第 1 跖背动脉**为足背动脉主干的终末，分布于踇趾和第 2 趾背面的内侧（图 3-25）。

4. **腓深神经** deep peroneal nerve　在腓骨颈高度起自腓总神经，穿腓骨长肌起始部及前肌间隔进入前骨筋膜鞘与胫前血管伴行。肌支支配小腿前群肌和足背肌，皮支分布于第 1 趾蹼及第 1、2 趾相对面的背侧皮肤。该神经损伤可导致足下垂和不能伸趾。

5. **腓浅神经**　于腓骨颈高度由腓总神经分出，下行至腓骨长、短肌之间，发出肌支支配此二肌。其末支于小腿中、下 1/3 交界处穿出深筋膜至皮下，分布于小腿外侧及足背皮肤。腓浅神经损伤，常导致足不能外翻及分布区皮肤感觉缺失。

第八节　下肢常用腧穴解剖

一、**环跳** Huántiào（GB 30，足少阳胆经）

【**体表定位**】在臀部，股骨大转子最凸点与骶管裂孔连线的外 1/3 与内 2/3 交点处。

【**临床主治**】坐骨神经痛、髋关节周围软组织疾病、腰腿痛、半身不遂、下肢痿痹、全身风疹。

【**操作方法**】直刺 2~3 寸。

【**进针层次**】图 3-26。

1. **皮肤**　较厚，有丰富的皮脂腺和汗腺，由臀上皮神经支配。

2. **皮下组织**　皮下脂肪特别丰厚，内有臀上皮神经的分支。

3. **臀大肌**　是人体最肥厚的肌，由于直立姿势的影响，形成臀部特有的隆起。臀大肌深面有臀大肌下筋膜间隙，此间隙借血管神经束与盆筋膜间隙相通。该肌由臀下神经支配。

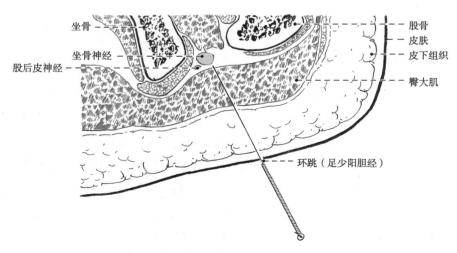

图 3-26　环跳穴的断面解剖

4. **坐骨神经**　为全身最粗大、最长的神经，从梨状肌下孔出骨盆至臀大肌深面，经坐骨结节与大转子之间中点稍内侧处下降入股后区。坐骨神经在环跳穴的深面，若向生殖器方向进针 2~2.5 寸，常可刺中该神经，产生强烈的放电感并向大腿后面、小腿至足部放射。坐骨神经在其上部发出关节支分布至髋关节，向髋关节方向针刺 2~3 寸，常可刺中该关节支，产生酸胀感向髋关节放射。

5. **股方肌、闭孔内肌及下孖肌**　3 块肌均位于臀大肌和坐骨神经的深面，梨状肌的下方。闭孔内肌、下孖肌及股方肌由上至下排列，环跳穴直刺 3~3.5 寸常可刺中以上 3 肌。

【针刺注意事项】

1. 环跳穴直刺，会产生剧烈放电样针感并向下肢放射直至足底，此时不可过分提插，以免损伤坐骨神经，导致严重症状。

2. 刺中股后皮神经，触电样针感只放射到大腿后上部，且有时向会阴区放射，不到足底，借此可与刺中坐骨神经相区别。

二、承扶 Chéngfú（BL 36，足太阳膀胱经）

【体表定位】在股后区，臀沟的中点。

【临床主治】坐骨神经痛、腰腿痛、尿闭、痔疮、便秘、臀部疖肿。

【操作方法】直刺 1~2 寸。

【进针层次】图 3-27。

1. **皮肤**　有丰富的皮脂腺和汗腺，由臀下皮神经分布，该神经为股后皮神经的分支。

2. **皮下组织**　皮下脂肪较为丰厚，内有臀下皮神经。

3. **臀大肌**　该穴平面针道穿经臀大肌下缘。一般进针 1~1.2 寸，针尖已穿过该肌。

4. **股后皮神经**　该神经位于承扶穴的深面，臀大肌、股二头肌长头、半腱肌之间。一般进针 1.2~1.4 寸即可刺中该神经，针感经股后向下放射，一般不至小腿。

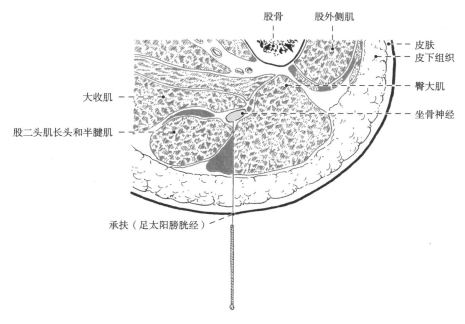

图 3-27　承扶穴的断面解剖

5. **股二头肌长头及半腱肌**   两肌均起自坐骨结节，向下逐渐分开，股二头肌止于腓骨头，半腱肌止于胫骨上端内侧，两肌均由坐骨神经支配。

6. **坐骨神经**   在该穴平面，坐骨神经位于臀大肌、股二头肌长头和半腱肌深面，大收肌浅面。刺入 1.7~2 寸，即可刺中该神经，针感向下放射达足部。

【针刺注意事项】见"环跳"。

三、**风市** Fēngshì（GB 31，足少阳胆经）

【体表定位】在股部，髌底上 7 寸；直立垂手，掌心贴于大腿时，中指尖所指凹陷中，髂胫束后缘。

【临床主治】半身不遂、下肢痿痹、腰腿痛、股外侧皮神经炎、风疹、脚气、子宫附件炎等。

【操作方法】直刺 1~1.5 寸。

【进针层次】图 3-28。

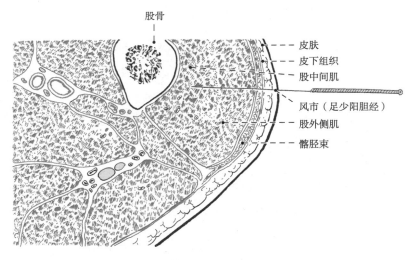

图 3-28   风市穴的断面解剖

1. **皮肤**   较股后区皮肤厚，由股外侧皮神经支配。
2. **皮下组织**   含脂肪组织较多，内有股外侧皮神经的分支。
3. **髂胫束**   大腿阔筋膜在股外侧的纵行纤维明显增厚呈带状，称为髂胫束。为全身最厚的筋膜，上端起自大转子平面，通过臀大肌、臀中肌和阔筋膜张肌浅面的筋膜与髂嵴相连，下端附着于胫骨外侧髁。直刺 0.1~0.5 寸即到达髂胫束，穿过时有阻滞感和突破感。
4. **股外侧肌及股中间肌**   两肌均为股四头肌的一部分，在该穴平面，股外侧肌位于浅层、厚 0.5~0.7 寸；股中间肌位于深层，厚约 0.7 寸，股中间肌的深面即为股骨。

四、**血海** Xuèhǎi（SP 10，足太阴脾经）

【体表定位】在股前区，髌底内侧端上 2 寸，股内侧肌隆起处。

【临床主治】月经不调、痛经、经期头痛、闭经、崩漏、瘾疹、皮肤瘙痒、神经性皮炎、贫血等。

【操作方法】直刺 1~1.5 寸。

【进针层次】图 3-29。

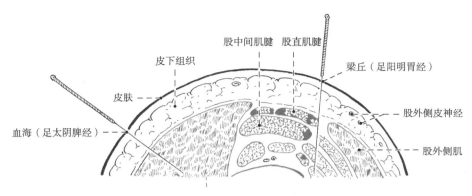

图 3-29　血海、梁丘穴的断面解剖

1. **皮肤**　较厚，由股神经前皮支支配。

2. **皮下组织**　皮下脂肪较丰厚，内有股神经前皮支的分支。

3. **股内侧肌**　该肌为股四头肌的一部分，位于大腿下内侧，由股神经支配。

4. **股骨**　距皮肤 1.5 寸。

五、梁丘 Liángqiū（ST 34，足阳明胃经）

【体表定位】在股前区，髌底上 2 寸，股外侧肌与股直肌肌腱之间。

【临床主治】胃痛、胃肠炎、膝关节肿痛、膝关节周围软组织疾病、乳痈。

【操作方法】直刺 1~1.5 寸。

【进针层次】图 3-29。

1. **皮肤**　较厚，由股外侧皮神经和股神经前皮支支配。

2. **皮下组织**　含有较丰富的脂肪组织，内有股外侧皮神经和股神经前皮支。

3. **股直肌、股中间肌**　两肌均为股四头肌的一部分，均由股神经肌支支配，前者位于进针部位的内侧，后者位于进针部位的外侧，故直刺时针尖从两肌之间穿过。

4. **旋股外侧动、静脉降支和股神经肌支**　均位于进针部位的外侧。旋股外侧动脉是股深动脉的分支，旋股外侧静脉与同名动脉伴行，股神经是腰丛的分支。直刺深达 0.5~1 寸时，易刺中上述血管、神经。

5. **股中间肌**　位于股直肌深面，股内、外侧肌之间。

6. **股骨**　在该穴平面，股骨周围大部为肌腱，故组织较薄，直刺 1 寸即达股骨骨面。

六、委中 Wěizhōng（BL 40，足太阳膀胱经）

【体表定位】在膝后区，腘横纹中点。

【临床主治】腰痛、下肢痿痹、中暑、急性胃肠炎、遗尿、丹毒、脑卒中昏迷、坐骨神经痛、半身不遂等。

【操作方法】直刺 1~1.5 寸，或用三棱针点刺腘静脉出血。

灸法：温灸 3~5 分钟。

【进针层次】图 3-30。

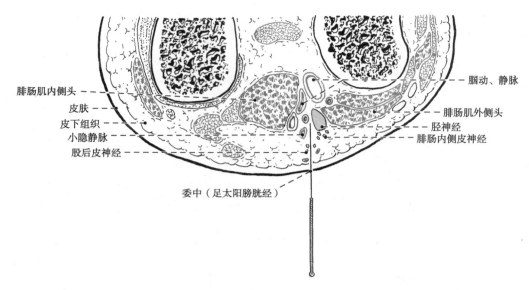

腓肠肌内侧头 —
皮肤 —
皮下组织 —
小隐静脉 —
股后皮神经 —
— 腘动、静脉
— 腓肠肌外侧头
— 胫神经
— 腓肠内侧皮神经

委中（足太阳膀胱经）

图 3-30　委中穴的断面解剖

1. **皮肤**　较薄，移动性大。由股后皮神经及腓肠内侧皮神经支配。

2. **皮下组织**　内有小隐静脉、股后皮神经的分支及腓肠内侧皮神经。小隐静脉位于穴区的下方稍内侧。

3. **腓肠肌内、外侧头**　在该穴平面，腓肠肌内、外侧头分别位于针体的两侧，由胫神经支配。

4. **胫神经**　为坐骨神经终支之一，多在腘窝上角处由坐骨神经分出，沿腘窝中线在小腿三头肌深面伴胫后动、静脉下行。胫神经正当穴区，距皮肤 0.5~0.7 寸，若刺中该神经，会产生强烈触电感并向足底放射。

5. **腘动、静脉**　腘动脉由股动脉延续而来，自收肌管下口，紧贴股骨面，下降至腘窝，沿膝关节囊及腘肌下行，至腘肌下缘处分为胫前动脉和胫后动脉。腘静脉由胫前静脉及胫后静脉在腘肌下缘平面汇合而成，与腘动脉伴行，向上移行为股静脉。在该穴平面，由浅入深和由外侧向内侧依次为胫神经、腘静脉、腘动脉。

【针刺注意事项】胫神经、腘动脉、腘静脉三者均在穴区深面，属大血管、大神经。针刺不宜过快、过强、过深，以免刺破血管造成出血。

七、阴陵泉 Yīnlíngquán（SP 9，足太阴脾经）

【体表定位】在小腿内侧，胫骨内侧髁下缘与胫骨内侧缘之间的凹陷中。

【临床主治】肩周炎、肩部扭伤、上肢不遂、下肢痿痹、膝痛，以及脑卒、腹胀、黄疸、小便不利、月经不调、遗精、阳痿、水肿。

【操作方法】直刺 1~2 寸。治疗膝痛可向阳陵泉或委中方向透刺。

【进针层次】图 3-31。

1. **皮肤**　由隐神经分支支配。

2. **皮下组织**　皮下脂肪较丰厚，内有隐神经及大隐静脉穿行。

3. **半腱肌腱及半膜肌腱**　在该穴平面，半腱肌腱正当穴区，针抵该腱有明显阻滞感。半膜肌腱位于该腱前面，两者之间的深面为膝下内侧动、静脉。

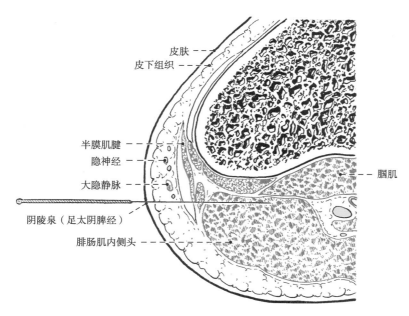

图 3-31 阴陵泉穴的断面解剖

皮肤
皮下组织
半膜肌腱
隐神经
大隐静脉
腘肌
阴陵泉（足太阴脾经）
腓肠肌内侧头

4. **腓肠肌内侧头** 该肌为穴区中最为丰厚的肌，其前方为腘肌，内侧为胫神经及腘动、静脉。

5. **胫神经，腘动、静脉** 在该穴平面，胫神经及腘动、静脉位于腓肠肌内侧头、跖肌和腘肌之间，距皮肤 2~2.5 寸，刺及胫神经有放电样针感向足底放射。

【针刺注意事项】上述腘动、静脉位于针道深面，刺破时可致深部血肿，应注意避免。

八、阳陵泉 Yánglíngquán（GB 34，足少阳胆经）

【体表定位】在小腿外侧，腓骨头前下方凹陷中。

【临床主治】急、慢性胆囊炎，肝炎，胁痛，口苦，肩周炎，半身不遂，下肢痿痹，习惯性便秘，胸胁部挫伤、末梢神经炎、下肢活动障碍。

【操作方法】直刺 1~1.5 寸。

【进针层次】图 3-32。

1. **皮肤** 由腓肠外侧皮神经支配。

2. **皮下组织** 含有少量脂肪组织，内有腓肠外侧皮神经及浅静脉分布。

3. **深筋膜** 由致密结缔组织构成，穿过时有突破感。

4. **趾长伸肌、腓骨长肌** 趾长伸肌起自胫、腓骨上段前面及骨间膜，由腓深神经支配；腓骨长肌起自腓骨外侧上 2/3 段，由腓浅神经支配。

5. **胫腓关节** 若水平直刺，针尖被胫腓关节阻挡，此时改变针刺方向朝下，即可继续进针，穿过小腿骨间膜，可向阴陵泉透刺。

6. **胫骨后肌** 在该穴平面，胫骨后肌位于胫、腓骨之间，胫骨前肌和趾长伸肌深面，其间有小腿骨间膜间隔。透刺阴陵泉必须穿过该肌。

【针刺注意事项】

1. 胫前动、静脉行走于胫骨前肌和趾长伸肌之间，针刺时针尖略向前内方，深 1.2~1.5

NOTE

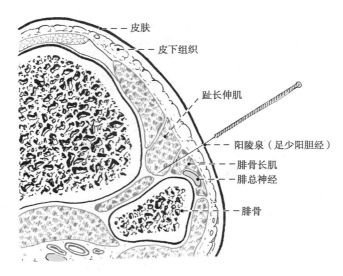

图 3-32　阳陵泉穴的断面解剖

寸即可刺中该血管，应注意避免。

2. 在小腿后骨筋膜鞘内，胫骨后肌与腘肌之间的后面有胫神经，胫后动、静脉下行，针刺时针尖向后下方约 15° 进针 2 寸余，即可能刺中该血管、神经。

九、足三里 Zúsānlǐ（ST 36，足阳明胃经）

【体表定位】在小腿外侧，犊鼻下 3 寸，距胫骨前嵴外一横指处，犊鼻与解溪连线上。

【临床主治】胃炎、溃疡病、胃痛、腹胀、腹泻、急性胰腺炎、小儿消化不良、便秘、黄疸、中风、下肢不遂、休克、贫血、高血压、虚劳羸瘦、过敏性疾病、癫痫、哮喘、泌尿系统疾病、神经衰弱等。此外，该穴还有防病、强身、保健作用。

【操作方法】直刺 1~2 寸。

【进针层次】图 3-33。

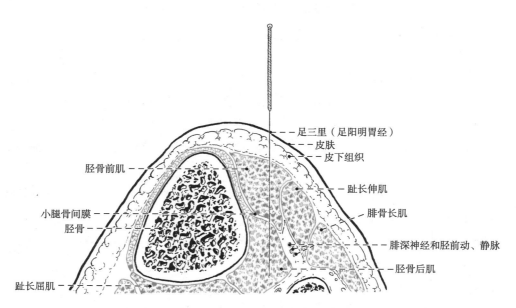

图 3-33　足三里穴的断面解剖

1. **皮肤** 活动性较小，血液供应较差。由腓肠外侧皮神经支配。

2. **皮下组织** 含有少量脂肪，内有上述皮神经的分支、浅静脉穿行。

3. **深筋膜** 覆盖于胫骨前肌的表面，张力较大，穿过时有明显突破感。

4. **胫骨前肌** 位于小腿前外侧皮下，紧贴胫骨的外侧，由腓深神经支配。足三里直刺必须刺入该肌。

5. **小腿骨间膜** 为一坚韧的纤维膜，连接于胫、腓骨的骨间缘，纤维斜向外下。在该穴平面，其前面有胫前动、静脉及腓深神经下行。直刺进针 1~1.3 寸，针尖抵达该膜，此时针尖正好位于小腿前血管神经束内侧 0.2~0.3 寸。穿过小腿骨间膜有明显突破感。

6. **胫骨后肌** 该肌贴在小腿骨间膜的后面，位于趾长屈肌和踇长屈肌之间，由胫神经支配。它与小腿三头肌之间有小腿后血管神经束下行，深 2.2~3 寸。

7. **小腿后血管神经束** 位于足三里穴直刺针道附近的有胫后动、静脉和胫神经及其分支。直刺 2 寸以上时，可能刺中上述血管神经。

十、丰隆 Fēnglóng（ST 40，足阳明胃经）

【体表定位】在小腿外侧，外踝尖上 8 寸，胫骨前肌外缘；条口旁开 1 寸。

【临床主治】咳嗽、痰多、哮喘、头痛、眩晕、脚气、四肢肿、闭经、崩漏、肩周炎、肥胖、便秘、下肢痿痹。

【操作方法】直刺 1~1.5 寸。

【进针层次】图 3-34。

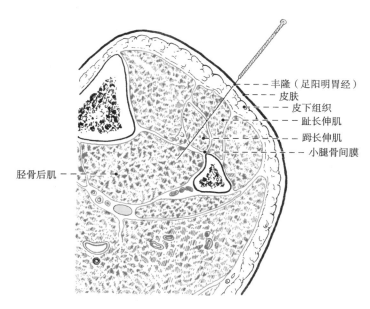

图 3-34 丰隆穴的断面解剖

1. **皮肤** 活动性较小，血液供应较差。由腓肠外侧皮神经支配。

2. **皮下组织** 含有少量脂肪，内有上述皮神经的分支、浅静脉及淋巴管穿行。

3. **趾长伸肌** 在该穴平面，趾长伸肌位于胫骨前肌外侧，由腓深神经分支支配。

4. **踇长伸肌** 在该穴平面，踇长伸肌位于胫骨前肌和趾长伸肌之间深面，为该穴直刺必经之处。该肌距皮肤 1~1.2 寸，肌的深面有小腿前血管神经束。

　　5. **小腿骨间膜**　同"足三里"。

十一、承山 Chéngshān（BL 57，足太阳膀胱经）

　　【体表定位】在小腿后区，腓肠肌两肌腹与肌腱交角处。

　　【临床主治】腰背痛、坐骨神经痛、小腿转筋、痔疮、便秘、头痛、腹痛。

　　【操作方法】直刺 1~2 寸。

　　【进针层次】图 3-35。

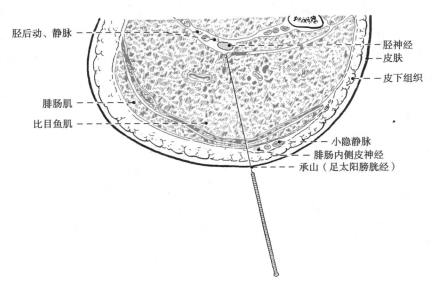

图 3-35　承山穴的断面解剖

　　1. **皮肤**　由腓肠内侧皮神经支配。

　　2. **皮下组织**　皮下脂肪较为丰厚。内有腓肠内侧皮神经及小隐静脉，小隐静脉位于穴区外侧。

　　3. **腓肠肌及其腱膜**　在该穴上方，腓肠肌较为丰厚，至该穴平面，已移行为肌腱，与比目鱼肌的肌腱构成跟腱。腓肠肌由胫神经支配。

　　4. **比目鱼肌**　位于腓肠肌深面，由胫神经支配。

　　5. **胫神经**　位于比目鱼肌和胫骨后肌之间，正当穴区，若刺中该神经，针感向足底放射。

　　【针刺注意事项】

　　1. 该穴不宜做过强的刺激，以免引起腓肠肌痉挛。

　　2. 若强烈的触电感向足底放射，即证明刺中胫神经，此时不可反复提插，以免损伤该神经。

　　3. 胫神经的内侧即为胫后动、静脉，稍向内斜刺，即可能刺中上述血管，应注意避免。

十二、三阴交 Sānyīnjiāo（SP 6，足太阴脾经）

　　【体表定位】在小腿内侧，内踝尖上 3 寸，胫骨内侧缘后际。

　　【临床主治】腹胀、腹泻、足部病、遗尿、阳痿、遗精、早泄、前列腺炎、闭经、月经不调、痛经、慢性盆腔炎、不孕症、更年期综合征等。

【操作方法】直刺 1~1.5 寸。

【进针层次】图 3-36。

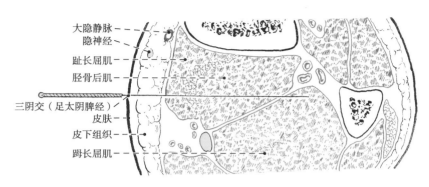

大隐静脉
隐神经
趾长屈肌
胫骨后肌
三阴交（足太阴脾经）
皮肤
皮下组织
踇长屈肌

图 3-36　三阴交穴的断面解剖

1. **皮肤**　由隐神经支配。

2. **皮下组织**　含较多脂肪组织，内有隐神经及大隐静脉。

3. **趾长屈肌**　为小腿后群深层肌之一，位于深筋膜深面，由胫神经支配。

4. **胫骨后肌及踇长屈肌**　在该穴平面，胫骨后肌位于小腿骨间膜后面，趾长屈肌深面，踇长屈肌外侧。上述三肌后面为小腿三头肌。胫骨后肌、腓骨和踇长屈肌之间有腓动、静脉穿行；趾长屈肌、胫骨后肌、踇长屈肌和比目鱼肌之间有胫神经及胫后动、静脉穿行，位于穴区稍后。三阴交略向后斜刺，即可刺中该血管神经束，触电样针感向足底放射。

【针刺注意事项】

1. 孕妇禁针。

2. 穴区深面和稍后方分别有腓动、静脉和胫神经及胫后动、静脉穿行，若刺中上述血管易导致深部血肿，应注意避免。

3. 放电样针感向足底放射，即说明刺中胫神经，不可反复提插，以避免损伤神经。

十三、太溪 Tàixī（KI 3，足少阴肾经）

【体表定位】在足踝区，内踝尖与跟腱之间凹陷中。

【临床主治】头痛目眩、咽喉肿痛、齿痛、耳鸣、耳聋、失眠、神经衰弱、足跟痛、尿频、遗精、遗尿等。

【操作方法】直刺 0.5~1 寸。

【进针层次】图 3-37。

1. **皮肤**　较薄，由隐神经支配。

2. **皮下组织**　含有较多脂肪组织，内有浅静脉及隐神经。

3. **结缔组织及肌腱、神经、血管**　针至皮下，进入脂肪和疏松结缔组织构成的结缔组织层内，肌腱和神经、血管位居其中。针体前方有胫骨后肌腱、趾长屈肌腱和踇长屈肌腱。3 条肌腱由前至后、由外侧至内侧依次排列。趾长屈肌腱和踇长屈肌腱之间稍后有胫神经及胫后动、静脉穿行，针体后方有跟腱和跖肌腱。以上肌腱均由胫神经支配。

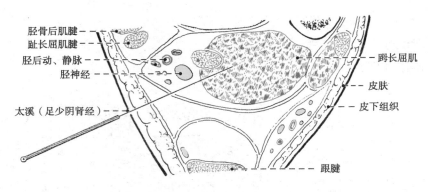

图 3-37　太溪穴的断面解剖

【针刺注意事项】

1. 进针 0.5~0.6 寸，针道前方即是胫神经和胫后动、静脉。刺激该神经，触电样针感向足底放射，此时不可反复提插，以免损伤该神经。

2. 胫神经稍后即是胫后动、静脉，应注意不可刺及，以免造成深部血肿。

十四、昆仑 Kūnlún（BL 60，足太阳膀胱经）

【体表定位】在踝区，外踝尖与跟腱之间的凹陷中。

【临床主治】头痛、项强、目眩、鼻衄、难产、肩背拘急、腰痛、坐骨神经痛、眉棱骨痛、踝关节疾患等。

【操作方法】直刺 0.5~0.8 寸。

【进针层次】图 3-38。

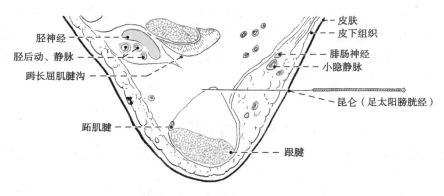

图 3-38　昆仑穴的断面解剖

1. **皮肤**　较薄，由腓肠神经支配。

2. **皮下组织**　脂肪组织较多，内有腓肠神经及小隐静脉。在该穴平面，腓肠神经位于穴区前方，附近有小隐静脉。

3. **结缔组织及神经、血管**　在皮下组织及筋膜深面，脂肪组织和疏松结缔组织充填于跟腱、腓骨长短肌腱、姆长屈肌腱、趾长屈肌腱及胫骨后肌腱之间。针体从跟腱前方进入，该腱由胫神经支配，针抵跟腱有很强的弹性阻力。

【针刺注意事项】孕妇禁用，经期慎用。

十五、丘墟 Qiūxū（GB 40，足少阳胆经）

【体表定位】在踝区，外踝的前下方，趾长伸肌腱的外侧凹陷中。

【临床主治】颈项痛、目赤肿痛、胸胁胀痛、坐骨神经痛、踝关节及周围软组织疾病、下肢痿痹。

【操作方法】直刺 0.5~0.8 寸。

【进针层次】图 3-39。

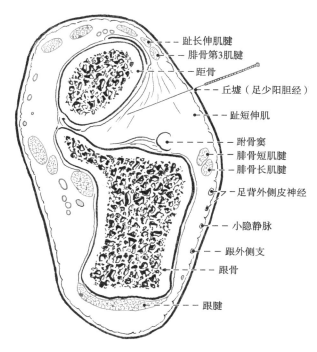

图 3-39 丘墟穴的断面解剖

1. **皮肤** 较薄，由足背外侧皮神经分布，该神经为腓肠神经的终支。

2. **皮下组织** 内有足背外侧皮神经及浅静脉网。

3. **趾短伸肌** 起自跟骨前部的上面和外侧面，止于第 2~4 趾近节趾骨底，由腓深神经支配。

4. **伸肌下支持带** 该支持带由踝前及足背上部的深筋膜增厚形成，呈横置的"Y"形，其外侧束纤维附着于跟骨前部的上面，针穿经该韧带时有阻滞感。

【针刺注意事项】针尖深面，距、跟骨间外侧有较多结缔组织存在，针的前方是距骨，针的后方是跟骨，遇阻时不可盲目强行进针。

十六、足临泣 Zúlínqì（GB 41，足少阳胆经）

【体表定位】在足背，第 4、5 跖骨底结合部的前方，第 5 趾长伸肌腱外侧凹陷中。

【临床主治】目赤肿痛、胁肋疼痛、乳腺炎、月经不调、足跗疼痛、偏头痛。

【操作方法】直刺 0.5~0.8 寸。

【进针层次】图 3–40。

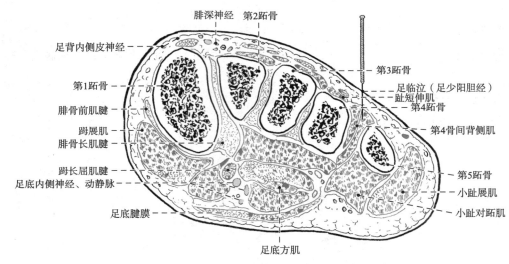

图 3–40 足临泣穴的断面解剖

1. **皮肤** 移动性较大。由足背中间皮神经支配，该神经为腓浅神经的分支。

2. **皮下组织** 脂肪组织较少，内有足背中间皮神经的分支及足背浅静脉。

3. **第 4 骨间背侧肌** 位于第 4、5 跖骨间，该肌深面内侧有第 3 骨间足底肌。两肌均由足底外侧神经支配。

【针刺注意事项】第 3 骨间足底肌的深面有足底外侧神经和足底外侧动、静脉存在。针刺时应注意避开血管。

十七、太冲 Tàichōng（LR 3，足厥阴肝经）

【体表定位】在足背，第 1、2 跖骨间，跖骨底结合部前方凹陷中，或触及动脉搏动。

【临床主治】头痛、眩晕、目赤肿痛、耳聋、耳鸣、胁痛、胆绞痛、黄疸、月经不调、遗精、早泄、中风、下肢痿痹等。

【操作方法】直刺 0.5~0.8 寸。

【进针层次】图 3–41。

1. **皮肤** 较薄，移动性较大，由腓浅神经的足背内侧皮神经支配。

2. **皮下组织** 皮下脂肪组织较少，内有足背内侧皮神经和足背静脉弓。

3. **踇长、短伸肌腱和趾长伸肌腱** 在该穴平面，3 条肌腱由内侧向外侧依次排列，针从踇短伸肌腱和趾长伸肌腱之间穿过，深面即为腓深神经。

4. **腓深神经** 腓深神经由腓总神经于腓骨颈高度发出，经踝关节前方至足背，行走于第 1 跖骨间隙，其末端分两支至第 1、2 趾的相对缘皮肤。在该穴平面，腓深神经正当穴区，易刺中。

5. **第 1 骨间背侧肌** 位于第 1、2 跖骨之间，由足底外侧神经支配。

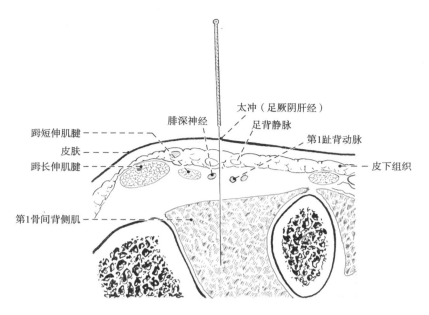

图 3-41 太冲穴的断面解剖

十八、涌泉 Yǒngquán（KI 1，足少阴肾经）

【体表定位】在足底，屈足卷趾时足心最凹陷中；约当足底第 2、3 趾蹼缘与足跟连线的前 1/3 与后 2/3 交点凹陷中。

【临床主治】头痛、头晕、昏厥、失眠、小儿惊风、咽喉肿痛、小便不利、便秘等。

【操作方法】直刺 0.5~1 寸。临床常用灸法或药物贴敷。

【进针层次】图 3-42。

1. **皮肤** 厚韧，不易刺穿。由足底内、外侧神经支配。

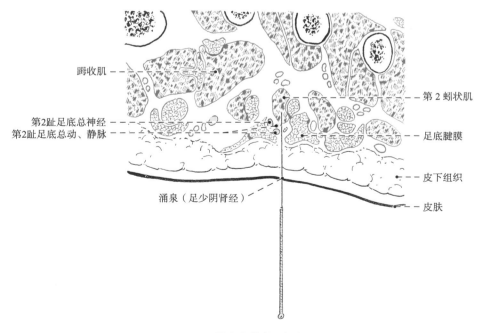

图 3-42 涌泉穴的断面解剖

NOTE

2. **皮下组织**　脂肪含量较多，有大量的纤维束，外连皮肤，内连足底腱膜。内有足底内、外侧神经。

3. **足底腱膜**　该腱膜是足底深筋膜的浅层，发达而坚韧。针刺此层时，有很强的阻滞感。

4. **趾长屈肌腱、蚓状肌和神经、血管**　在该穴平面，第 2 趾足底总神经和第 2 趾足底总动、静脉在针体的内侧，易刺中。第 2 趾足底总神经是足底内侧神经的分支。针从趾长、短屈肌腱和第 2 蚓状肌间穿行。

5. **骨间足底肌、骨间背侧肌**　继续进针，针尖可达位于第 2、第 3 跖骨间的第 1 骨间足底肌和第 2 骨间背侧肌，并可直达足背皮下。

【**针刺注意事项**】针刺时要防止刺伤足底动脉弓。

第四章 头 部

第一节 头部概述

头由颅与面两部分组成，颅骨构成头部基础，颅容纳脑及其被膜，面部有视器、位听器、鼻和口等感觉器官，亦是呼吸和消化系统的起始部。头部的血液供应来自颈内、外动脉和椎动脉，经颈内、外静脉回流至心，淋巴直接或间接注入颈深淋巴结，神经主要是脑神经。

一、境界与分区

头部以下颌骨下缘、下颌角、乳突尖端、上项线和枕外隆凸的连线与颈部分界。头部又借眶上缘、颧弓上缘、外耳门上缘和乳突的连线为界，分为后上方的颅部和前下方的面部。

二、体表标志与投影

（一）体表标志

头部及若干骨性标志均有其临床意义（图 4-1，图 4-2）。

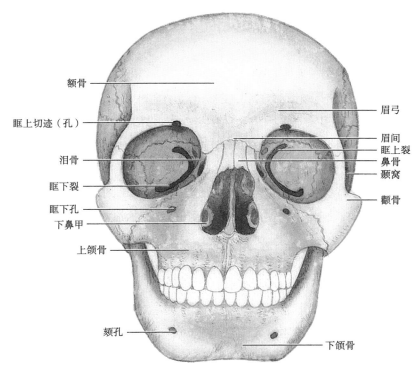

图 4-1　颅的前面观

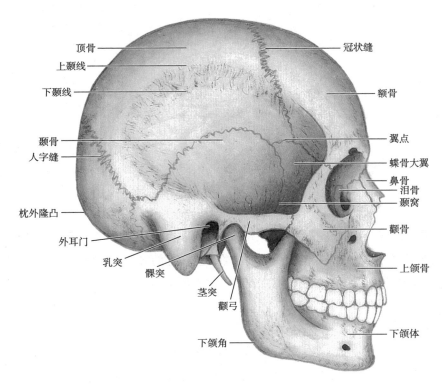

图 4-2　颅的侧面观

1. **眉弓**　眉弓位于眶上缘的上方，额结节的下方，呈一弓状隆起，此处的皮肤表面长有眉毛。眉弓的突起度在男性较为明显。眉弓适对大脑额叶的下缘，其内侧份的深面有额窦。

2. **眶上孔**　眶上孔位于眶上缘的内、中 1/3 相交处，距正中线 2~5cm，有眶上血管和神经穿出。

3. **眶下孔**　眶下孔位于眶下缘中点的下方 0.5~0.8cm 处，有眶下血管和神经穿出。如用力压迫此部位，可有明显的痛觉。

4. **颧弓**　颧弓位于耳屏至眶下缘的连线上，全长约三横指。颧弓上缘，相当于大脑颞叶前端下缘。颧弓位置突出，是颌面部骨折易发部位。

5. **翼点**　翼点位于颧弓中点的上方约两横指处，由蝶骨、额骨、顶骨和颞骨连接而成。多数呈 "H" 形。此处是颅骨骨质薄弱的部分，内面有脑膜中动脉前支经过。此处骨折，常伴有该动脉的断裂，形成硬膜外血肿。

6. **乳突**　乳突位于耳垂的后方，为一圆锥形隆突。其根部的前内方有茎乳孔，面神经由此出颅，在乳突后部的内面为乙状窦沟，容纳乙状窦。乳突根治术中，注意不要损伤面神经及乙状窦。

7. **枕外隆凸**　枕外隆凸位于枕骨外面中部的一个隆起。其内面为窦汇，手术时勿伤及窦汇，以免导致大出血。

8. **上项线**　上项线位于枕外隆凸水平的两侧，内面适对横窦。

9. **下颌角**　下颌角位于下颌体的下缘与下颌支后缘相交处，下颌角处较薄，为下颌骨骨折的好发部位。

10. **颏孔**　颏孔位于下颌第 2 前磨牙牙根的下方，下颌体上、下缘连线的中点，距正中线约 2.5cm 处，有颏血管和神经通过，为颏神经麻醉的部位。眶上孔、眶下孔和颏孔三者的连线，通常成为一条直线。

11. **耳屏**　耳屏为位于耳甲腔前方的突起，在其前方约 1cm 处可触及颞浅动脉的搏动。在其前方可检查颞下颌关节的活动情况。

（二）体表投影

为了描述大脑的主要沟回和脑膜中动脉的体表投影，需先确定 6 条标志线。①下横线：自眶下缘向后至外耳门上缘的水平线。②上横线：自眶上缘向后划线与下横线相平行。③矢状线：从鼻根部向上后至枕外隆凸的连线；④前垂直线：经颧弓中点做一与上、下横线呈直角的线。⑤中垂直线：从下颌骨髁突中点向上的垂直线。⑥后垂直线：经乳突后缘做一与前、中垂直线平行的线。

1. **脑膜中动脉的投影**　此动脉由棘孔入颅后，继续沿颞骨内板上行，在颧弓中点的上方约 3cm 处分为前、后支。脑膜中动脉主干的投影位于下横线与前垂直线的相交处。

前支经过上横线与前垂直线的交点，继而向上弯曲走向颅顶。后支经过上横线与中垂直线的交点，斜向上后走向顶枕点（图 4-3）。

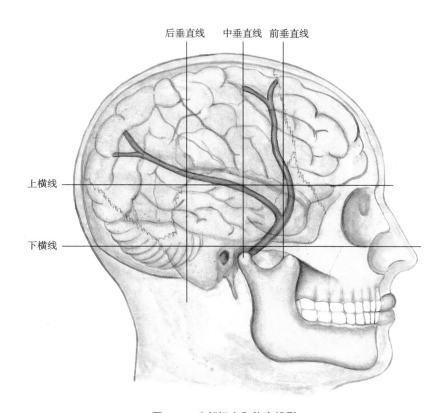

图 4-3　头部标志和体表投影

2. **大脑中央沟的投影**　该部位在前垂直线和上横线的交点和后垂直线与矢状线交点的连线上，相当于后垂直线与中垂直线之间的一段，此段的下端在颞下颌关节的上方 5~5.5cm 处。

3. **大脑中央前、后回的投影**　该部位位于中央沟投影线的前、后各 1.5cm 宽的范围内。左中央前回的下份为运动语言中枢，其投影位于前垂直线与上横线相交的上方。

4. **大脑外侧沟的投影**　该沟相当于平分上横线与中央沟投影线所成交角的斜线。该线的中份即相当于颞横回的投影部位。

　　5. **腮腺管的投影**　该部位为自鼻翼与口角间中点至耳屏间切迹连线的中 1/3 段。

　　6. **面动脉的投影**　该部位自下颌骨下缘和咬肌前缘的交点，经口角外侧 1cm 至内眦的连线。

第二节　颅　　部

　　颅部由颅顶、颅底与颅腔及其内容物等组成。颅顶分为额顶枕区和颞区，由颅顶软组织及其深面的颅盖骨等构成。颅底有内、外之分，有许多重要的孔裂，是神经、血管出入颅的部位。本节主要讲述颅顶和颅底内面。

一、颅顶

（一）额顶枕区

　　1. **境界**　此区的界限，前为眶上缘，后为枕外隆凸和上项线，两侧借上颞线与颞区分界。

　　2. **层次**　覆盖于此区的软组织，由浅入深可分为 5 层，依次为皮肤、浅筋膜、帽状腱膜及枕额肌、腱膜下疏松组织、颅骨外膜（图 4-4）。其中因浅部三层紧密相连，难以将其各自分开，故可将三层视为一层，即"头皮"。

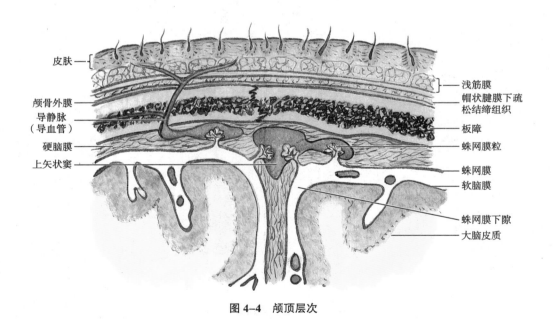

图 4-4　颅顶层次

　　（1）**皮肤**　此区皮肤厚而致密，含有大量毛囊、汗腺和皮脂腺，易发生疖肿或皮脂腺囊肿；而且，此区具有丰富的血管，外伤时出血多，但创口愈合较快。

　　（2）**浅筋膜**　浅筋膜由致密结缔组织粗大而垂直的纤维束和脂肪组织构成。纤维束使皮肤和帽状腱膜紧密连接，将脂肪分隔成多数小格，内有神经和血管。感染时渗出物不易扩散，且早期即感到剧痛。另外，小格内的血管，多被周围纤维束固定，故创伤时血管断端不易收缩，常需压迫或缝合止血。

头皮的血管、神经主要位于此层内，按其位置可分为前、后两组（图4-5）。

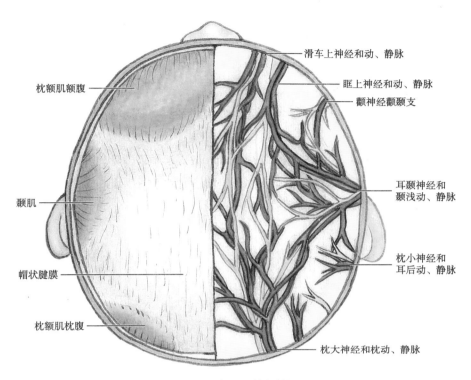

图 4-5 颅顶血管和神经

1）前组：距正中线2cm处有滑车上动、静脉和滑车上神经，以及眶上动、静脉和眶上神经。

①滑车上血管、神经：滑车上动脉为眼动脉的终支，伴滑车上神经，共同穿过眶隔，营养额部头皮。滑车上静脉在冠状缝处，起于静脉丛，继续向下汇成一支，沿额骨浅面下降，至眉的内侧端，注入内眦静脉。滑车上神经为眼神经（三叉神经第1支）最大的终末支额神经的分支，经上斜肌滑车的上方，穿过眶隔，弯曲上升，分布于额部中线附近。

②眶上血管、神经：眶上动脉在视神经上方，起自眼动脉，与眶上神经伴行，共同经眶上切迹（孔）到达额区。眶上静脉起自额结节表面的小静脉，并斜向下内，与滑车上静脉末端汇合构成内眦静脉。眶上神经为额神经分支中较大的一支，行于提上睑肌与眶上壁之间，出眶上切迹（孔）分布于额顶区。

2）后组：有枕动、静脉和枕大神经，主要分布于枕部。枕动脉起自颈外动脉，向后行，经枕部肌肉深面，由斜方肌上份穿出，分为数支分布于颅顶的后部。枕静脉起自枕部的静脉丛，与动脉伴行注入颈外静脉。枕大神经为第2颈神经后支的内侧支，经过斜方肌腱和颈深筋膜，在上项线下方发出几支感觉性终末支，分布于上项线以上颅顶的皮肤。枕动脉常位于枕大神经的外侧。

（3）帽状腱膜和枕额肌 帽状腱膜位于此区中部。此腱膜坚韧致密，前连额肌，后连枕肌，两侧则逐渐变薄，续于颞筋膜浅层。头皮裂伤时若未伤及腱膜，创口裂开不明显；如伤及

NOTE

腱膜，由于额肌和枕肌的收缩，则创口较大，尤以割切伤为甚。缝合头皮时须将腱膜缝好，以减少皮肤的张力，利于创口的愈合。

（4）腱膜下疏松结缔组织　腱膜下疏松结缔组织又称腱膜下间隙，是帽状腱膜与颅骨外膜之间的一个潜在的疏松组织间隙，内含少量疏松结缔组织。此隙在颅顶部范围很广，向前可至眶上缘，向后可达上项线。因其与头皮和颅骨外膜连接疏松，故移动性较大，开颅时可经此间隙将皮瓣游离后翻起，头皮撕脱伤也多发生于此层。腱膜下间隙有出血时，易广泛蔓延，常形成较大的血肿，其瘀斑可出现至上眼睑皮下。此隙内有若干导静脉，分别与颅骨的板障静脉及颅内的硬脑膜窦相通，若发生感染可经此通道继发颅骨骨髓炎或向颅内扩散，故称腱膜下间隙为颅顶部的"危险区"。

（5）颅骨外膜　颅骨外膜由致密结缔组织构成，覆盖于颅顶各骨的表面。颅骨间借疏松组织相连，但在骨缝等部位愈着紧密，并伸入各骨缝中，骨膜下发生血肿时，常局限于一块颅骨的范围内。在严重头皮撕脱时，可将头皮连同部分骨膜一并撕脱。

（二）颞区

1. 境界　位于颅顶的两侧。上界为上颞线，下界为颧弓上缘，前界为颧骨的额突和额骨的颧突，后方为上颞线的后下段。

2. 层次　此区的软组织，由浅入深，分为皮肤、浅筋膜、颞筋膜、颞肌及颅骨外膜。

（1）皮肤　此区皮肤移动性大，无论纵行或横行切口，皆易缝合，愈合后瘢痕亦不明显。

（2）浅筋膜　此层含脂肪组织少，上方与颅顶浅筋膜相连，下方续于面部浅筋膜，内有血管和神经，分为耳前、耳后两组。

1）耳前组：颞浅动脉为颈外动脉的末支，起于下颌颈的后方，与耳颞神经伴行，向上经颧骨颧突表面与面神经的颞支、颧支在腮腺上缘的深面到达颞部。颞浅动脉在颧弓的下方分出面横动脉，在颧弓上方则分出额支与顶支。于外耳道的前方、颧弓后端的上方，可触知该动脉的搏动。当颞部和颅顶部外伤出血时，可在此处压迫止血。颞浅静脉收集颅顶头皮的血液，注入下颌后静脉。

耳颞神经起于下颌神经穿腮腺实质，出腮腺的上缘，跨过颧弓根部浅面，分出许多小支至颞区。

2）耳后组：耳后动脉起于颈外动脉，在乳突前方上行，分布于耳廓的后部，并分支营养腮腺。耳后静脉起自顶骨后部的静脉网，在耳廓后方与同名动脉伴行，继与枕静脉和下颌后静脉后支汇合成颈外静脉。耳大神经起于第2、3颈神经，为颈丛皮支中最大的分支。经胸锁乳突肌浅面向后上方走行，分布至耳廓及其周围的皮肤。枕小神经来自第2、3颈神经，沿胸锁乳突肌后缘，向后上方走行，分布于枕部外侧区、耳廓背面上1/3的皮肤。

（3）颞筋膜　颞筋膜起自上颞线，向下分浅、深两层，浅层止于颧弓的浅面，深层止于颧弓的深面。

（4）颞肌　该肌为一扇形的扁肌，起自下颞线和颞筋膜深层的深面，前部肌纤维向下，后部肌纤维向前，逐渐集中并通过颧弓深面移行为腱，止于下颌骨冠突及其内侧面。

（5）颅骨外膜　骨膜较薄并紧贴颞骨表面，剥离困难，故很少发生骨膜下血肿。在骨膜与颞肌之间，含有大量脂肪组织，称为颞下间隙。上颌牙源性感染可扩散到此间隙。

二、颅底内面

（一）蝶鞍区

蝶鞍区位于蝶骨体上面，颅中窝中央的周围，呈鞍状。该区包括的主要结构有垂体与垂体窝、两侧的海绵窦等。

1. 垂体与垂体窝　垂体位于蝶鞍中央的垂体窝内，并借漏斗，通过鞍隔（由硬脑膜形成，遮蔽于垂体的上方），与第三脑室底的灰结节相连接。

垂体的前后径为 8mm。蝶鞍的前后径平均 11.7mm，深径平均为 9.5mm。如垂体发生肿瘤，在 X 线片上可见到蝶鞍扩大与变形，这对垂体病变的诊断具有临床意义。垂体窝的窝顶即为硬脑膜形成的鞍隔，在鞍隔的上方有视交叉和视神经。若垂体的前部肿大，可将鞍隔的前部推向上方，压迫视交叉和视神经，出现视力障碍。垂体窝的窝底，仅隔一层薄的骨壁，与蝶窦相邻，故垂体的病变可使窝的深度增加，甚至侵及蝶窦。窝的前方为鞍结节，窝的后方为鞍背，在垂体肿瘤时，两处骨质均可受压变薄，甚至骨质破坏。窝的两侧为海绵窦，窦内有颈内动脉、动眼神经、滑车神经、展神经及三叉神经的眼神经支与上颌神经等，垂体与这些结构均有密切关系。

2. 海绵窦　海绵窦由硬脑膜两层间的腔隙构成，位于蝶鞍的两侧，向前达眶上裂的内侧部，向后至颞骨岩部的尖端。颅底骨折时，可伤及海绵窦，造成局部出血。

左、右海绵窦在垂体的前、后方，有前、后海绵间窦相通，故一侧海绵窦感染时可蔓延到对侧。窦内有许多结缔组织小梁，将窦腔分隔成多数小的间隙，其中血流缓慢，故在感染后容易造成栓塞。窦的前端与眼静脉相通，同时与翼丛、面静脉和鼻腔等静脉相通，故面部的化脓性感染灶，可借上述通道扩散至海绵窦，形成海绵窦炎与血栓。窦的后端于颞骨岩部尖处，沿其上、下缘分别有岩上、下窦，岩上窦注入横窦或乙状窦。岩下窦注入颈内静脉。在窦的外侧壁内，自上而下排列有动眼神经、滑车神经和三叉神经的眼支与上颌支。海绵窦因有这些重要的脑神经通过，一旦发生病变可出现海绵窦综合征，即上述神经麻痹与神经痛，眼结膜充血及水肿等症状。在近窦内侧壁，有颈内动脉和展神经通过，两者并被结缔组织小梁固定于窦壁。因此，颅底骨折时除可伤及海绵窦外，亦可伤及颈内动脉和展神经。窦的上内方隔内侧壁与垂体相邻，垂体肿大时可压迫海绵窦内的动眼神经和展神经等，引起眼球运动障碍、眼睑下垂、瞳孔变大及眼球突出等。窦的下内方借薄的骨壁与蝶窦相邻，故蝶窦炎亦可影响海绵窦（图 4-6）。

（二）颅底内面主要结构

颅底内面分为前、中、后 3 个颅窝（图 4-7）。

1. **颅前窝**　窝内容纳大脑额叶。窝的正中线有鸡冠。大脑镰前部附着于此。在鸡冠的两侧有筛板的许多小孔通嗅丝（嗅神经）。

2. **颅中窝**　颅中窝中央部由蝶骨体背面所构成，而蝶骨体背面又大部分为垂体窝所占。脑垂体位于其中，硬脑膜架在垂体窝的上方，构成鞍隔，中央有通过漏斗的小孔，漏斗将脑垂体连于脑底。在蝶鞍的前方于交叉沟中有视神经交叉。大脑颞叶位于颅中窝的侧部。在颞骨锥体的尖端，贴于海绵窦外侧壁，存在于硬脑膜两层之间，有三叉神经节。

在颅中窝各孔中，视神经孔位于最前方，视神经与眼动脉（起自颈内动脉）即从该孔进入

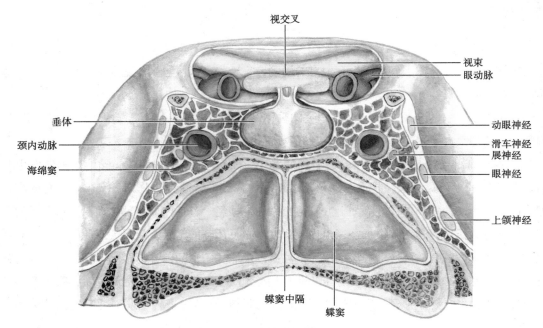

视交叉

视束
眼动脉

垂体

颈内动脉

海绵窦

动眼神经

滑车神经
展神经

眼神经

上颌神经

蝶窦中隔

蝶窦

图 4-6　海绵窦冠状切面

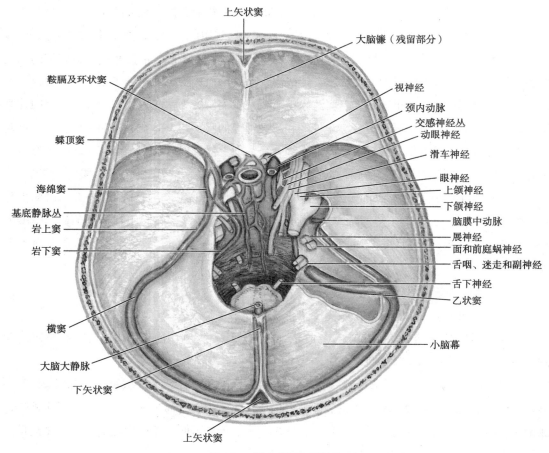

上矢状窦

大脑镰（残留部分）

鞍膈及环状窦

视神经

颈内动脉

交感神经丛
动眼神经

蝶顶窦

滑车神经

眼神经
上颌神经

海绵窦

下颌神经

基底静脉丛

脑膜中动脉

岩上窦

展神经

岩下窦

面和前庭蜗神经

舌咽、迷走和副神经

舌下神经

乙状窦

横窦

小脑幕

大脑大静脉

下矢状窦

上矢状窦

图 4-7　颅底内面主要结构

眼眶。蝶骨大、小翼间的眶上裂，有眼静脉由此入颅腔汇入海绵窦，而动眼神经、滑车神经、展神经和三叉神经第 1 支（眼支）则通过该裂到眶内。在眶上裂的后方有三叉神经第 2 支（上颌神经）穿圆孔，圆孔后方有下颌神经通过的卵圆孔，卵圆孔的后方有脑膜中动脉通过的棘孔，破裂孔位于颞骨岩部尖端和蝶骨之间，在此处有颈内动脉通过。

3. 颅后窝　颅后窝容纳小脑、脑桥和延髓。颅后窝诸孔排列的顺序是：内耳门位于最前方，内有面神经和前庭蜗神经；后方继之为颈静脉孔，通过该孔的有舌咽神经、迷走神经、副神经和颈内静脉；枕骨大孔占据颅后窝的中央部，通过此孔的有延髓及其被膜、椎动脉、椎静脉丛和副神经的脊髓根。舌下神经管的开口位于枕骨大孔的两侧。在此通过舌下神经。枕骨大孔的后外侧，为乙状窦沟，沟内有乙状窦，该窦通过颈静脉孔，与颈内静脉相续。枕骨大孔的后方为枕内隆凸，隆凸两侧有宽而浅的横窦沟，内有横窦，为颅内最大的硬脑膜静脉窦。颅内的静脉血绝大部分都集中到横窦，而右侧横窦向下经颈内静脉回心途径较短，故血流量多于左侧。右侧横窦多大于左侧。小脑位于枕骨大孔的后上方。小脑半球下面内侧有小脑扁桃体，当颅内压增高或小脑肿瘤时，可被压迫而嵌入枕骨大孔，形成枕骨大孔疝，压迫延髓内的呼吸和心血管运动中枢，将危及患者生命。

（三）颅内、外静脉的交通

颅内静脉血，除经乙状窦注入颈内静脉外，尚有下列途径，使颅内、外静脉相互交通。

1. 通过面部静脉和翼丛的交通途径。

2. 通过导静脉（导血管）等的交通途径。经顶导静脉，使颞浅静脉与上矢状窦相交通。经乳突导静脉，使枕静脉与横窦相交通。经髁导静脉，使椎外静脉丛与乙状窦相交通。经盲孔，使鼻腔的静脉与上矢状窦相交通。

3. 通过板障静脉的交通途径。额板障静脉，使眶上静脉与上矢状窦相交通。颞前板障静脉，使颞深前静脉与蝶顶窦相交通。颞后板障静脉，使颅外浅静脉与横窦相交通。枕板障静脉，使枕静脉与横窦相交通。

第三节　面　部

面部位于颅部的前下方，以面颅诸骨为支架，容有视器、耳、鼻、舌等感觉器官。面部可分为眶区、鼻区、口区和面侧区。面侧区为介于颧弓、鼻唇沟、下颌骨下缘与胸锁乳突肌上部前缘之间的区域，又可分为颊区、腮腺咬肌区和面侧深区。根据实际应用，本节仅叙述面部浅层结构及面侧区。

一、面部浅层结构

（一）皮肤与浅筋膜

1. 皮肤　面部皮肤薄而柔嫩，富有弹性，其活动性与深部组织连接的紧密程度有关，眼睑部皮肤最薄，皮下组织疏松，当心、肾疾病时，易发生水肿。面部皮肤有一定的皮纹，它和皱襞的方向有关。鼻尖和口部周围的皮肤与深部连接紧密，但含汗腺、皮脂腺和毛囊较多，为皮脂腺囊肿、疖的好发部位。面部皮肤的血运丰富，手术或外伤时出血较多，但再生、修复和抗感染力强，有利于创口愈合。

2. 浅筋膜 由疏松结缔组织和一定量的脂肪、皮下血管、神经和表情肌纤维构成。但与其他部位的脂肪不同，其包绕着深面的表情肌，同时与皮肤间借皮下支持带连于真皮乳头（眼睑部除外，皮下组织在眼轮匝肌睑部两侧是疏松的，允许液体在该处聚集）。由于面部的浅筋膜将皮肤与其深面的肌相连，因而一般无皮下间隙。颊部脂肪聚成团块，称为颊脂体。

面部的静脉与颅内的海绵窦之间借助多条途径相交通，且面部静脉内静脉瓣甚少，因而面部感染有向颅内扩散的可能，尤其是口裂以上、两侧口角至鼻根的三角形区域，感染向颅内扩散的可能性更大，被称为"危险三角"。

（二）面肌

浅筋膜中有表情肌，属于皮肌，其肌束薄弱而纤细，起自颅骨，止于皮肤。表情肌主要分布于颜面孔裂周围，依肌纤维的方向可分为环形肌和辐射肌。环形肌有关闭孔裂的作用；辐射状肌有开大孔裂的作用。面肌由面神经分支支配。

（三）血管、淋巴与神经

1. 血管 分布于面部浅层结构的动脉主要是面动脉及其分支，有同名静脉伴行（图 4-8）。

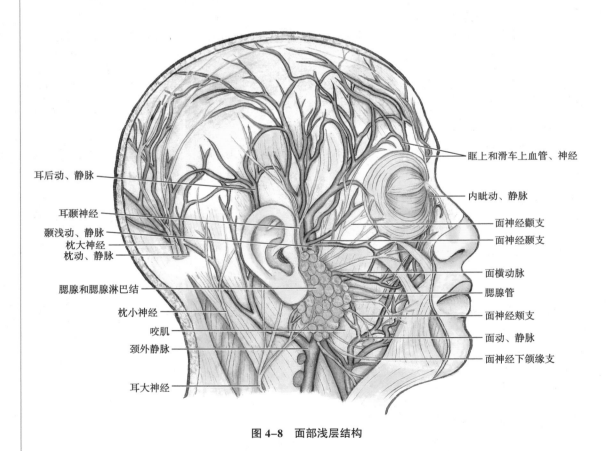

图 4-8 面部浅层结构

（1）**面动脉** 面动脉起自颈外动脉，行向前内上方，经二腹肌后腹与茎突舌骨肌深面，进入下颌下三角，在咬肌止点前缘外，绕下颌骨下缘，斜向前上经口角于鼻翼外侧上行至内眦，改称内眦动脉。在下颌骨下缘与咬肌前缘的相交处可触及面动脉搏动，面浅部出血，压迫此处可有一定的止血作用。浅面有面神经的下颌缘支越过。面动脉分支有下唇动脉、上唇动脉和鼻外侧动脉等。

（2）**面静脉**　起自**内眦静脉**，伴行于面动脉的后方，位置较浅，行程不如面动脉迂曲，至下颌角下方，与下颌后静脉前支汇合，穿深筋膜注入颈内静脉。面静脉通过内眦静脉、眼静脉与海绵窦交通，也可通过面深静脉和翼静脉丛等与海绵窦交通；口角平面以上的面静脉通常无静脉瓣，挤压或面肌的收缩可使血液逆流进入颅内。

2. 淋巴　面浅层的淋巴非常丰富，吻合成网，并有许多淋巴结。

（1）颧淋巴结　颧淋巴结位于眶下孔附近，收纳下眼睑和睑结膜的淋巴。

（2）颊肌淋巴结　颊肌淋巴结位于口角附近，颊肌的表面，收纳鼻、颊部和皮肤黏膜的淋巴。

（3）下颌淋巴结　下颌淋巴结位于咬肌前缘，面动脉附近，收纳鼻、颊部皮肤和黏膜的淋巴。

以上三群淋巴的输出管，均注入下颌下淋巴结和颏下淋巴结。

3. 神经　面部的感觉神经为三叉神经分支，支配面肌活动的是面神经分支。

（1）三叉神经　三叉神经为混合神经，有眼神经、上颌神经和下颌神经三大分支，分别经眶上裂、圆孔和卵圆孔出颅腔，穿行于面深部各腔窝之中，其感觉支接受面深部各种结构和器官的感觉；运动支管理咀嚼和吞咽运动。皮支穿过面颅骨各孔，分布于相应区域的皮肤。主要叙述下列 3 个皮支。

1）**眶上神经** supra-orbital nerve：为眼神经的分支，与同名血管伴行，经眶上切迹（或眶上孔）至皮下，分布于额顶部皮肤。

2）**眶下神经** infra-orbital nerve：为上颌神经的分支，与同名血管伴行，经眶下孔穿出，分布于眼裂与口裂之间的皮肤（鼻背皮肤除外）。

3）**颏神经** mental nerve：为下颌神经的分支，与同名血管伴行，经颏孔穿出，分布于下唇和颏部的皮肤。

（2）面神经　面神经由茎乳孔穿出，向前进入腮腺，约行 1cm 即分为上、下两干，然后再分支并相互交织成丛，最后呈扇形分为 5 支或 5 组小支，支配面肌。

1）颞支：颞支 1~2 支，由腮腺上缘穿出，越过颧弓中份的浅面，支配眼轮匝肌上份和额肌。

2）颧支：颧支 3~5 支，由腮腺上缘穿出，与面横动脉伴行，横行于颧弓的上方，支配额肌、眼轮匝肌、颧肌和提上唇肌。

3）颊支：颊支 3~5 支，于腮腺前缘穿出，可分为上、下两主支。上主支平行于腮腺管的上方，相当于耳屏间切迹至鼻翼下缘的连线上。因该支粗大且位置恒定，故腮腺手术时常先找此支，循此支再寻找其他支。下主支位于口角平面或稍上方。颊支支配颊肌和口裂周围诸肌。

4）下颌缘支：下颌缘支 1~3 支，穿经腮腺途径较长，位置变异较大，从腮腺下端穿出后，在颈阔肌深面，跨面动、静脉的浅面，沿下颌骨下缘前行，支配降下唇肌与颏肌。有时下颌缘支沿下颌骨下缘的下方走行（占 20%），在下颌下三角进行手术时，沿下颌骨下缘的下方约 2cm 处切口，可避免损伤此支。

5）颈支：颈支常为 1~2 支，由腮腺下端穿出，在下颌角附近至颈部，支配颈阔肌。因颈支行于下颌骨下缘的下方和颈阔肌的深面，故手术时应注意与下颌缘支相区别。

二、面侧区

　　面侧区的范围以颧弓、鼻唇沟、下颌骨下缘及胸锁乳突肌上份前缘的连接为界，包括若干小区，其中以腮腺咬肌区与面侧深区较为重要。

（一）腮腺咬肌区

　　腮腺咬肌区指腮腺和咬肌所在的下颌支外面和下颌后窝，上界为颧弓和外耳道，下界为下颌骨下缘，前界为咬肌前缘，后界为乳突和胸锁乳突肌上部前缘。下颌支后缘以后的部分称为下颌后窝。此区主要结构有腮腺、咬肌及有关的血管和神经等（图4-9）。

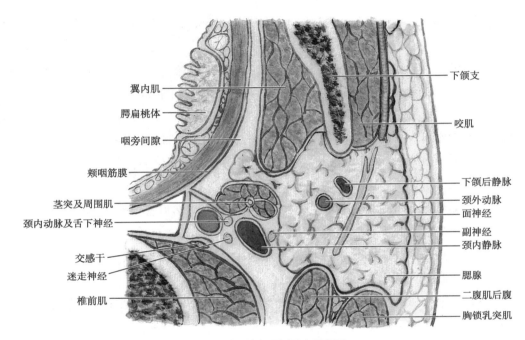

翼内肌
腭扁桃体
咽旁间隙
颊咽筋膜
茎突及周围肌
颈内动脉及舌下神经
交感干
迷走神经
椎前肌

下颌支
咬肌
下颌后静脉
颈外动脉
面神经
副神经
颈内静脉
腮腺
二腹肌后腹
胸锁乳突肌

图 4-9　腮腺和面侧区水平断面

　　1. **腮腺咬肌筋膜**　为颈深筋膜浅层向上的延续，在腮腺后缘分为浅、深两层，包绕腮腺形成腮腺鞘；浅、深两层在腮腺前缘处融合，覆盖于咬肌表面，称为咬肌筋膜。腮腺鞘有以下特点：①腮腺鞘与腮腺结合紧密，并发出许多间隔深入腮腺实质内，将腮腺分隔成许多小叶，故腮腺化脓时可形成多个散在的小脓腔，在切开排脓时应注意引流每个脓腔。②腮腺鞘的浅层致密，深层薄弱且不完整，故腮腺化脓时，脓肿不易从浅层穿透，而易穿入深层，形成咽旁脓肿或穿向颈部。

　　2. **腮腺及腮腺管**

　　（1）**腮腺的位置和形态**　腮腺 parotid gland 位于外耳道前下方，上缘邻近颧弓、外耳道和颞下颌关节，下缘平下颌角，前邻咬肌、下颌支和翼内肌的后缘，后邻乳突前缘和胸锁乳突肌上部前缘。

　　腮腺呈不规则的锥体形，底向外侧，尖向内侧突向咽旁。通常以下颌支后缘或以穿过腮腺的面神经丛平面为界，将腮腺分为浅、深两部：浅部多呈三角形向前延伸，覆盖于咬肌后部的浅面；深部位于下颌后窝及下颌支的深面，向内延伸至咽旁。此外，腮腺的深部与茎突诸肌

（茎突舌肌、茎突咽肌和茎突舌骨肌）及深部的血管、神经相邻。这些血管、神经包括颈内动脉、颈内静脉、舌咽神经、迷走神经、副神经及舌下神经。它们共同形成"腮腺床"，紧贴腮腺的深面，并借茎突与其浅面的颈外动脉分开。

（2）**腮腺管 parotid duct** 由腮腺浅部的前缘发出，在颧弓下一横指（约1.5cm）处，向前横跨咬肌表面，至咬肌前缘呈直角急转向内侧，穿颊肌和颊脂体，开口于上颌第2磨牙相对处颊黏膜上的腮腺乳头，此乳头在腮腺脓肿时常呈现潮红，该乳头为腮腺管的最窄处，易为结石潴留。腮腺管的急性弯曲有助于防止口腔内容物进入腮腺，但于口腔内以探针探查腮腺管时应注意此弯曲。腮腺内有颈外动脉、下颌后静脉、面神经和耳颞神经穿行，它们在腮腺内的大致排列是，面神经位于颈外动脉和下颌后静脉的浅面，因而腮腺手术时可借下颌后静脉寻找面神经。腮腺管的体表投影相当于自鼻翼与口角间的中点至耳屏间切迹连线的中1/3段。

（3）**腮腺淋巴结 parotid lymph nodes** 位于腮腺表面和实质内。浅淋巴结引流耳廓、颅顶前部和面上部的淋巴；深淋巴收集外耳道、中耳、鼻、腭和颊深部的淋巴，其输出管均注入颈外侧淋巴结。

3. **穿经腮腺的结构** 腮腺内有血管、神经纵横穿行：纵行的有颈外动脉、下颌后静脉、颞浅动脉、颞浅静脉及耳颞神经；横行的有上颌动脉、上颌静脉、面横动脉、面横静脉及面神经分支。上述血管、神经的位置关系：由浅入深依次为面神经分支、下颌后静脉、颈外动脉及耳颞神经（图4-10）。

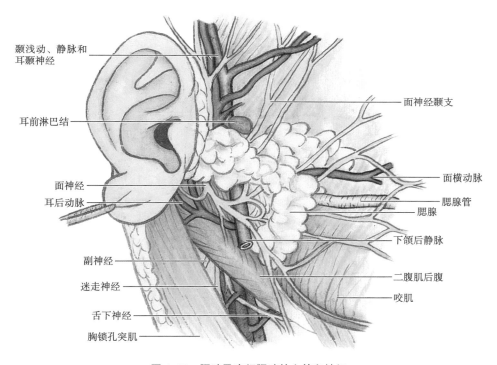

图4-10 腮腺及穿行腮腺的血管和神经

（1）**面神经** 在颅外的行程中，因穿经腮腺而分为3段。

第一段：即腮腺前段，是面神经干从茎乳孔穿出至进入腮腺以前的一段，位于乳突与外耳道之间的切迹内，此段长1~1.5cm。此段虽被腮腺所遮盖，但尚未进入腮腺实质内，故显露面神经干可在此处进行。

第二段：即腮腺内段，面神经干于腮腺后内侧进入腮腺。在腮腺内，面神经干位于下颌后静脉和颈外动脉的浅面，分为上、下两干，自干再发出 9~12 条分支，彼此交织成丛，最后形成颞支、颧支、颊支、下颌缘支和颈支 5 组分支。正常情况下，面神经外膜与腮腺组织容易分离；但在病变时二者常紧密粘连，术中分离较为困难。腮腺切除术时应注意保护面神经，以免引起面瘫。

第三段：即腮腺后段，为面神经穿出腮腺以后的分支。面神经 5 组分支分别由腮腺浅部的上缘、前缘和下端穿出，呈扇形分布至相应区域，支配面肌。

（2）**下颌后静脉** retromandibular vein　与同名动脉伴行的颞浅静脉和上颌静脉，穿入腮腺，然后汇合成下颌后静脉。继而在颈外动脉的浅面下行至腮腺下端，分为前、后两支，前支与面静脉汇合后注入颈内静脉，后支与耳后静脉等汇合成颈外静脉。

（3）**颈外动脉** external carotid artery　由颈部上行，经二腹肌后腹和茎突舌骨肌深面，进入下颌后窝，由深面穿入腮腺，行于下颌后静脉的内侧，至下颌颈平面分为上颌动脉和颞浅动脉两个终支。上颌动脉经下颌颈内侧入颞下窝；颞浅动脉在腮腺深面发出面横动脉后，越过颧弓根部表面至颞区。

（4）**耳颞神经** auriculotemporal nerve　在腮腺深面上行，出腮腺至颞区。当耳颞神经因腮腺肿胀或受肿瘤压迫时，可引起由颞区向颅顶部放射的剧痛。

4. **咬肌** masseter muscle　起自颧弓下缘及其深面，止于下颌支外侧面的咬肌粗隆。该肌后上部为腮腺浅部所覆盖，表面覆以咬肌筋膜，浅面有面横动脉、面横静脉、腮腺管及面神经的颊支和下颌缘支横过。咬肌深面与下颌支之间有一间隙，称为咬肌间隙。咬肌与颞肌、翼内肌、翼外肌共同组成咀嚼肌。

（二）面侧深区

面侧深区位于腮腺咬肌区前部深面，颅底下方、口腔及咽的外侧。其上部为**颞下窝**。其内容主要有翼内肌，翼外肌，上颌动、静脉，下颌神经及其分支（图 4-11）。

1. **翼内肌、翼外肌**　翼内肌 medial pterygoid muscle 起自翼突窝，肌纤维斜向外下，止于下颌支内侧面的翼肌粗隆。翼内肌单侧收缩时，使下颌骨向对侧移动；双侧收缩时，使下颌骨上提并前移。

翼外肌 lateral pterygoid muscle 有两头，上头起自蝶骨大翼的颞下面，下头起自翼突外侧板的外面，两束肌纤维均斜向外后方，止于下颌颈前面的翼肌凹。翼外肌单侧收缩时，使下颌骨向对侧移动；双侧收缩时，拉下颌骨向前下（开口）。

在翼内肌、翼外肌的肌腹之间及其周围的疏松结缔组织中，有血管与神经交错穿行。

2. **翼静脉丛** pterygoid venous plexus　是位于颞下窝内，翼内肌、翼外肌与颞肌之间的静脉丛，收纳与上颌动脉分支伴行的静脉，最后汇合成上颌静脉，回流至下颌后静脉。翼静脉丛可通过面深静脉与面静脉交通，并可经卵圆孔网及破裂孔的导血管与海绵窦交通，故口、鼻、咽等部位的感染，可沿上述途径蔓延至颅内。

3. **上颌动脉** maxillary artery　平下颌颈高度起自颈外动脉，经下颌颈深面入颞下窝，行于翼外肌的浅面或深面，经翼外肌两头之间入翼腭窝。上颌动脉以翼外肌为标志分为 3 段（图 4-12）。

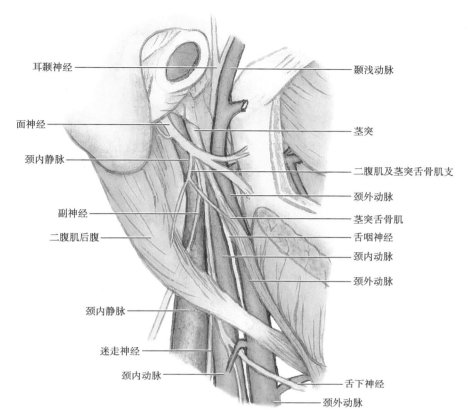

耳颞神经

颞浅动脉

面神经

茎突

颈内静脉

二腹肌及茎突舌骨肌支

颈外动脉

茎突舌骨肌

副神经

舌咽神经

二腹肌后腹

颈内动脉

颈外动脉

颈内静脉

迷走神经

颈内动脉

舌下神经

颈外动脉

图 4-11 腮腺深面结构

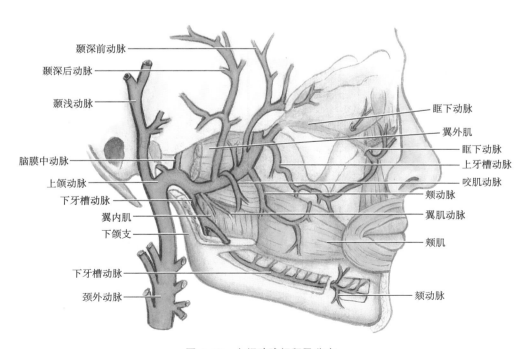

颞深前动脉

颞深后动脉

颞浅动脉

眶下动脉

翼外肌

眶下动脉

脑膜中动脉

上牙槽动脉

上颌动脉

咬肌动脉

下牙槽动脉

颊动脉

翼内肌

翼肌动脉

下颌支

颊肌

下牙槽动脉

颈外动脉

颊动脉

图 4-12 上颌动脉行程及分支

第一段：位于下颌颈深面，自起点至翼外肌下缘。此段主要分支有：①**下牙槽动脉** inferior alveolar artery 经下颌孔入下颌管，分支至下颌骨、下颌牙及牙龈，终支出颏孔改名颏动脉，分布于颏区。②**脑膜中动脉** middle meningeal artery 行于翼外肌深面，穿耳颞神经两根之间垂直上行，经棘孔入颅，分布于颞顶区内面的硬脑膜。

第二段：位于翼外肌的浅面或深面。分支至翼内肌、翼外肌、咬肌和颞肌，另发出**颊动脉**与颊神经伴行，分布于颊肌和颊黏膜。

第三段：位于翼腭窝内。此段主要分支有：①**上牙槽动脉** posterior superior alveolar artery 向前下穿入上颌骨后面的牙槽孔，分布于上颌窦黏膜、上颌后份牙槽突、牙及牙龈等。②**眶下动脉** inferior orbital artery 经眶下裂、眶下沟及眶下管，出眶下孔，沿途发出分支，分布于上颌前份牙槽突、牙和牙龈及下睑、眶下方的皮肤。

4. **下颌神经** mandibular nerve　为三叉神经最大的分支，自卵圆孔出颅进入颞下窝，居于翼外肌深面。下颌神经发出咀嚼肌神经支配咀嚼肌，此外还发出下列 4 条感觉支（图 4-13，图 4-14）。

（1）**颊神经** buccal nerve　经翼外肌两头之间穿出，沿下颌支前缘的内侧下行至咬肌前缘，穿颊肌和颊脂体，分布于颊黏膜、颊侧牙龈及颊部和口角的皮肤。

（2）**耳颞神经** auriculotemporal nerve　以两根起自下颌神经，夹持脑膜中动脉后合成一干，沿翼外肌深面，绕过下颌颈内侧至下颌后窝，穿入腮腺鞘，于腮腺上缘处穿出，分布于外耳道、耳廓及颞区的皮肤。

（3）**舌神经** lingual nerve　在翼外肌深面下行，途中接受面神经鼓索，继续向前下呈弓形行走，先经过下颌支与翼内肌之间，达下颌下腺上方，再沿舌骨舌肌的浅面前行至口底，分布于下颌下腺、下颌舌侧牙龈、舌下腺及舌前 2/3 和口腔底黏膜。

（4）**下牙槽神经** inferior alveolar nerve　位于舌神经的后方，与同名动、静脉伴行，经下颌孔入下颌管，分支分布于下颌骨及下颌牙。终支出颏孔改名为颏神经，分布于颏区皮肤。

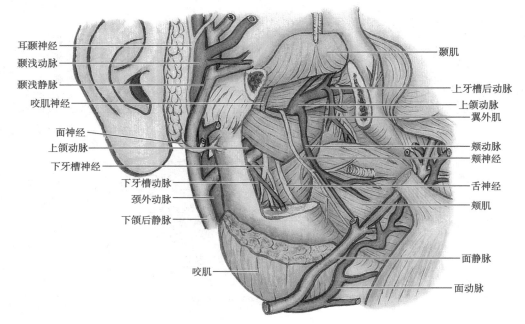

图 4-13　面侧深区血管和神经（浅部）

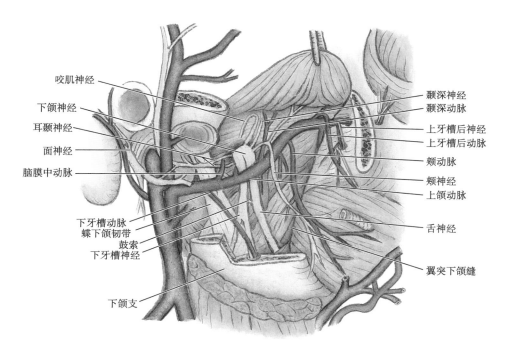

咬肌神经
下颌神经
耳颞神经
面神经
脑膜中动脉
下牙槽动脉
蝶下颌韧带
鼓索
下牙槽神经
下颌支

颞深神经
颞深动脉
上牙槽后神经
上牙槽后动脉
颊动脉
颊神经
上颌动脉
舌神经
翼突下颌缝

图 4-14 面侧深区血管和神经（深部）

（三）面侧区的间隙

面侧区的间隙位于颅底与上颌骨、下颌骨之间，散在于筋膜间、筋膜与肌肉间、肌肉与骨膜间的潜在间隙，彼此相通。各间隙内均为疏松结缔组织所充满。间隙感染时，可局限于一个间隙，也可沿间隙扩散，由近及远波及一个或数个间隙。此处主要介绍以下两个间隙（图 4-15）。

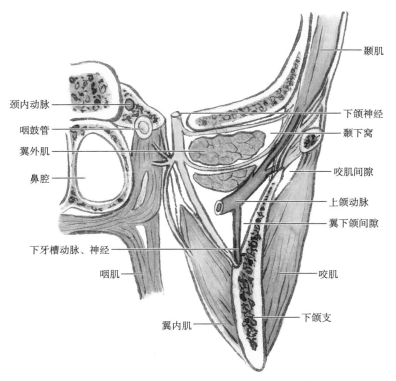

颈内动脉
咽鼓管
翼外肌
鼻腔
下牙槽动脉、神经
咽肌
翼内肌

颞肌
下颌神经
颞下窝
咬肌间隙
上颌动脉
翼下颌间隙
咬肌
下颌支

图 4-15 面部间隙

1. **咬肌间隙 masseter space**　为位于咬肌与下颌支之间的狭隙。咬肌的血管、神经通过下颌切迹穿入此间隙，从深面进入咬肌。咬肌间隙下部前邻下颌第 3 磨牙，后为腮腺。许多牙源性感染，如第 3 磨牙冠周炎、牙槽脓肿、下颌骨骨髓炎等均有可能扩散至此间隙。

2. **翼下颌间隙 pterygomandibualr space**　为位于下颌支与翼内肌之间的间隙，与咬肌间隙仅隔下颌支，两间隙经下颌切迹相通。此间隙前邻颊肌，后为腮腺，内有舌神经、下牙槽神经和下牙槽动、静脉通过。下牙槽神经阻滞，即注射麻醉药液于此间隙内。牙源性感染常累及此间隙。

第四节　头部常用腧穴解剖

一、百会　Bǎihuì（GV 20，督脉）

【**体表定位**】在头部，前发际正中直上 5 寸。

【**临床主治**】头痛、眩晕、脑卒中失语、惊悸、癫狂、脱肛、阴挺、不寐、健忘等。

【**操作方法**】取正坐位或卧位，于头部正中线与两耳尖连线的交点处取穴。平刺 0.5~0.8 寸；升阳举陷或用灸法。

【**进针层次**】图 4-16。

1. **皮肤**　该穴区皮肤较厚而致密，长有毛发，并富含皮脂腺、汗腺、血管和淋巴管。进针时有一定的阻力。该处皮肤有颅前部而来的眶上神经和颅后部而来的枕大神经及颅两侧的耳颞神经的末梢支分布。

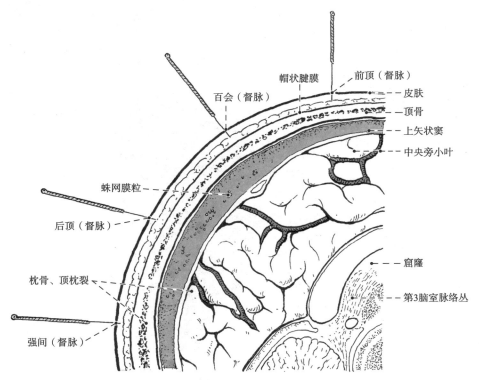

图 4-16　百会穴的断面解剖

2. **皮下组织** 内有上述神经的分支。由致密结缔组织和脂肪组织构成，并有许多结缔组织小梁，使皮肤和深层的帽状腱膜紧密相连，三者难以分开，故合称为"头皮"。皮下组织中的血管多被周围结缔组织固定，若刺破则出血较多，难以自行收缩闭合，起针后需压迫止血。在皮下组织中有枕大神经的末梢支和枕动、静脉分布，枕大神经来自第2颈神经的后支，分布于上项线以上直达颅顶部的皮肤；枕动脉是颈外动脉的分支；枕静脉汇入颈外静脉，上述血管、神经均伴行。

3. **帽状腱膜** 此腱膜致密坚韧，覆盖于颅顶的中部，向前连结枕额肌额腹，向后连结枕额肌枕腹，向两侧逐渐变薄，连于颞筋膜。针刺此层有一定的阻力。

4. **腱膜下疏松结缔组织** 该组织是位于帽状腱膜与颅骨外膜之间的薄层疏松结缔组织。针在此层运行时，阻力减少。再深刺则为颅骨外膜，此处正是左右顶骨连结处的矢状缝。

5. **颅骨外膜** 即颅骨骨膜，薄而致密。

6. **颅骨** 在此穴深面，针尖所触及的是顶骨。

【针刺注意事项】 小儿囟门尚未闭合者，不宜针刺此穴，以免引起意外。

二、颊车 Jiáchē（ST 6，足阳明胃经）

【体表定位】 在面部，下颌角前上方一横指（中指），闭口咬紧牙时咬肌隆起，放松时按之有凹陷。

【临床主治】 面神经麻痹、口眼歪斜、齿痛、颊肿、口噤不语、腮腺炎。

【操作方法】 直刺 0.3~0.5 寸，或平刺 0.5~1 寸。可向地仓透刺。

【进针层次】 图 4-17。

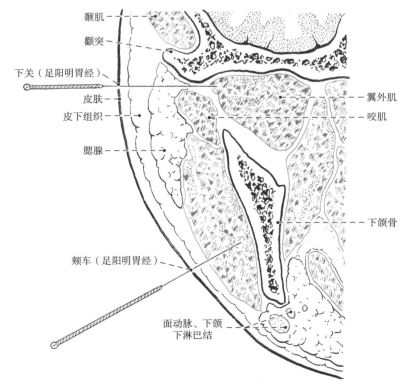

图 4-17 颊车穴的断面解剖

1. **皮肤**　由耳大神经的分支支配。耳大神经是颈丛中最大的皮支，由第 2、3 颈神经前支的纤维组成。

2. **皮下组织**　内有耳大神经和面神经下颌缘支的分支。

3. **咬肌**　该肌属于咀嚼肌，表面覆盖有咬肌筋膜，由下颌神经的分支咬肌神经支配。此穴正当咬肌肌腹隆起处。

4. **下颌支骨面**　此处为下颌支外面，即咬肌止点咬肌粗隆处。

三、头维 Tóuwéi（ST 8，足阳明胃经）

【体表定位】在头侧，额角发际直上 0.5 寸，头正中线旁开 4.5 寸。

【临床主治】偏头痛、眩晕、迎风流泪、目赤肿痛、眼睑瞤动、精神分裂症、面神经麻痹等。

【操作方法】平刺 0.5~1 寸。

【进针层次】图 4-18。

1. **皮肤**　厚而致密，长有头发，并有大量的汗腺和皮脂腺，还有丰富的血管和淋巴管。该穴位皮肤由下颌神经的分支耳颞神经分布，下颌神经是三叉神经第 3 支，为最大的分支。

2. **皮下组织**　内有颞浅动、静脉的额支，耳颞神经的分支及面神经颞支。颞浅动脉为颈外动脉的终末支。在下颌头后方腮腺实质内向上，经外耳门前方和颧弓根部至颞部皮下，分为两个终末支，即额支和顶支，分别达额部和顶部，营养各部的皮肤、浅筋膜和肌肉。沿途有分支营养腮腺、眼轮匝肌等。颞浅静脉与同名动脉伴行，收集颅顶头皮的静脉血后注入下颌后静脉。耳颞神经为三叉神经第 3 支下颌神经的分支，穿腮腺实质出腮腺上缘与颞浅动脉伴行，且发出许多小分支分布于颞区皮肤。

3. **颞肌上缘的帽状腱膜**　颞肌帽状腱膜前连额肌，后连枕肌。帽状腱膜的两侧变薄，与颞筋膜的浅层相续。整个帽状腱膜都很厚实坚韧，并与浅层的皮肤和浅筋膜紧密相连，临床上所谓的"头皮"，就是这三层的合称。该处由三叉神经第 3 支的分支颞深神经支配。

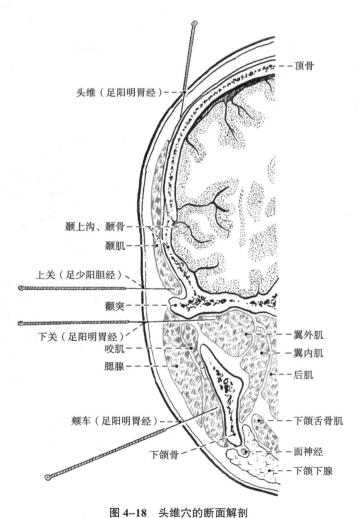

图 4-18　头维穴的断面解剖

4. **腱膜下疏松结缔组织**　该组织是连接头皮与颅骨外膜的一薄层疏松结缔组织。

5. **颅骨外膜**　颅骨外膜薄而致密，与颅骨借少量结缔组织相连，在骨缝处骨膜与骨缝愈着紧密。

6. **颅骨**　颅骨位于针的深面，此处为顶骨。

四、**率谷** Shuàigǔ（GB 8，足少阳胆经）

【**体表定位**】在头部，耳尖直上入发际 1.5 寸。

【**临床主治**】偏头痛、眩晕、烦满、呕吐及小儿急、慢惊风。

【**操作方法**】平刺 0.5~0.8 寸。

【**进针层次**】图 4-19。

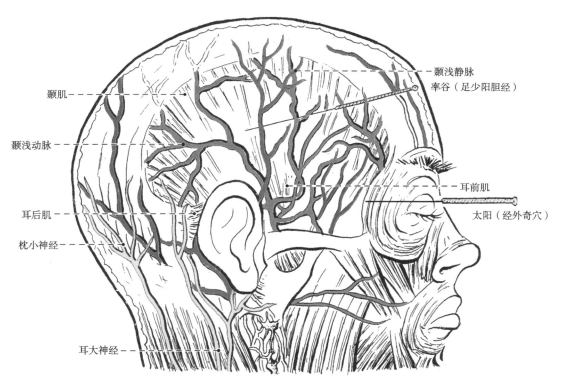

图 4-19　率谷、太阳穴的断面解剖

1. **皮肤**　由耳颞神经的分支支配。耳颞神经是三叉神经第 3 支下颌神经的分支。

2. **皮下组织**　内有耳颞神经的分支，亦有枕大神经的末梢支到达此处。血管有颞浅动脉、颞浅静脉的顶支。

3. **颞筋膜**　颞筋膜为覆盖于颞肌表面的一层深筋膜，较致密。

4. **颞肌**　颞肌由颞深神经支配，并有颞深动、静脉分布。颞深神经是下颌神经的分支。

5. **颞骨骨膜**　该穴再深刺是颞骨骨膜和颞骨。

五、**瞳子髎** Tóngzǐliáo（GB 1，足少阳胆经）

【**体表定位**】在面部，目外眦外侧 0.5 寸凹陷中。

【**临床主治**】头痛、角膜炎、屈光不正、夜盲、视神经萎缩、青光眼等。

【操作方法】平刺 0.3~0.5 寸；或用三棱针点刺出血。

【进针层次】图 4-20。

1. **皮肤** 由颧神经的颧面支与颧颞支分布。颧神经是三叉神经第 2 支（上颌神经）的分支，经眶下裂入眶，分为两支，即颧面支和颧颞支。颧面支分布于颊部皮肤，颧颞支分布于颞区前部的皮肤。

2. **皮下组织** 内有上述神经分支。

3. **眼轮匝肌** 该肌位于眼裂周围皮下的椭圆形扁肌，由面神经的颞支和颧支支配。

4. **颞筋膜** 该筋膜起于上颞线，呈坚韧强厚的腱膜状，覆盖于颞肌的表面，向下分浅、深两层，浅层止于颧弓的浅面，深层止于颧弓的深面，两层之间填有脂肪组织。

5. **颞肌** 颞肌为颞窝皮下一块扇形扁肌，起自下颞线和颞筋膜深层的深面，肌纤维逐渐向下集中，通过颧弓深面止于下颌骨的冠突。颞肌由三叉神经第 3 支（下颌神经）的分支颞深神经支配。

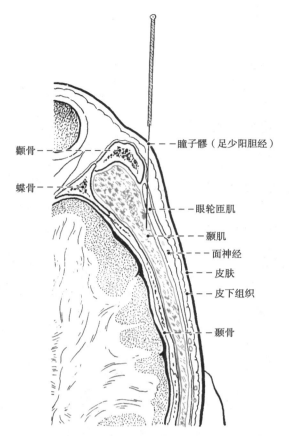

颧骨 — — 瞳子髎（足少阳胆经）
蝶骨 — —
— 眼轮匝肌
— 颞肌
— 面神经
— 皮肤
— 皮下组织
— 颧骨

图 4-20 瞳子髎穴的断面解剖

六、球后 Qiúhòu（EX-HN 7，经外奇穴）

【体表定位】在面部，眶下缘外 1/4 与内 3/4 交界处。

【临床主治】青光眼、近视、白内障、视神经炎等。

【操作方法】轻压眼球向上，向眶下缘缓慢直刺 0.5~1.5 寸。切忌捻转和提插。

【进针层次】图 4-21。

1. **皮肤** 由眶下神经分布。眶下神经是三叉神经第 2 支（上颌神经）的终点，经眶下孔穿出至面部，分布于下睑、鼻背外侧及上唇的皮肤。

2. **皮下组织** 内有上述神经的纤维和眶下动、静脉的分支或属支。眶下动脉为上颌动脉的分支，与眶下神经伴行由眶下孔至面部，营养颧部、上唇及上颌牙齿和齿龈。眶下静脉为上颌静脉的属支。

3. **眼轮匝肌** 该肌位于眼裂周围皮下的椭圆形扁肌，由面神经的颞支和颧支支配。

4. **眶脂体** 眶脂体为填充于眼球、眼球诸肌、眶内骨膜之间的脂肪团块，对眼球起支持作用，通过此层时有松软、阻力小的感觉。

七、睛明 Jīngmíng（BL 1，足太阳膀胱经）

【体表定位】在面部，目内眦内上方眶内侧壁凹陷中。

【临床主治】结膜炎、目赤肿痛、迎风流泪、视物不明、近视、夜盲、玻璃体混浊等。

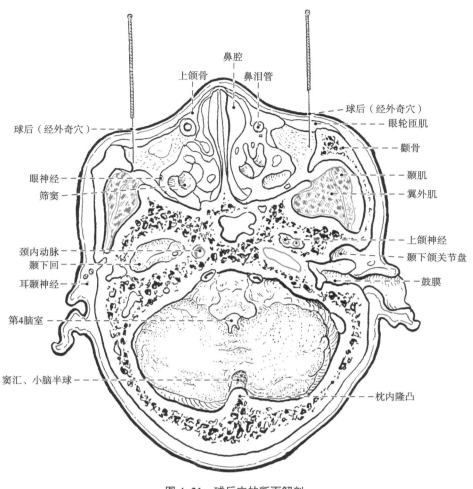

图 4-21 球后穴的断面解剖

【操作方法】嘱患者闭目，医者左手轻推眼球向外则固定，右手缓慢进针，紧靠眶缘直刺0.5~1 寸。不宜提插或大幅捻转。针尖透过眼睑后，始终有空松感。

【进针层次】图 4-22。

1. **皮肤** 此处皮肤极薄，由滑车上神经支配，该神经来自三叉神经的第 1 支眼神经。

2. **皮下组织** 内有上述皮神经。由于组织疏松，当有出血、炎症或某些全身性疾病时，可出现明显的淤血或水肿。

皮下组织内血管较丰富，有来自眼动脉的分支眶上动脉和滑车上动脉，也有来自面动脉的终支内眦动脉所发出的分支分布。其伴行静脉则大部分汇入内眦静脉，再经眶内的眼静脉回流至海绵窦。

3. **眼轮匝肌** 该肌位于上、下睑皮下，属于表情肌，可分为眶部、睑部和泪囊部，受面神经颧支及颞支支配，其作用主要为关闭眼裂。该穴针刺的为睑部。

4. **眶脂体** 眶脂体由填充于眼球、眼球外肌与眶内骨膜之间的脂肪组织构成，其作用如眼球的弹性软垫，起缓冲作用，针刺入此层有空松感。

5. **内直肌和眶内侧壁** 针在内直肌与眶内侧壁之间刺入。若针尖稍偏外，可刺中内直肌。

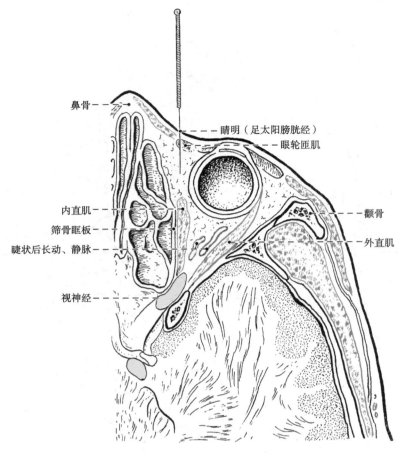

图 4-22 睛明穴的断面解剖

【针刺注意事项】

1. 遇到阻力时，不宜强行进针，应改变进针方向或退针。不捻转，不提插（或只轻微地捻转和提插）。针具宜细，消毒宜严。禁灸。

2. 出血的防治。由于该穴的皮下组织中有丰富的小动、静脉，且组织疏松，移动性大，若刺中血管，可致皮下出血，局部呈现淤斑或青紫色，故出针后应用手指或棉球加压止血1~2分钟。

若针刺深达1寸以上时，可刺中穿经眶内侧壁的筛前、后血管，造成不易察觉的深部出血，患者主诉有眼球发胀、外突感。若出血较多，血液可在疏松的眶脂体内弥散，也可造成上、下眼睑皮下淤血，呈青紫色外观，即所谓的"熊猫眼"。

3. 避免刺中眼球。针刺睛明穴时，一般应将眼球向外侧推压并固定。若未加按压眼球或进针过快，有可能刺中眼球的外层巩膜。由于巩膜较厚且坚韧，针黏滞感明显。一般最容易刺中的是眼球左右横径最大处，即眼球的"赤道"处，也是巩膜最薄的部位，仅有0.4~0.5mm。

4. 避免刺中视神经。若进针过深达1.5寸以上时，有可能刺中视神经，此时患者反应强烈，主诉眼内有冒火花或冒金星感（视神经受刺激症状），应立即退针并给予对症治疗。

5. 避免刺入颅腔。若针尖过分朝后外方刺入，并且深度超过2寸，则针尖可达眶上裂，可能刺中经眶上裂的动眼神经、滑车神经、展神经及三叉神经第1支眼神经，甚至透过眶上裂而伤及颅中窝内的海绵窦，造成颅内出血，引起剧烈的头痛、头昏、恶心、呕吐乃至休克死亡。

八、承泣 Chéngqì（ST 1，足阳明胃经）

【体表定位】在面部，眼球与眶下缘之间，瞳孔直下。

【临床主治】目赤肿痛、流泪、视神经萎缩、夜盲、近视、口眼歪斜等。

【操作方法】以左手拇指向上轻推眼球，紧靠眶缘缓慢直刺 0.5~1.5 寸。

【进针层次】图 4–23。

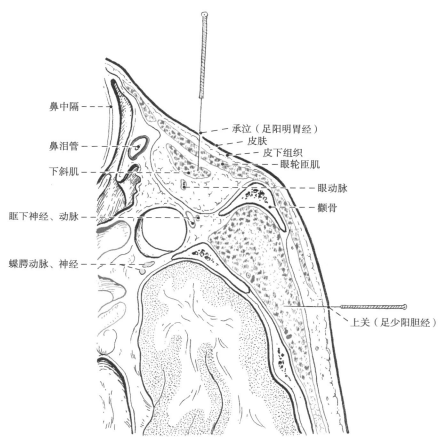

图 4–23 承泣穴的断面解剖

1. **皮肤** 由眶下神经的分支支配。眶下神经是三叉神经第 2 支上颌神经的直接延续。

2. **皮下组织** 内有上述皮神经和面神经的颧支分布。血管较丰富，动脉为上颌动脉的眶下动脉分支分布；静脉为眶下静脉，汇入眼下静脉。

3. **眼轮匝肌** 见"睛明"。

4. **眶脂体** 见"睛明"。

5. **下斜肌** 该肌为眼球外肌之一，起始于眶下壁，肌束向外上后方，止于眼球后部外侧巩膜上，由动眼神经的分支支配，作用是使瞳孔转向上外方。

6. **下直肌** 若进针稍靠近眼球，可刺中该肌。下直肌是运动眼球的 4 条直肌之一，起始于总腱环，止于眼球巩膜下部前方，受动眼神经分支支配，作用为使瞳孔转向下内方。

NOTE

针在眶脂体中运行为空松感，若刺中眼外肌，针感略黏滞，患者有酸、胀、重等感觉。

【针刺注意事项】应严格控制针刺的深度，以免刺入颅腔；不宜提插，以防刺破血管引起血肿。出针时应轻轻按针孔片刻，以防出血。

九、水沟 Shuǐgōu（GV 26，督脉）

【体表定位】在面部，人中沟的上 1/3 与中 1/3 交点处。

【临床主治】休克、昏迷、中风、中暑、癫狂、癔病、牙关紧闭、晕船、晕车、牙痛、闪挫腰痛等。

【操作方法】向上斜刺 0.3~0.5 寸，使局部酸胀，胀甚时可致眼内湿润或流泪。或指甲掐按。

【进针层次】图 4-24。

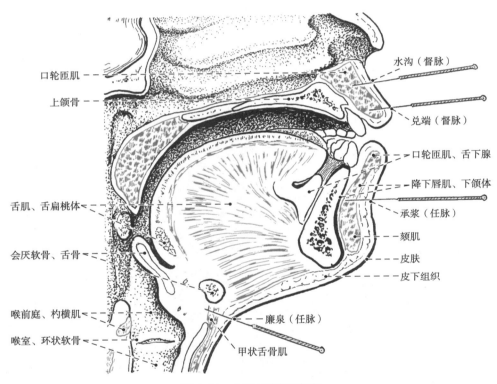

图 4-24　水沟穴的断面解剖

1. **皮肤**　由左、右眶下神经的末梢支支配。眶下神经是上颌神经的终末支，经眶下孔穿出至面部，分布于下睑、鼻背外侧及上唇的皮肤。

2. **皮下组织**　内有左、右眶下神经的末梢支，如稍加压，神经末梢即受到压迫，酸胀感明显。此外，尚有上唇动、静脉分布。该穴处在上唇的正中线上，是左、右上唇动脉的吻合处。

3. **口轮匝肌**　该肌位于口裂周围的口唇内，上至外鼻，下至颏结节的上方，为椭圆形的轮匝肌，受面神经的颊支和下颌缘支支配。

十、太阳 Tàiyáng（EX-HN 5，经外奇穴）

【体表定位】在头部，当眉梢与目外眦之间，向后约一横指的凹陷中。

【临床主治】偏正头痛、目赤肿痛、目眩、口眼歪斜等。

【操作方法】直刺或斜刺 0.3~0.5 寸；或点刺出血。

【进针层次】图 4-19。

1. **皮肤** 由颧颞神经和耳颞神经支配。颧颞神经是上颌神经的分支；耳颞神经是下颌神经的分支，两分支在此交汇分布，共同支配该区的皮肤。

2. **皮下组织** 内有上述皮神经和颞浅动、静脉的分支和属支分布。颞浅动脉是颈外动脉的终支之一，分支营养颞、额及顶部的肌肉和皮肤；颞浅静脉与同名动脉伴行，注入下颌后静脉。

3. **眼轮匝肌** 该肌由面神经的颞支支配。

4. **颞筋膜及颞肌** 颞筋膜呈坚韧强厚的腱膜状，覆盖于颞肌的表面。颞肌属于咀嚼肌，位于颞窝内，呈扇形，由下颌神经的分支颞深神经支配。针刺部位在该肌的前缘，肌层较薄。

十一、下关 Xiàguān（ST 7，足阳明胃经）

【体表定位】在面部，当颧弓下缘中央与下颌切迹之间凹陷中。

【临床主治】齿痛、牙关不利、面疼、口眼歪斜、三叉神经痛、耳聋、耳鸣等。

【操作方法】直刺 0.5~1 寸。

【进针层次】图 4-25。

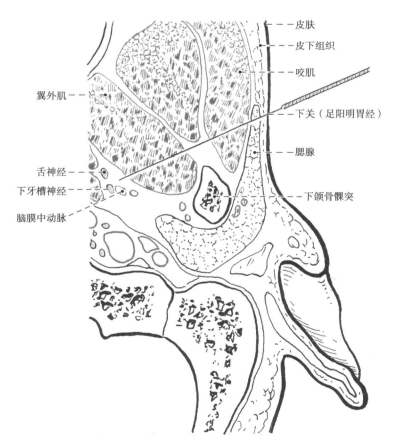

图 4-25 下关穴的断面解剖

1. **皮肤** 由耳颞神经的分支支配,该神经是三叉神经第 3 支下颌神经的分支。

2. **皮下组织** 内有上述皮神经和面神经的颧支及面横动、静脉。面横动脉是颞浅动脉的分支,向前穿腮腺而过,横过咬肌表面,其主干正当穴区;面横静脉是下颌后静脉的属支。

3. **腮腺** 腮腺是唾液腺中最大的一对,针穿过腮腺的前上部。在腮腺实质内有面神经丛、耳颞神经、颞浅动脉、颞浅静脉,以及上颌动脉、上颌静脉等穿过。

4. **咬肌** 咬肌受下颌神经的咬肌神经支配。针从咬肌的后上部穿过。

5. **颞肌** 颞肌止点后方及下颌切迹颞肌也属于咀嚼肌,起自颞窝骨面,向前下止于下颌支的冠突,由下颌神经的分支颞深神经支配。下颌切迹为下颌支上方冠突与髁突之间的凹陷,针刺此穴时,针尖从颞肌止点的后方、颧弓下方穿下颌切迹进入深层。

6. **上颌动、静脉血管** 血管位置较深,正当穴区。上颌动脉是颈外动脉的终支之一。

7. **翼外肌** 翼外肌属于咀嚼肌,位于颞下窝内,由下颌神经的翼外肌神经支配。针刺达 1 寸时,可刺中该肌。

【针刺注意事项】

1. 留针不可做张口动作,以免弯针、折针。

2. 该穴可刺到上颌动、静脉。在针的深面是下牙槽神经、舌神经和脑膜中动脉。下牙槽神经和舌神经均是下颌神经的分支,若刺中这些神经时,有触电样感觉向下颌和舌部放射。脑膜中动脉是上颌动脉的分支,穿棘孔入颅腔,故此穴不宜针刺过深,以免刺伤脑膜中动脉等血管而引起严重出血。

十二、听会 Tīnghuì(GB 2,足少阳胆经)

【体表定位】在面部,耳屏间切迹与下骨髁突之间的凹陷中。

【临床主治】耳鸣、耳聋、中耳炎、牙痛、面神经麻痹等。

【操作方法】微张口,直刺 0.5~0.8 寸。

【进针层次】图 4–26。

1. **皮肤** 由耳颞神经和耳大神经分布。耳颞神经是三叉神经的第 3 支下颌神经的分支;耳大神经为颈丛的皮支,由胸锁乳突肌后缘浅出后,沿该肌表面向上,分布于耳廓及其周围的皮肤,其神经纤维来自第 2、3 颈神经。

2. **皮下组织** 内有上述神经的分支。

3. **腮腺囊(腮腺鞘)** 此囊来自颈部的深筋膜浅层。腮腺囊在腮腺浅表的部分特别致密,向上附于颧弓,向前续于咬肌筋膜,向后续于胸锁乳突肌筋膜。

4. **腮腺** 腮腺为人体最大的唾液腺,系浆液性腺体,呈三角楔形,其周围包有腮腺囊,囊与腮腺紧密相连,其浅面部分的腮腺囊向腮腺实质内发出无数小隔,使之分隔成为无数小叶。

【针刺注意事项】下颌后静脉、颈外动脉和颞浅动脉位于该穴区内,布于腮腺的浅面,颈内动、静脉位于腮腺的深面,如针刺不当,或针刺过深,针尖穿经腮腺时,可刺破上述血管。静脉由于管壁平滑肌较少,压力较低,刺中后不至于引起大量出血;但颈外、内动脉为颈部较大的动脉,管壁弹性较大,刺破后可引起颈部出血。因此,针刺不宜过深;尤其当针尖有搏动感时,切不可继续深刺,更不宜提插捻转,而应立即退针,并按压针孔数分钟,以免刺破颈外动脉,引起颈部出血。

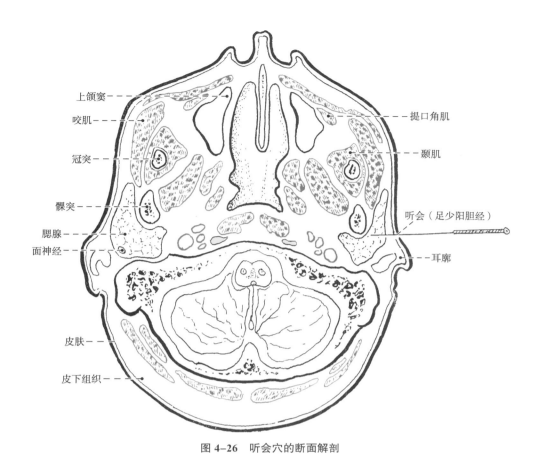

上颌窦
咬肌
冠突
髁突
腮腺
面神经

提口角肌
颞肌
听会（足少阳胆经）
耳廓

皮肤
皮下组织

图 4-26　听会穴的断面解剖

第五章　颈　部

第一节　颈部概述

颈部位于头部、胸部和上肢之间。颈部前方正中有呼吸道和消化道的颈段；颈部两侧有纵向走行的血管和神经；颈后部正中有骨性的脊柱颈部；颈根部除有斜行于颈和上肢之间的血管、神经束外，还有胸膜顶和肺尖由胸腔突入。

颈部各结构之间填充有疏松结缔组织，形成诸多筋膜鞘和筋膜间隙。颈部肌肉可分为颈浅肌群，舌骨上、下肌群，颈深肌群，多为纵行分布，不仅可使颈部活动有较大的灵活性，并参与呼吸、吞咽和发音等生理活动。颈部淋巴结丰富，多沿血管和神经排列，肿瘤转移时易受累。

一、境界与分区

（一）境界

上界为下颌骨下缘、下颌角、乳突尖、上项线和枕外隆突的连线与头部分界；下界为胸骨颈静脉切迹、胸锁关节、锁骨上缘和肩峰至第 7 颈椎棘突的连线与胸部和上肢分界。

（二）分区

颈部分为固有颈部和项部两部分。固有颈部位于两侧斜方肌前缘之间和脊柱颈部前方，即通常所指的颈部。项部为斜方肌前缘与脊柱颈部后方之间的区域。固有颈部分为颈前区、胸锁乳突肌区和颈外侧区（图 5-1）。

1. 颈前区　内侧界为颈前正中线，上界为下颌骨下缘，外侧界为胸锁乳突肌前缘。颈前区以舌骨为界分为**舌骨上区**和**舌骨下区**。舌骨上区含**颏下三角**和左、右**下颌下三角**；舌骨下区含左、右**颈动脉三角**和**肌三角**。

2. 胸锁乳突肌区　即为该肌所在区域。

3. 颈外侧区　位于胸锁乳突肌后缘、斜方肌前缘和锁骨中 1/3 上缘之间。颈外侧区包括**枕三角**与**锁骨上三角**。

二、表面解剖

（一）体表标志

1. **舌骨** hyoid bone　两眼向正前方平视时，舌骨体平颏隆突，在 3、4 颈椎椎间盘平面。循舌骨体向两侧可触及舌骨大角，是寻找舌动脉的体表标志。

2. **甲状软骨** thyroid cartilage　甲状软骨位于舌骨与环状软骨之间。成年男子甲状软骨左、右板融合处的上端向前突出，形成喉结。喉结上方有呈"V"形的上切迹。甲状软骨上缘约平

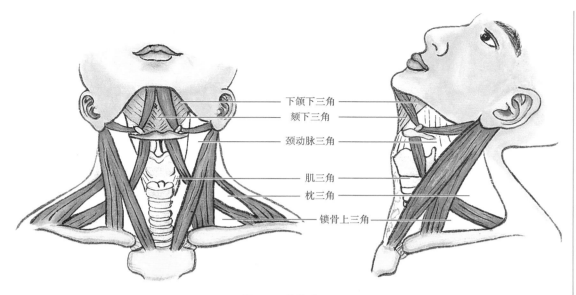

图 5-1 颈部分区

第 4 颈椎高度，颈总动脉在此高度分为颈内、外动脉。喉结旁开 1.5 寸为"人迎"穴。

3. **环状软骨** cricoid cartilage 环状软骨位于甲状软骨下方，环状软骨弓两侧平对第 6 颈椎横突，是喉与气管、咽与食管的分界标志，同时可作为计数气管软骨环和甲状腺触诊的标志。环状软骨弓与甲状软骨下缘之间有环甲膜。当急性喉梗阻来不及行气管切开术时，可行环甲膜穿刺术或切开术进行急救。

4. **气管** trachea 气管沿颈前正中线自环状软骨下缘至胸骨上窝，可触及气管颈部。

5. **锁骨上大窝** greater supraclavicular fossa 锁骨上大窝位于锁骨中 1/3 上方。在窝底可触及锁骨下动脉的搏动和第 1 肋；窝底深方有臂丛走行。此窝中央为"缺盆"穴。

6. **胸骨上窝** suprasternal fossa 胸骨上窝位于胸骨颈静脉切迹上方的凹陷处，在此处可触及气管颈段。此窝中央为"天突"穴。

7. **胸锁乳突肌** sternocleidomastoid 胸锁乳突肌是颈部分区重要标志。其胸骨头、锁骨头与锁骨上缘之间为锁骨上小窝，胸锁乳突肌后缘中点有颈丛皮支穿出，为颈部皮肤浸润麻醉的阻滞点。

8. **颈动脉结节** carotid tubercle 即第 6 颈椎横突前结节，颈总动脉行经其前方。平环状软骨弓处以拇指向后压迫，可将颈总动脉压向颈动脉结节，可作为头部出血时的临时压迫止血点。

（二）体表投影

1. **颈总动脉** common carotid artery 及**颈外动脉** external carotid artery 颈总动脉及颈外动脉由乳突尖与下颌角连线的中点，右侧至右胸锁关节，左侧至左锁骨上小窝，做一连线，该线以甲状软骨上缘为界，上段为颈外动脉的体表投影，下段为颈总动脉的体表投影。

2. **锁骨下动脉** subclavian artery 锁骨下动脉右侧自右胸锁关节，左侧自左锁骨上小窝，向外上至锁骨上缘中点，划一凸向上的弓形线，弓的最高点距锁骨上缘约 1cm，该线即为锁骨下动脉的体表投影。

3. **颈外静脉** external jugular vein 颈外静脉体表投影为下颌角至锁骨中点的连线。颈外静脉位置表浅且恒定，是小儿静脉穿刺的常用部位之一。

4. 神经点　神经点约处在胸锁乳突肌后缘中点。是颈丛皮支浅出颈筋膜的集中处，为临床颈部皮神经阻滞麻醉的部位。

5. 臂丛 brachial plexus　臂丛其体表投影为自胸锁乳突肌后缘中、下 1/3 交点至锁骨中、外 1/3 交点稍内侧的连线。臂丛在锁骨中点后方比较集中，位置浅表，易于触及，常作为臂丛阻滞麻醉的部位。

6. 副神经 accessory nerve　副神经体表投影为乳突尖与下颌角连线的中点，经胸锁乳突肌后缘中、上 1/3 交点，至斜方肌前缘中、下 1/3 交点的连线。

7. 胸膜顶 cupula pleurae 及肺尖 apex of lung　胸膜顶和肺尖位于胸腔突出胸廓上口至颈根部，高出锁骨内侧 1/3 段上方 2~3cm。

第二节　颈部层次结构

一、浅层结构

（一）皮肤

颈前外侧部皮肤较薄，移动性大，皮纹呈横向分布，手术时宜采用横切口，有助皮肤愈合和术后不留瘢痕。

（二）浅筋膜

颈部浅筋膜为含有脂肪的一层疏松结缔组织。在颈前外侧部浅筋膜内，有一层菲薄的皮肌，称为颈阔肌。在该肌深面的浅筋膜内有颈前静脉、颈外静脉、颈外侧浅淋巴结、颈丛的皮支及面神经的颈支等（图 5-2）。

1. 颈阔肌 platysma　颈阔肌位于颈部浅筋膜中，为一薄而宽阔的皮肌，属于表情肌，由面神经颈支支配。该肌起自胸大肌和三角肌表面的深筋膜，越过锁骨斜向内上方，止于下颌体下缘及腮腺咬肌筋膜，并移行于口角的面肌。颈阔肌的发育程度和个体差异较大，少数人缺如。

2. 浅静脉

（1）颈前静脉 anterior jugular vein　颈前静脉起自颏下部，在颈前正中线两侧，沿下颌舌骨肌浅面下行，至锁骨上方时转向外侧，穿入胸骨上间隙，注入颈内静脉末端或锁骨下静脉，少数汇入头臂静脉。左、右颈前静脉在胸骨上间隙内借一横支相吻合，称为颈静脉弓 jugular venous arch。若左、右颈前静脉合为一支，沿颈前正中线下行，则称为颈前正中静脉。颈前静脉内无静脉瓣。

（2）颈外静脉 external jugular vein　颈外静脉由下颌后静脉后支与耳后静脉、枕静脉等汇合而成。沿胸锁乳突肌浅面斜行向下后，于锁骨中点上方 2~5cm 处穿颈深筋膜注入锁骨下静脉或静脉角。颈外静脉末端虽有一对瓣膜，但不能阻止血液反流，当上腔静脉血回心受阻时，可致颈外静脉扩张。颈外静脉与颈深筋膜紧密结合，当静脉壁受伤破裂时，易致气体栓塞。

3. 神经

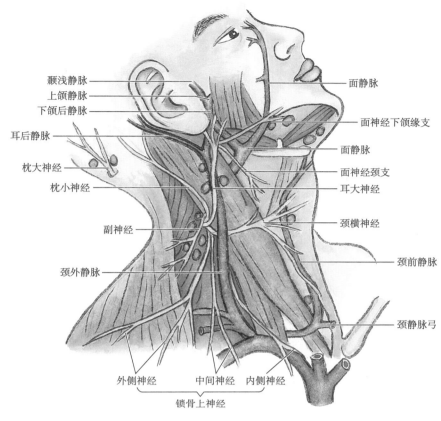

颞浅静脉
上颌静脉
下颌后静脉
耳后静脉
枕大神经
枕小神经
副神经
颈外静脉

面静脉
面神经下颌缘支
面静脉
面神经颈支
耳大神经
颈横神经
颈前静脉
颈静脉弓

外侧神经　　中间神经　内侧神经
锁骨上神经

图 5-2　颈部浅层结构

（1）**颈丛皮支**　共有 4 条，在胸锁乳突肌后缘中点浅出，位置表浅且相对集中，因而常选神经点为颈丛皮支阻滞麻醉的穿刺点。

①**枕小神经** lesser occipital nerve：枕小神经勾绕副神经后，沿胸锁乳突肌后缘上升，分布至枕部及耳廓背面上部的皮肤。

②**耳大神经** greater auricular nerve：耳大神经为颈丛皮支中最大的分支。沿胸锁乳突肌表面伴颈外静脉上行，斜越胸锁乳突肌表面后，分布至耳廓及腮腺区皮肤。

③**颈横神经** transverse nerve of neck：颈横神经横过胸锁乳突肌浅面中份，穿颈阔肌浅面向前，分布至颈前区皮肤。

④**锁骨上神经** supraclavicular nerve：锁骨上神经分为 3 支行向外下方，在锁骨上缘处浅出，分布至颈前外侧部、胸前壁上部和肩部等处皮肤。

（2）**面神经颈支**　自腮腺下缘浅出后行向前下，走行于颈阔肌深面，支配该肌。颈支与耳大神经及颈横神经交通形成神经袢。

二、颈筋膜及筋膜间隙

颈筋膜位于浅筋膜和颈阔肌深面，可分为浅、中、深 3 层，各层之间的疏松结缔组织构成筋膜间隙（图 5-3，图 5-4）。

（一）颈筋膜

1. **颈筋膜浅层** superficial layer of cervical fascia　即封套筋膜。此层向上附着于头颈交界

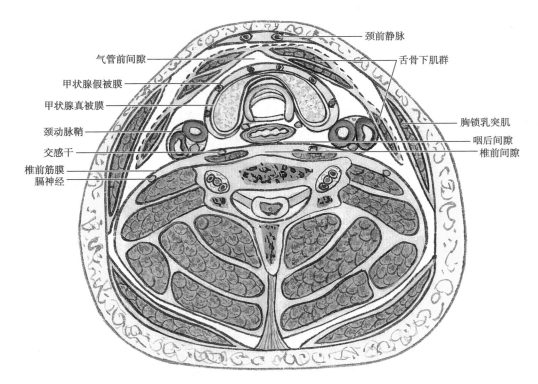

图 5-3 颈筋膜及筋膜间隙（横切面）

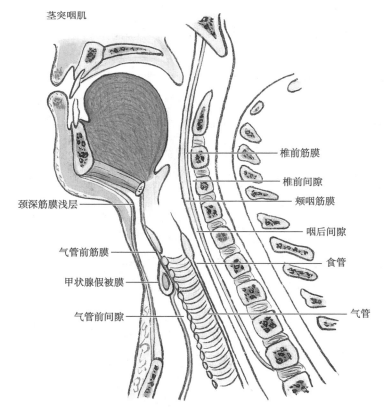

图 5-4 颈筋膜及筋膜间隙（正中矢状面）

线，向下附于颈、胸和上肢交界线，向前于颈前正中线处左、右相延续，向两侧包绕斜方肌和胸锁乳突肌，形成两肌的鞘，向后附于项韧带和第 7 颈椎棘突，因而形成了一个完整的封套结构。部分筋膜附于舌骨大角和舌骨全长，借此可将颈筋膜浅层分为舌骨上、下两部。舌骨上部分为深、浅两层，包裹二腹肌前腹和下颌下腺，在面后部，深、浅两层包裹腮腺。舌骨下部于甲状腺峡部附近分为深、浅两层，分别附着于颈静脉切迹的前、后缘。

2. **颈筋膜中层** middle layer of cervical fascia　又称内脏筋膜。此层筋膜位于舌骨下肌群深面，包裹着咽、食管颈部、喉、气管颈部、甲状腺和甲状旁腺等器官。此筋膜于甲状腺两侧叶的后外方分为前、后两层包绕甲状腺，形成**甲状腺鞘**，又称**甲状腺假被膜**。此筋膜前下部覆盖于气管者为**气管前筋膜**；后上部覆盖颊肌、咽缩肌者为**颊咽筋膜**。气管前筋膜向上附于环状软骨弓、甲状软骨斜线及舌骨，向下经气管前方及两侧入胸腔与心包上部相续。

3. **颈筋膜深层** deep layer of cervical fascia　即椎前层，又称椎前筋膜。位于颈深肌群浅面，向上附着于颅底，向下续于前纵韧带及胸内筋膜。两侧覆盖臂丛、颈交感干、膈神经及锁骨下动、静脉。此筋膜向下外方，由斜角肌间隙开始，包裹锁骨下动、静脉及臂丛，并向腋腔走行，形成**腋鞘**。

4. **颈动脉鞘** carotid sheath　颈筋膜中层向两侧包裹颈总动脉、颈内动脉、颈内静脉和迷走神经，形成颈动脉鞘。该鞘上起自颅底，下续纵隔，鞘内有纵行的纤维隔将动脉和静脉分开，迷走神经位于颈总动脉和颈内静脉之间的后方。

（二）筋膜间隙

1. **胸骨上间隙** suprasternal space　颈筋膜浅层距胸骨柄上缘 3~4cm 处分为深、浅两层，向下分别附于胸骨柄前、后缘，两层之间为胸骨上间隙。内有颈静脉弓、颈前静脉下段、胸锁乳突肌胸骨头、淋巴结及脂肪组织等。

2. **气管前间隙** pretracheal space　气管前间隙位于气管前筋膜与气管颈部之间。内有甲状腺最下动脉、甲状腺下静脉、甲状腺奇静脉丛、头臂干及左头臂静脉。儿童则有胸腺突入。

3. **咽后间隙** retropharyngeal space　咽后间隙位于椎前筋膜与颊咽筋膜之间，其延伸至咽侧壁外侧的部分为咽旁间隙，向下至后纵隔。

4. **椎前间隙** prevertebral space　椎前间隙位于脊柱颈部与椎前筋膜之间。颈椎结核脓肿多积于此间隙，并向两侧至颈外侧区，经腋鞘扩散至腋窝。

第三节　颈前区

颈前区以舌骨为界，分为舌骨上区和舌骨下区（图 5-5，图 5-6）。

一、舌骨上区

舌骨上区包括颏下三角和两侧的下颌下三角。

（一）颏下三角

1. **境界**　**颏下三角** submental triangle 是由左、右二腹肌前腹与舌骨体围成的三角区域，

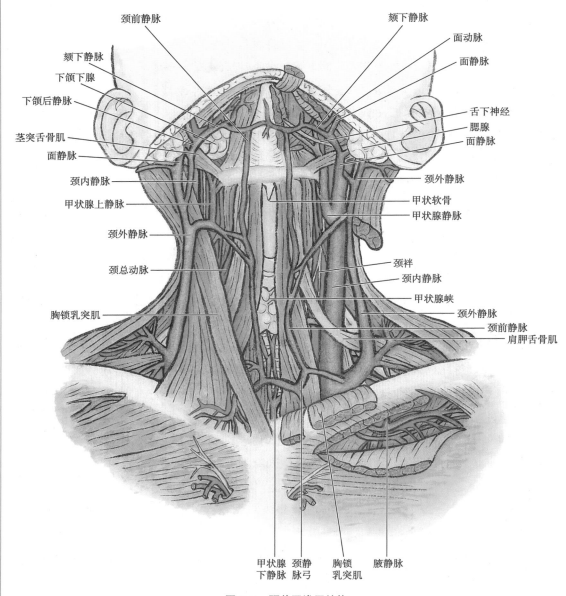

图 5-5 颈前区浅层结构

其浅面为皮肤、浅筋膜及颈筋膜浅层，深面由两侧的下颌舌骨肌及其筋膜构成。

2. 内容　此三角内有 1~3 个颏下淋巴结，收纳颏部、下唇中部、口底和舌尖的淋巴，其淋巴输出管注入下颌下淋巴结和颈内静脉二腹肌淋巴结。

（二）下颌下三角

1. 境界　**下颌下三角** submandibular triangle 是由二腹肌前、后腹和下颌骨体下缘围成的三角形区域，又称**二腹肌三角** digastric triangle。此三角浅面有皮肤、浅筋膜、颈阔肌和颈筋膜浅层，深面有下颌舌骨肌、舌骨舌肌及咽中缩肌（图 5-7）。

2. 内容　三角内主要有下颌下腺、血管、神经和淋巴结等。

（1）**下颌下腺** submandibular gland　其包裹在由颈筋膜浅层所形成的筋膜鞘内。此腺呈 "U" 型，分浅、深两部，浅部较大，位于下颌舌骨肌浅面，绕该肌的后缘向前延至其深

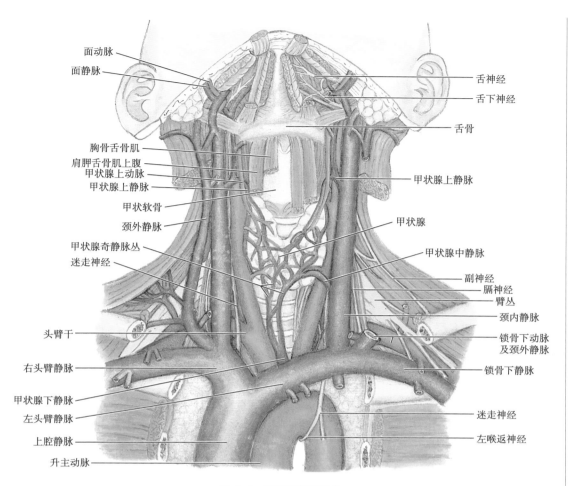

面动脉
面静脉
舌神经
舌下神经
舌骨
胸骨舌骨肌
肩胛舌骨肌上腹
甲状腺上动脉
甲状腺上静脉
甲状软骨
颈外静脉
甲状腺奇静脉丛
迷走神经
甲状腺上静脉
甲状腺
甲状腺中静脉
副神经
膈神经
臂丛
颈内静脉
头臂干
右头臂静脉
甲状腺下静脉
左头臂静脉
上腔静脉
升主动脉
锁骨下动脉
及颈外静脉
锁骨下静脉
迷走神经
左喉返神经

图 5-6 颈前区深层结构

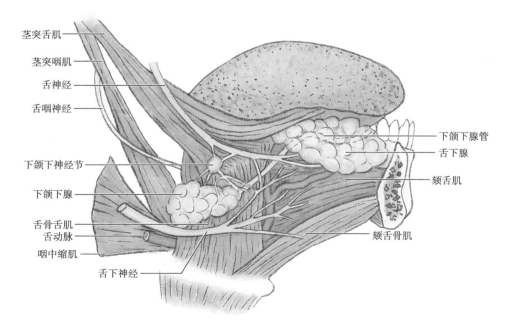

茎突舌肌
茎突咽肌
舌神经
舌咽神经
下颌下神经节
下颌下腺
舌骨舌肌
舌动脉
咽中缩肌
舌下神经
下颌下腺管
舌下腺
颏舌肌
颏舌骨肌

图 5-7 颌下三角内容

处，为该腺的深部。下颌下腺管由腺深部的前端发出，在下颌舌骨肌的深面前行，开口于舌下阜。

（2）血管、神经和淋巴结 ①**面动脉** facial artery 平舌骨大角高度起自颈外动脉，经二腹肌后腹的深面进入下颌下三角，沿下颌下腺深面前行，至咬肌前缘处绕过下颌骨体下缘入面部。②**舌下神经** hypoglossal nerve 在下颌下腺的内下方，行于舌骨舌肌表面，与二腹肌中间腱之间有舌动脉及其伴行静脉。③**舌动脉** lingual artery 前行至舌骨舌肌后缘深面入舌。④**舌神经**在下颌下腺深部内上方与舌骨舌肌之间前行入舌。⑤**下颌下神经节**位于下颌下腺深部上方和舌神经下方，自节内发出分支至下颌下腺及舌下腺。在下颌下腺的周围有 4~6 个下颌下淋巴结。

二、舌骨下区

该区是指两侧胸锁乳突肌前缘之间，舌骨以下的区域，包括左右颈动脉三角和肌三角。

（一）颈动脉三角

1. 境界 **颈动脉三角** carotid triangle 由胸锁乳突肌上份前缘、肩胛舌骨肌上腹和二腹肌后腹围成。其浅面有皮肤、浅筋膜、颈阔肌及颈筋膜浅层；深面有椎前筋膜；内侧是咽侧壁及其筋膜。

2. 内容 三角内有颈内静脉及其属支，颈总动脉及其分支，舌下神经及其降支，迷走神经及其分支，副神经及部分颈深淋巴结等（图 5-8，图 5-9）。

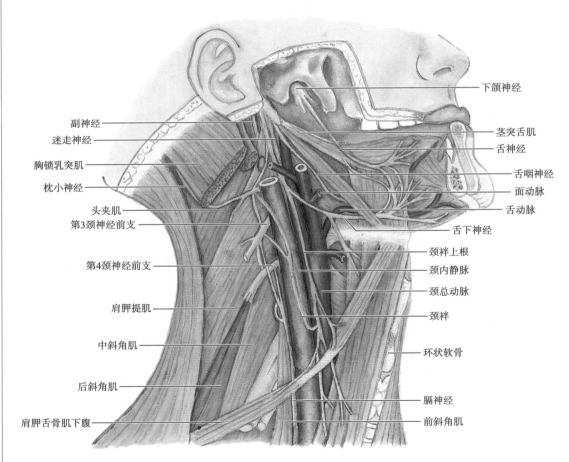

图 5-8 颈动脉三角内容

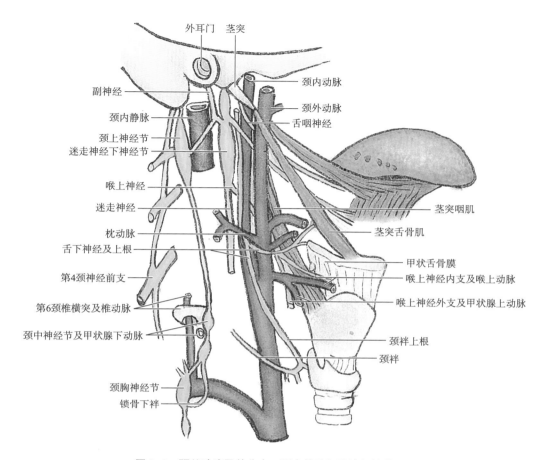

图 5-9 颈总动脉及其分支、颈内静脉与脑神经的关系

（1）动脉 ①**颈总动脉** common carotid artery 位于颈内静脉内侧，约平甲状软骨上缘处分为颈内动脉和颈外动脉。颈内动脉起始部和颈总动脉末端的膨大部分为颈动脉窦，窦壁内有压力感受器，有调节血压作用。在颈总动脉分叉处的后方借结缔组织连有一米粒大小的扁椭圆形小体，称为颈动脉小球，是化学感受器，有调节呼吸深度的作用。②**颈外动脉** external carotid artery 平甲状软骨上缘起自颈总动脉，于颈内动脉前内侧上行，从甲状软骨上缘至舌骨大角处自前壁由下而上依次发出甲状腺上动脉、舌动脉和面动脉；近二腹肌后腹下缘处自后壁向后上发出枕动脉；自起始部内侧壁向上发出咽升动脉。③**颈内动脉** internal carotid artery 由颈总动脉发出后，自颈外动脉的后外方行至后方。该动脉在颈部无分支。

（2）静脉 **颈内静脉** internal jugular vein 位于胸锁乳突肌前缘深面，颈总动脉外侧。其颈部的属支为面静脉、舌静脉及甲状腺上、中静脉。

（3）神经 穿经颈动脉三角的神经主要是舌下神经、迷走神经和副神经 3 对脑神经：①**舌下神经** hypoglossal nerve 自二腹肌后腹深面进入三角，呈弓形向前越过颈内、外动脉浅面，再经二腹肌后腹深面进入下颌下三角。该神经在弓形处向下发出降支，称颈袢上根。颈袢上根沿颈总动脉浅面下降，在环状软骨水平与来自颈丛第 2、3 颈神经的颈袢下根组成颈袢。②**迷走神经** vagus nerve 行于颈动脉鞘内，沿颈内静脉和颈内动脉及颈总动脉之间的后方下降。在迷走神经上端的下神经节处发出喉上神经，在颈动脉三角还发出心支，沿颈总动脉表面下降，入胸腔参与组成心丛。③**副神经** accessory nerve 经二腹肌后腹深面入颈动脉三角，经颈内动、静脉之间行向后外侧，自胸锁乳突肌上份穿入该肌，并发出肌支支配该肌，本干向后至颈后三角。

（4）淋巴结   颈内静脉二腹肌淋巴结位于二腹肌后腹与颈内静脉交角处（即面静脉注入颈内静脉处），临床上又称角淋巴结，收集舌根部、腭扁桃体和鼻咽部的淋巴，是鼻咽癌及舌根部癌最先累及的颈部淋巴结群。

（5）二腹肌后腹   二腹肌后腹是颈动脉三角与下颌下三角的分界标志，也是颈部及颌面部手术的主要标志。表面有耳大神经、下颌后静脉及面神经颈支；深面有颈内动、静脉，颈外动脉，末 3 对脑神经及颈交感干；其上缘有耳后动脉和面神经及舌咽神经等；下缘经过的结构有枕动脉和舌下神经（图 5-10）。

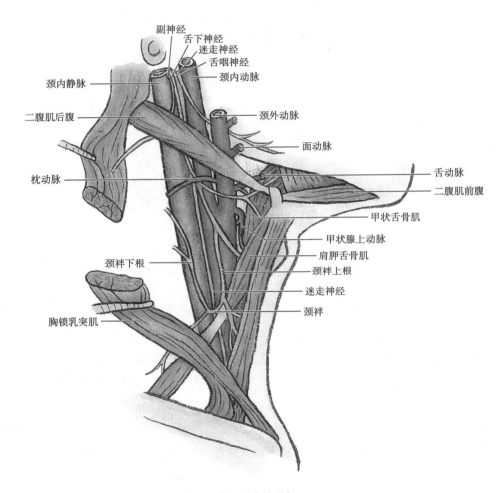

图 5-10　二腹肌后腹的毗邻

（二）肌三角

1. 境界   肌三角位于颈前正中线、胸锁乳突肌前缘和肩胛舌骨肌上腹之间。其浅面的结构由浅入深依次有皮肤、浅筋膜、颈阔肌、颈前静脉与皮神经和颈筋膜浅层，深面为椎前筋膜。

2. 内容   三角内含有位于浅层的胸骨舌骨肌和肩胛舌骨肌上腹，位于深层的胸骨甲状肌和甲状舌骨肌，以及位于气管前筋膜深部的甲状腺、甲状旁腺、气管颈部、食管颈部等器官。

（1）甲状腺

1）形态与被膜：**甲状腺** thyroid gland 呈"H"形，分为左、右两侧叶及其相连的甲状腺峡。甲状腺峡有的不发达；约有半数以上的人有锥状叶，其从甲状腺峡向上伸出，长短不一。甲状腺被气管前筋膜包裹，该筋膜形成甲状腺假被膜，即甲状腺鞘。甲状腺的外膜称真被膜，又称纤维囊，二者之间形成的间隙为囊鞘间隙，内有疏松结缔组织、血管、神经及甲状旁腺。假被膜增厚形成的甲状腺悬韧带使甲状腺两侧叶内侧和峡部后面连于甲状软骨、环状软骨及气管软骨环，将甲状腺固定于喉及气管壁上。因此，甲状腺可随喉的活动而上下移动。

2）位置与毗邻：甲状腺的两侧叶位于喉下部和气管颈部的前外侧，上端达甲状软骨中部，下端至第 6 气管软骨。甲状腺峡多位于第 2~4 气管软骨前方。

甲状腺的前面由浅入深有皮肤、浅筋膜、颈筋膜浅层、舌骨下肌群及气管前筋膜遮盖。左、右两侧叶的后内侧邻近喉与气管、咽与食管及喉返神经；侧叶的后外侧与颈动脉鞘及颈交感干相邻。当甲状腺肿大时，如向后内侧压迫喉与气管，可出现呼吸、吞咽困难及声音嘶哑；如向后外方压迫颈交感干时，可出现瞳孔缩小、眼裂变窄及眼球内陷等，称为 Horner 综合征。

3）甲状腺的动脉和喉的神经（图 5-11）

①甲状腺上动脉与喉上神经：**甲状腺上动脉**起自颈外动脉起始部前壁，与喉上神经外支伴

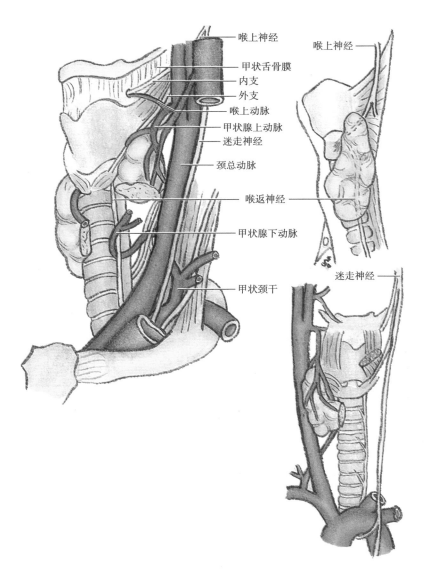

图 5-11 甲状腺的动脉与喉的神经

行向前下方，至甲状腺上端附近分为前、后两支。前支沿甲状腺侧叶前缘下行，分布于侧叶前面；后支沿侧叶后缘下行，甲状腺上动脉发出**喉上动脉**，伴喉上神经内支穿甲状舌骨膜入喉。

喉上神经是迷走神经的分支，沿咽侧壁下行，于舌骨大角处分为内、外两支。内支与同名动脉伴行穿甲状舌骨膜入喉，分布于声门裂以上的喉黏膜及会厌和舌根等处；外支伴甲状腺上动脉行向前下方，在距甲状腺上极 0.5~1cm 处，离开动脉弯向内侧，发出肌支支配环甲肌。因此，在甲状腺次全切除术结扎甲状腺上动脉时，应紧贴甲状腺上极进行，以免损伤外支而出现声音低钝、呛咳等。

②甲状腺下动脉与喉返神经：**甲状腺下动脉**是锁骨下动脉甲状颈干的分支，沿前斜角肌内侧缘上升，至第 6 颈椎平面，在颈动脉鞘与椎血管之间弯向内侧，近甲状腺侧叶下极潜入甲状腺侧叶的后面，发出上、下二支，分布于甲状腺、甲状旁腺、气管和食管等处。

喉返神经是迷走神经的分支。左喉返神经勾绕主动脉弓至其后方，右喉返神经勾绕右锁骨下动脉至其后方，两者均于食管气管旁沟上行，至咽下缩肌下缘进入喉内，称为**喉下神经**，分数支至喉，其运动纤维支配除环甲肌以外的所有喉肌，感觉纤维分布于声门裂以下的膜。左喉返神经行程较长，位置深，多在甲状腺下动脉后方与其交叉；右喉返神经行程较短，位置较浅，多在甲状腺下动脉前方与其交叉或穿行于动脉两条分支之间。左、右喉返神经入喉前通常经过环甲关节后方，故甲状软骨下角可作为显露喉返神经的标志。由于喉返神经与甲状腺下动脉的关系在侧叶下极附近比较复杂，故施行甲状腺次全切除术结扎甲状腺下动脉时，应远离甲状腺下端，以免损伤喉返神经而致声音嘶哑。此外，喉返神经在行程中还发出外支至气管和食管（图 5-12）。

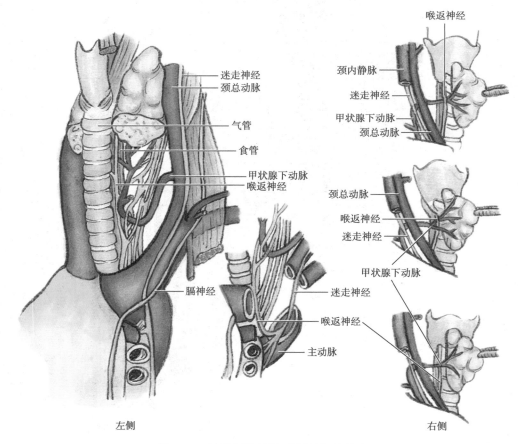

图 5-12　甲状腺下动脉与喉返神经的关系

甲状腺最下动脉较小，出现率约为 10%，主要起自头臂干或主动脉弓。沿气管颈部前方上行，至甲状腺峡，参与甲状腺动脉之间的吻合，气管切开或甲状腺手术时应注意。

4）甲状腺的静脉：分为上、中、下 3 对静脉（图 5-13）。

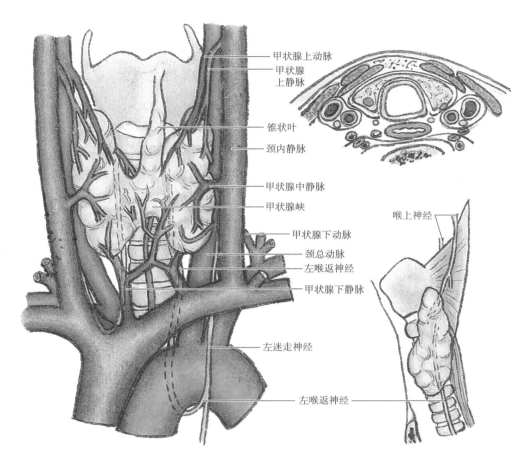

图 5-13 甲状腺的静脉

甲状腺上静脉：从甲状腺上极离开，与同名动脉伴行，注入颈内静脉。

甲状腺中静脉：起自甲状腺侧缘中部，短而粗，管壁较薄，经过颈总动脉的前方，直接注入颈内静脉，此静脉有时缺如。

甲状腺下静脉：起自甲状腺的下缘，经气管前面下行，主要汇入头臂静脉，两侧甲状腺下静脉在气管颈部前方常吻合成**甲状腺奇静脉丛**，做低位气管切开时应注意止血。

（2）**甲状旁腺** parathyroid gland　甲状旁腺为两对扁圆形小体，直径 0.6~0.8cm，呈棕黄色或淡红色，上、下各一对，位于甲状腺侧叶的后面，真假被膜之间，有时可位于甲状腺实质内或被膜外气管周围的结缔组织中。一般上甲状旁腺多位于甲状腺侧叶上、中份的交界处的后方；下甲状旁腺多位于侧叶下 1/3 的后方，偶尔可低至上纵隔的胸腺内（图 5-14）。

（3）**气管颈部** cervical part of trachea　气管颈部上平第 6 颈椎下缘，下平胸骨颈静脉切迹处移行为气管胸部。成人长约 6.5cm，横径为 1.5~2.5cm，由 6~8 个气管软骨及其间软组织构成，气管周围有疏松结缔组织包绕，故活动性较大。当仰头或低头时，气管可上、下移动 1.5cm。头转向一侧时，气管亦随之转向同侧，食管却移向对侧，故常规施行气管切开术时，

NOTE

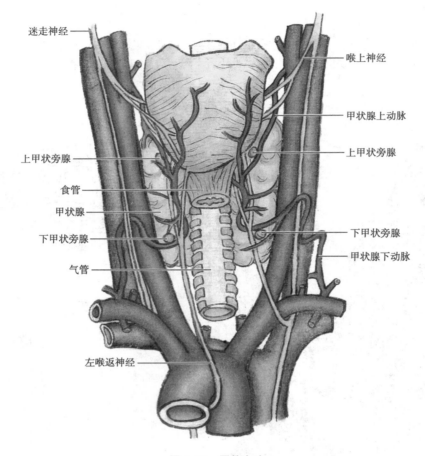

迷走神经

喉上神经

甲状腺上动脉

上甲状旁腺

上甲状旁腺

食管

甲状腺

下甲状旁腺

下甲状旁腺

气管

甲状腺下动脉

左喉返神经

图 5-14　甲状旁腺

头应严格保持正中位置，以免伤及食管及周围的神经和血管。

气管颈部的毗邻前方由浅入深依次为皮肤、浅筋膜、颈筋膜浅层、胸骨上间隙及其内的静脉弓和舌骨下肌群、气管前筋膜。平第 2~4 气管软骨前方有甲状腺峡，峡的下方有甲状腺下静脉、甲状腺奇静脉丛及可能存在的甲状腺最下动脉。

气管颈部上端两侧为甲状腺侧叶，后方为食管，在二者之间的气管食管旁沟内有喉返神经上行。其后外侧有颈交感干和颈动脉鞘等。此外，幼儿的胸腺、左头臂静脉和主动脉弓等，常高出胸骨颈静脉切迹达气管颈部前面，故对幼儿进行气管切开术时，应注意不宜低于第 5 气管软骨，以免伤及上述结构。

（4）**食管颈部** cervical part of esophagus　食管颈部上端前平环状软骨下缘平面，下端在颈静脉切迹平面处移行为食管胸部。食管颈部前方为气管颈部，食管位置稍偏左侧，故食管颈部手术入路以左侧为宜。后方有颈长肌和脊柱。后外侧隔椎前筋膜与颈交感干相邻。两侧为甲状腺侧叶、颈动脉鞘及其内容物。

（5）颈前淋巴结　位于颈前正中部，分为颈前浅淋巴结及颈前深浅淋巴结。

颈前浅淋巴结：1~2 个，沿颈前静脉排列，收集颈内淋巴，其输出管注入颈外侧下深淋巴结或锁骨上淋巴结。

颈前深淋巴结：分布于喉、甲状腺和气管颈部的前方及两侧，包括喉前淋巴结、气管前淋巴结和气管旁淋巴结，收集喉、气管颈部、食管颈部等处淋巴，其输出管注入颈外侧深淋巴结。

第四节 胸锁乳突肌区及颈根部

一、胸锁乳突肌区

(一)境界

胸锁乳突肌区 sternocleidomastoid region 是指该肌在颈部所占据和覆盖的区域，主要有颈袢、颈动脉鞘及其内容物、颈丛、颈交感干等。

(二)内容及毗邻

1. **颈袢** cervical ansa 颈袢由第 1~3 颈神经前支的分支构成。来自第 1 颈神经前支的部分纤维先随舌下神经走行，至颈动脉三角内离开此神经，称为颈袢上根，又称舌下神经降支，再沿颈内动脉和颈总动脉浅面下行。来自颈丛第 2~3 颈神经前支的部分纤维组成颈袢下根，沿颈内静脉浅面（或深面）下行，上、下两根在颈动脉鞘表面合成颈袢。该袢位于肩胛舌骨肌中间腱的上缘附近，适平环状软骨弓水平，其分支支配肩胛舌骨肌、胸骨舌骨肌、胸骨甲状肌。甲状腺手术时，多平环状软骨切断舌骨下诸肌，可避免损伤颈袢的肌支（图 5-15）。

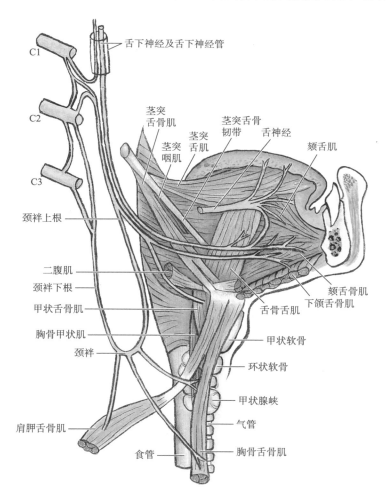

图 5-15 颈袢及支配的肌

2. 颈动脉鞘及其内容物　**颈动脉鞘** carotid sheath 上起自颅底，下续纵隔。在鞘内全长有颈内静脉和迷走神经，鞘内上部有颈内动脉，颈总动脉行于其下部。在颈动脉鞘下部，颈总动脉位于后内侧，颈内静脉位于前外侧。鞘的上部，颈内动脉居前内侧，颈内静脉在其后外方，迷走神经行于二者之间的后内方。颈动脉鞘浅面有胸锁乳突肌、胸骨舌骨肌、胸骨甲状肌和肩胛舌骨肌下腹、颈袢及甲状腺上、中静脉；鞘的后方有甲状腺下动脉通过，隔椎前筋膜有颈交感干、椎前肌和颈椎横突等；鞘的内侧有咽、食管颈部，喉与气管颈部，甲状腺侧叶和喉返神经等。

3. **颈丛** cervical plexus　颈丛由第1~4颈神经的前支组成，位于胸锁乳突肌上段与中斜角肌、肩胛提肌之间。分支有皮支、肌支和膈神经。

4. **颈交感干** cervical sympathetic trunk　颈交感干由颈上、中、下交感神经节及其节间支组成，位于脊柱两侧，被颈筋膜椎前层所覆盖。**颈上神经节**最大，呈梭形，位于第2~3颈椎横突前方。**颈中神经节**最小或不明显，位于第6颈椎横突的前方。**颈下神经节**位于第7颈椎平面，在椎动脉起始部后方，多与第1胸神经节融合为颈胸神经节，又称星状神经节。以上3对神经节各发出心支，参与心丛组成，并发出8条由交感神经节后纤维形成的灰交通支进入第1~8对颈神经。

二、颈根部

颈根部是颈部与胸部及上肢之间重要结构通过的区域（图5-16）。

（一）境界

颈根部前界为胸骨柄，后界为第1胸椎体，两侧为第1肋。颈根部在中线上主要有气管和食管等，两侧的中心标志是前斜角肌。前斜角肌前内侧主要是往来于颈、胸之间的纵行结构，如颈总动脉、颈内静脉、迷走神经、膈神经、颈交感干、胸导管和胸膜顶等；前、后方及外侧主要是往来于胸、颈与上肢间的横行结构，如锁骨下动脉、静脉和臂丛等。

（二）内容及毗邻

1. **前斜角肌** scalenus anterior　前斜角肌起自第3~6颈椎横突前结节，向下外斜行止于第1肋上面的斜角肌结节。前斜角肌与其后方的中斜角肌及下方的第1肋之间围成斜角肌间隙，有臂丛及锁骨下动脉通过（图5-17）。

2. **胸膜顶** cupula of pleura　胸膜顶是覆盖肺尖部的壁胸膜，突入颈根部，高出锁骨内侧1/3上缘2~3cm。前、中、后斜角肌覆盖其前、外及后方，三肌构成"三角尖帽"保护胸膜顶。其前方邻接锁骨下动脉及其分支、膈神经、迷走神经、锁骨下静脉及左颈根部的胸导管；后方贴靠第1和2肋、颈交感干和第1胸神经前支；外侧邻臂丛；内侧邻气管、食管，左侧尚有胸导管和左喉返神经；上方连有胸膜上膜，此膜从第7颈椎横突、第1肋颈和第1胸椎体连至胸膜顶，又称 Sibson 筋膜，起悬吊作用。当行肺萎陷手术时，须切断上述筋膜，才能使肺尖塌陷。

3. **锁骨下动脉** subclavian artery　锁骨下动脉左侧起自主动脉弓，右侧在胸锁关节后方起自头臂干。该动脉于第1肋外侧缘续于腋动脉。前斜角肌将其分为3段。

（1）第1段　该段位于前斜角肌内侧，胸膜顶前方。该段动脉前方的毗邻左、右侧不同，右侧有迷走神经跨过，左侧有膈神经及胸导管跨过。该段动脉的分支有：①**椎动脉** vertebral

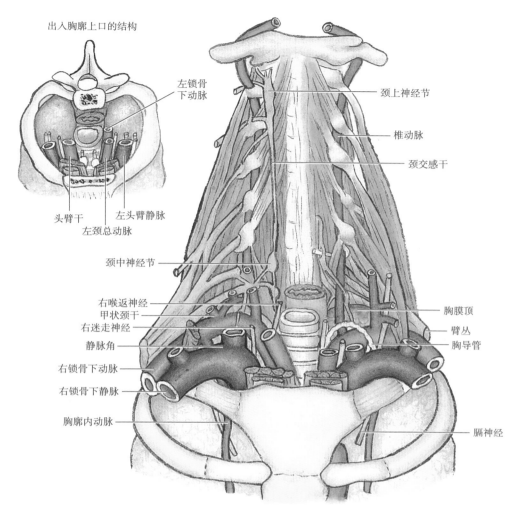

出入胸廓上口的结构

左锁骨下动脉

头臂干

左头臂静脉

左颈总动脉

颈中神经节

右喉返神经

甲状颈干

右迷走神经

静脉角

右锁骨下动脉

右锁骨下静脉

胸廓内动脉

颈上神经节

椎动脉

颈交感干

胸膜顶

臂丛

胸导管

膈神经

图 5-16 颈根部

artery 沿前斜角肌内侧上行于胸膜顶前面，穿经上位 6 个颈椎横突孔，经枕骨大孔入颅，分布于脑、脊髓和内耳。②**胸廓内动脉** internal thoracic artery 位于胸膜顶前方，正对椎动脉起始处起自锁骨下动脉下壁，经锁骨下静脉之后向下入胸腔。③**甲状颈干** thyrocervical trunk 起自锁骨下动脉上壁，发出甲状腺下动脉、肩胛上动脉及颈横动脉。④**肋颈干** costocervical trunk 起自锁骨下动脉第 1 或第 2 段的后壁，分为颈深动脉和最上肋间动脉。

（2）第 2 段 该段位于前斜角肌后方，上方紧邻臂丛各干，下方跨胸膜顶。

（3）第 3 段 该段位于前斜角肌外侧，第 1 肋上面，其前下方邻锁骨下静脉，外上方为臂丛。此段动脉有时发出颈横动脉或肩胛上动脉。

4. **锁骨下静脉** subclavian vein 该静脉起自第 1 肋外缘续于腋静脉。沿第 1 肋上面，经锁骨与前斜角肌之间，向内侧与颈内静脉汇合成头臂静脉。锁骨下静脉壁与第 1 肋、锁骨下肌、前斜角肌的筋膜相愈着，故伤后易致空气栓塞。临床上广泛应用锁骨下静脉插管技术进行长期输液、心导管插管及中心静脉压测定等。在行锁骨下静脉穿刺时，可由锁骨下缘内、中 1/3 交点处至同侧胸锁关节上缘之间的连线作为进针方向的标志，并应紧贴锁骨后面，以免损伤胸膜顶和臂丛等结构。

NOTE

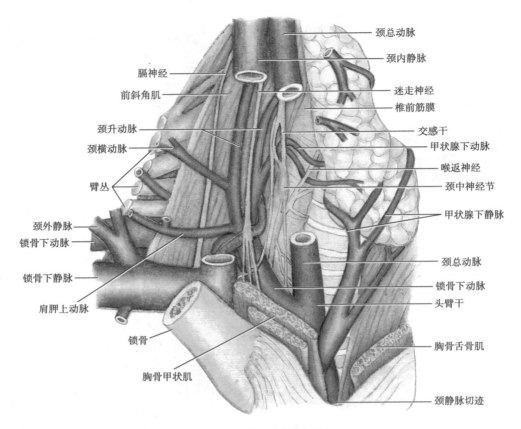

图 5-17　前斜角肌的毗邻

5. 胸导管与右淋巴导管

（1）**胸导管** thoracic duct　胸导管沿食管左侧出胸腔上口至颈部，平第 7 颈椎高度，向左呈弓状跨过胸膜顶，形成胸导管弓。其前方为颈动脉鞘，后方有椎动、静脉及颈交感干、甲状颈干、膈神经和锁骨下动脉。少数人（33.3%）胸导管经过颈内静脉的前方，因而上述诸结构均位于其后方，属于浅位胸导管，在颈根部手术应考虑这种位置上的变异。此外，胸导管注入静脉的部位不十分恒定，以注入左静脉角者居多，少数可注入左颈内静脉或左锁骨下静脉。左颈干、左锁骨下干及左支气管纵隔干通常注入胸导管末端，也可单独注入静脉。近年来，由于开展胸导管逆行造影、胸导管引流术、胸导管颈内静脉吻合术等，使有关胸导管在颈部的位置和开口部位更加受到重视。

（2）**右淋巴导管** right lymphatic duct　右淋巴导管长 1~1.5cm，在右颈根部接受右颈干、右锁骨下干和右支气管纵隔干后注入右静脉角。由于右淋巴导管出现率仅为 20% 左右，故有时各淋巴干也可直接注入右锁骨下静脉或右颈内静脉。

6. **迷走神经** vagus nerve　右迷走神经下行于右颈总动脉和右颈内静脉之间，经锁骨下动脉第 1 段前面时发出右喉返神经，绕经右锁骨下动脉的下面和后方返回颈部。左迷走神经在左颈总动脉和左颈内静脉之间下行入胸腔。

7. **膈神经** phrenic nerve　膈神经由第 3~5 颈神经前支组成。位于前斜角肌前面，椎前筋膜深面，向内下方斜降。其前方有胸锁乳突肌、肩胛舌骨肌中间腱、颈内静脉、颈横动脉和肩胛上动脉，左侧前方还邻接胸导管弓；内侧有颈升动脉上行。该神经在颈根部经胸膜顶的前内侧，迷走神经的外侧，穿锁骨下动、静脉之间进入胸腔。

据统计，副膈神经出现率为 48%，多起自颈 5（占 48.7%）或颈 5、颈 6（占 27.6%），在膈神经的外侧下行（占 85.2%），经锁骨下静脉的后方进入胸腔。副膈神经在锁骨下静脉的下方与膈神经结合者占多数（57.1%）。

8. 椎动脉三角 triangle of vertebra artery 椎动脉三角外侧界为前斜角肌，内侧界为颈长肌，下界为锁骨下动脉第 1 段，尖为第 6 颈椎横突前结节。三角的后方有胸膜顶、第 7 颈椎横突、第 8 颈神经前支及第 1 肋颈；前方有颈动脉鞘、膈神经及胸导管弓（左侧）等。三角内的主要结构有椎动、静脉，甲状腺下动脉，颈交感干及颈胸神经节等（图 5-18）。

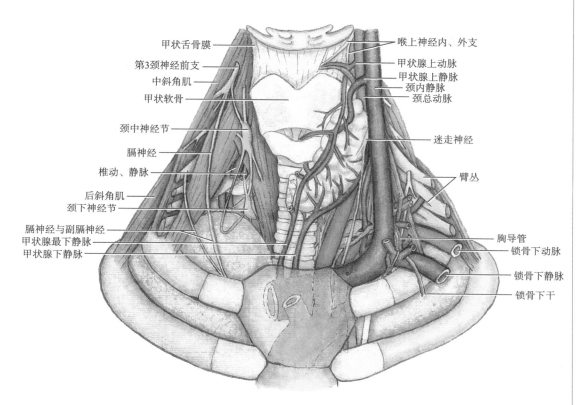

图 5-18 椎动脉三角及其内容

第五节 颈外侧区

颈外侧区又称颈后三角，是由胸锁乳突肌后缘、斜方肌前缘和锁骨中 1/3 上缘围成的三角区。该区被肩胛舌骨肌下腹分为上方较大的枕三角（肩胛舌骨肌斜方肌三角）和下方较小的锁骨上三角（肩胛舌骨肌锁骨三角）。

一、枕三角

（一）境界

枕三角 occipital triangle 位于胸锁乳突肌后缘、斜方肌前缘与肩胛舌骨肌下腹上缘之间。三角的浅面依次为皮肤、浅筋膜和颈筋膜浅层；深面为椎前筋膜及其所覆盖的前、中、后斜角肌、头夹肌和肩胛提肌。在浅面和深面之间的疏松结缔组织中，主要有副神经及其周围的淋巴结及颈丛和臂丛的分支（图 5-19）。

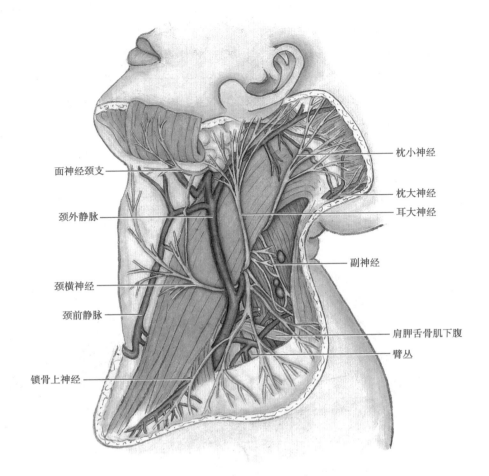

图中标注：
- 面神经颈支
- 颈外静脉
- 颈横神经
- 颈前静脉
- 锁骨上神经
- 枕小神经
- 枕大神经
- 耳大神经
- 副神经
- 肩胛舌骨肌下腹
- 臂丛

图 5-19　枕三角及其内容

（二）内容及毗邻

1. 副神经及周围淋巴结　**副神经** vagus nerve 自颈静脉孔出颅后，沿颈内静脉前外侧下行，经二腹肌后腹深面，在胸锁乳突肌上部的前缘穿入并发出分支支配该肌。其本干在胸锁乳突肌后缘上、中 1/3 交点处进入枕三角，此处有枕小神经勾绕，是确定副神经的标志。在枕三角内，该神经沿肩胛提肌表面，经枕三角中份，向外下方斜行。此段位置表浅，周围有淋巴结排列，颈部淋巴结清除术时应避免损伤该神经。自斜方肌前缘中、下 1/3 交界处进入该肌深面，并支配该肌。

副神经周围淋巴结沿副神经全长排列，属颈外侧上深淋巴结的一部分，多数淋巴结位于副神经的上外方，少数在其下内方。它们收纳枕、耳后及肩胛上淋巴结引流的淋巴，上部淋巴结的输出管注入颈外侧上深淋巴结，下部淋巴结的输出管注入锁骨上淋巴结。

2. **颈、臂丛分支**　颈丛皮支在胸锁乳突肌后缘中点处穿颈筋膜浅层浅出，分布于头、颈、胸前上部及肩上部的皮肤。臂丛分支有支配菱形肌的肩胛背神经，该神经位于副神经与臂丛上缘之间，略与副神经平行，但居椎前筋膜深面，可与副神经鉴别。此外还有支配冈上、下肌的肩胛上神经，以及入腋区支配前锯肌的胸长神经等。

二、锁骨上三角

（一）境界

锁骨上三角 supraclavicular triangle 又称肩胛舌骨肌锁骨三角，由于此三角位于锁骨上方，在体表呈明显凹陷，故又名**锁骨上大窝**。由胸锁乳突肌后缘、肩胛舌骨肌下腹和锁骨上缘中 1/3 围成。其浅面依次为皮肤、浅筋膜及颈筋膜浅层；其深面为斜角肌下份及椎前筋膜。此三角含有锁骨下动脉、静脉，臂丛和锁骨上淋巴结（图 5-20，图 5-21）。

（二）内容及毗邻

1. **锁骨下静脉** subclavian vein　　锁骨下静脉于第 1 肋外侧缘续于腋静脉，有颈外静脉和肩胛背静脉注入。在该三角内锁骨下静脉位于锁骨下动脉第 3 段的前下方；向内经膈神经和前斜角肌下端的前面，达胸膜顶前方，在前斜角肌内侧与颈内静脉汇合成头臂静脉，二者间形成向外上开放的角，称为静脉角。胸导管和右淋巴导管分别注入左、右静脉角。

2. **锁骨下动脉** subclavian artery　　锁骨下动脉经斜角肌间隙进入此三角，走向腋窝。位于三角内的是该动脉第 3 段，其下方为第 1 肋上面，前下方为锁骨下静脉，后上方有臂丛。该三角内还可见该动脉的分支：肩胛背动脉、肩胛上动脉和颈横动脉，分别至斜方肌深面及肩胛区。

3. **臂丛** brachial plexus　　由第 5~8 颈神经和第 1 胸神经前支的大部分组成臂丛的 5 个根，经斜角肌间隙进入此三角。臂丛在锁骨下动脉后上方合成 3 干，各干均分为前、后二股。根、干、股组成臂丛锁骨上部，在锁骨中点上方，为锁骨上臂丛神经阻滞麻醉处。在三角内，臂丛

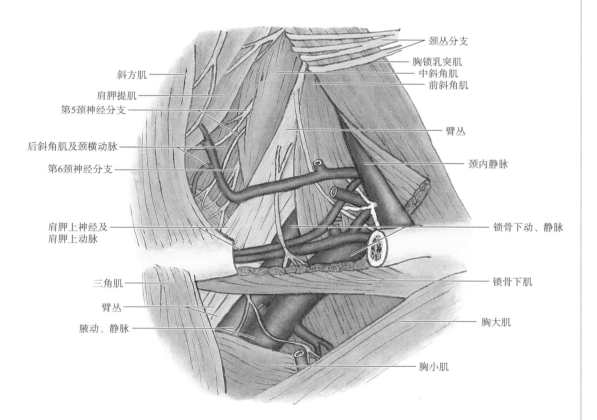

图 5-20　锁骨上三角内容

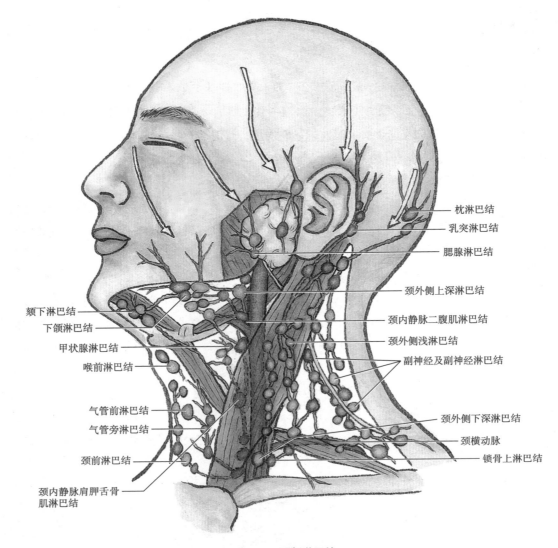

图 5-21　颈部淋巴结

发出肩胛背神经、肩胛上神经及胸长神经等，臂丛与锁骨下动脉由椎前筋膜形成的筋膜鞘包绕，续于腋鞘。

4. **锁骨上淋巴结** supraclavicular lymphatic nodes　　锁骨上淋巴结是颈外侧下深淋巴结的一部分，沿颈横血管排列。其中靠近左静脉角处的淋巴结又称魏尔啸淋巴结，是胃及食管下段癌转移时最先累及的颈部淋巴结，肿大时在左锁骨上缘与胸锁乳突肌后缘交角处可触及。

第六节　颈部常用腧穴解剖

一、翳风　Yìfēng（TE 17，手少阳三焦经）

【体表定位】在颈部，耳垂后方，乳突下端前方凹陷中。

【临床主治】耳鸣、耳聋、口眼歪斜、面瘫、牙关紧闭、齿痛、颊肿、腮腺炎、颞下颌关节炎。

【操作方法】取正坐位。

针法：直刺 0.5~1 寸。

【进针层次】图 5-22。

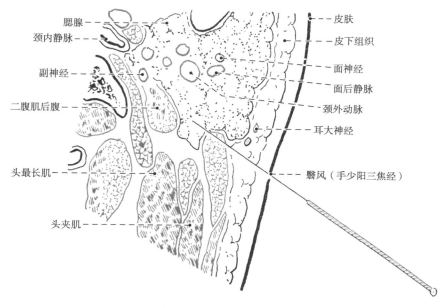

腮腺

颈内静脉

副神经

二腹肌后腹

头最长肌

头夹肌

皮肤

皮下组织

面神经

面后静脉

颈外动脉

耳大神经

翳风（手少阳三焦经）

图 5-22 翳风穴的断面解剖

1. **皮肤** 由耳大神经支配。耳大神经是颈丛的皮支，由第 2、3 颈神经前支组成，分布于耳廓及其附近的皮肤，并与面神经的耳后支和枕小神经的分支有交叉分布。

2. **皮下组织** 内有耳大神经主干经过；若刺中，针感可传向耳部。此外，尚有颈外静脉的属支面后静脉和耳后静脉分布。

3. **腮腺** 腮腺是 3 对唾液腺中最大的一对，位于外耳道前下方，咬肌后缘和下颌后窝内。翳风穴正好位于下颌后窝内，故针尖主要从腮腺内刺入。腮腺内有面神经和耳颞神经经过，还有颈外动脉、下颌后静脉等血管穿行。面神经主干从茎乳孔穿出后即进入腮腺，刚好经过翳风穴的深部，很容易被刺及，其针感可向半侧面部放散，从而达到治疗面瘫的目的。

【针刺注意事项】

1. 针的后方由浅至深的结构有胸锁乳突肌、头夹肌、头最长肌及二腹肌后腹，若针稍偏后，可刺中上述肌肉。

2. 针的深层（超过 1.5 寸以上）为颈动脉鞘的上端，其内有颈内动脉、颈内静脉和迷走神经，故该穴不宜深刺，以免刺破颈内动、静脉，造成严重的出血。更危险的是刺中迷走神经，造成迷走神经张力增高，兴奋性增强而引起心跳骤停（临床已有报道）。

二、廉泉 Liánquán（CV 23，任脉）

【体表定位】在颈前区，喉结上方，舌骨上缘凹陷中，前正中线上。

【临床主治】舌下肿痛、舌纵流涎、暴喑、喉痹、舌强不语。

【操作方法】向舌根斜刺 0.5~0.8 寸，局部酸胀，舌根和咽喉部发紧，可扩散至舌部。

【进针层次】图 5-23。

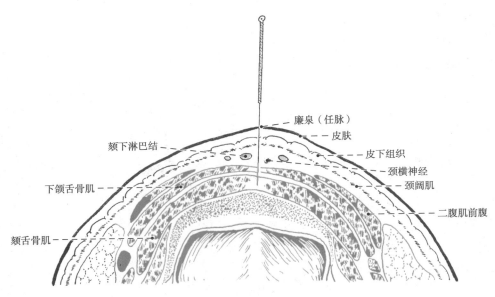

图 5-23 廉泉穴的断面解剖

1. **皮肤** 皮肤由颈横神经的升支支配。颈横神经是颈丛的皮支，由第 2、3 颈神经前支组成。

2. **皮下组织** 皮下组织内有颈横神经升支、颈阔肌、颈前浅静脉及颏下淋巴结等。颈阔肌位于颈前外侧部皮下，为一菲薄宽阔的皮肌，与皮肤紧密结合，受面神经颈支支配。颈前浅静脉起自颏下部的浅静脉，在颈前正中线的两侧下行，注入颈外静脉的末端。颏下淋巴结常有2~3 个，位于下颌舌骨肌表面，左、右二腹肌前腹之间。

3. **二腹肌** 二腹肌有前、后二腹，后腹起自乳突后内方，行向前下；前腹起自下颌骨，行向后下，前、后二腹借中间腱相连。二腹肌后腹由面神经分支支配，前腹由三叉神经分支支配。针刺此穴时，针尖在左、右二腹肌前腹之间通过而进入下颌舌骨肌。

4. **下颌舌骨肌** 下颌舌骨肌为三角形扁肌，位于下颌骨体内侧，为口腔底部的肌肉之一，介于下颌骨与舌骨之间，该肌受下颌神经的分支支配。

5. **颏舌骨肌** 颏舌骨肌位于下颌舌骨肌的上方，舌的下方，受舌下神经支配。

三、**翳明** Yìmíng（EX-HN 14, 经外奇穴）

【体表定位】在颈部，翳风后 1 寸。

【临床主治】近视、远视、白内障、夜盲、视神经萎缩、耳鸣、眩晕、失眠。

【操作方法】直刺 0.5~1 寸，半侧头部有酸胀感及触电感。可灸。

【进针层次】图 5-24。

1. **皮肤** 有耳大神经、枕小神经分布。耳大神经为颈丛皮支，由第 2、3 颈神经纤维组成。枕小神经为颈丛皮支，由第 2 颈神经纤维组成。

2. **皮下组织** 内有上述神经纤维和耳后动、静脉的分支或属支。耳后动脉为颈外动脉的分支，分布于耳廓后部的肌肉和皮肤，并分支营养腮腺。耳后动脉与同名静脉伴行，耳后静脉参与汇成颈外静脉。

3. **胸锁乳突肌** 该肌为斜列于颈部两侧的长条形肌，以内、外侧两头分别起自胸骨柄的

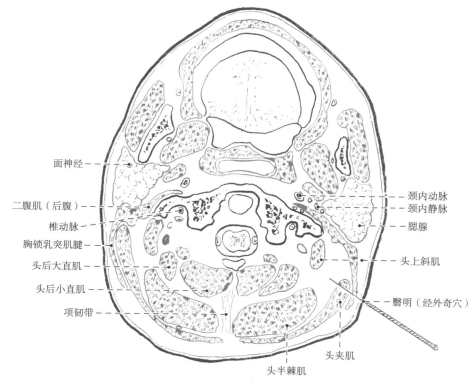

图 5-24 翳明穴的断面解剖

前面和锁骨的内侧端，斜向后上方止于颞骨的乳突。此肌由副神经脊髓根及第2、3颈神经前支支配。

4. **头夹肌** 该肌位于胸锁乳突的深面，是一不规则的三角形扁肌，受颈中部脊神经后支的外侧支支配。

5. **头最长肌** 该肌为竖脊肌的中间列最长肌的一部分，受颈下部脊神经后支支配。

【针刺注意事项】针的深面有颈深动、静脉，再深面有椎动脉，故宜掌握好进针的适当深度，以免刺得过深，损伤深部的血管。

四、天容 Tiānróng（SI 17，手太阳小肠经）

【体表定位】在颈部，下颌角后方，胸锁乳突肌的前缘凹陷中。

【临床主治】扁桃体炎、咽喉肿痛、耳鸣、耳聋、颈项强痛。

【操作方法】直刺0.5~1寸，局部酸胀，可扩散至咽喉部及舌根。

【进针层次】图5-25。

1. **皮肤** 由耳大神经支配；耳大神经是颈丛的皮支，由第2、3颈神经前支组成。

2. **皮下组织** 内有上述皮神经和面神经颈支，此外还有颈外静脉的起始部。针刺该穴时，可能刺中颈外静脉起始部及其属支。

3. **腮腺** 此处为腮腺的最下缘部分，有面神经颈支和下颌缘支从此处穿出，分布于颈阔肌和口轮匝肌。

4. **二腹肌后腹** 该肌正当穴区，由面神经的分支支配。

【针刺注意事项】针的深层为颈动脉鞘，内有颈内动脉、颈内静脉和迷走神经，故该穴不宜

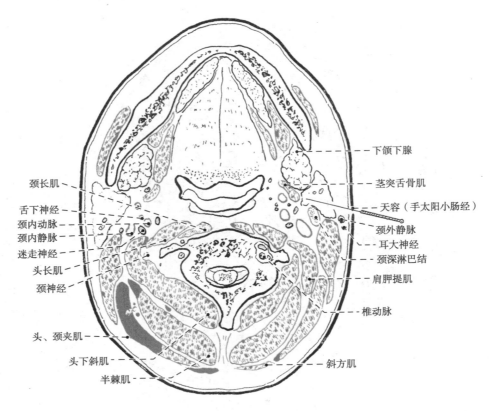

颈长肌
舌下神经
颈内动脉
颈内静脉
迷走神经
头长肌
颈神经

头、颈夹肌
头下斜肌
半棘肌

下颌下腺
茎突舌骨肌
天容（手太阳小肠经）
颈外静脉
耳大神经
颈深淋巴结
肩胛提肌
椎动脉
斜方肌

图 5-25　天容穴的断面解剖

深刺，以免刺到上述血管和迷走神经而引起严重后果。

五、人迎 Rényíng（ST 9，足阳明胃经）

【体表定位】在颈部，横平喉结，胸锁乳突肌前缘，颈总动脉搏动处。

【临床主治】咽喉肿痛、高血压、瘰疬、胸满喘息、头痛。

【操作方法】避开颈动脉，直刺 0.3~0.8 寸。

【进针层次】图 5-26。

1. **皮肤**　由颈横神经支配。颈横神经是颈丛的皮支之一，由第 2、3 颈神经前支组成，呈扇形分布于颈前区的皮肤。

2. **皮下组织**　内有上述皮神经和颈阔肌。颈阔肌属于皮肌的范畴，位于皮下组织中，与皮肤密切结合，该肌受面神经颈支的支配，收缩时牵引口角向外下方。

3. **颈筋膜浅层**　该层为包绕胸锁乳突肌的深筋膜在该肌的前缘融合而成，其深面紧邻颈动脉鞘。

4. **咽缩肌**　该肌主要附着在甲状软骨，并构成咽壁的肌群，其运动受迷走神经的咽支支配。

【针刺注意事项】

1. 针的外侧是胸锁乳突肌的前缘，针的内侧是参与构成喉的甲状软骨及喉咽部的侧壁。

2. 针的深面稍偏外侧是颈动脉鞘，鞘内有颈总动脉、颈内静脉和迷走神经，它们的排列关系是颈总动脉位于前内侧，颈内静脉位于后外侧，迷走神经位于前两者的后方。

NOTE

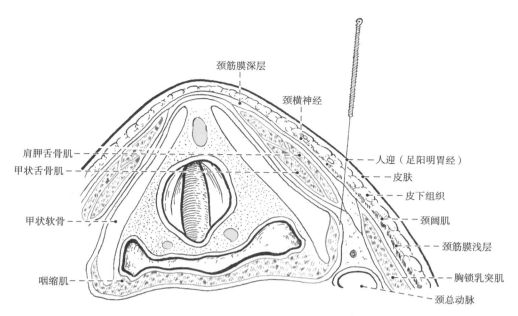

图 5-26　人迎穴的断面解剖

人迎穴正确的进针方向是颈动脉鞘的前内方，紧贴着甲状软骨刺入，若稍向外侧即有刺中颈总动脉的可能，此时针尖搏动感明显。若针尖过于偏外偏深，则有可能从颈总动脉后外侧刺入，刺穿颈内静脉以致累及位于其后方的迷走神经，带来严重后果，乃至生命危险。

3. 若针尖偏向上外侧，则有可能刺到颈动脉窦。颈动脉窦为颈内动脉起始处的膨大部分，其壁内有特殊的感觉神经末梢，为血压感受器。当动脉血压升高时，颈动脉窦受刺激，向中枢发放神经冲动，通过中枢反射性地引起心跳减慢、周围血管扩张，起到降低血压的作用。针刺颈动脉窦不可过强，以免引起反射亢进而出现低血压乃至休克等症状。

六、缺盆 Quēpén（ST 12，足阳明胃经）

【体表定位】在颈外侧区，锁骨上大窝，锁骨上缘凹陷中，前正中线旁开 4 寸。

【临床主治】咳嗽、气喘、咽喉肿痛、缺盆中痛、肩部疼痛、瘰疬。

【操作方法】直刺或斜刺 0.3~0.5 寸。

【进针层次】图 5-27。

1. **皮肤**　由锁骨上神经支配。锁骨上神经是颈丛的皮支，由第 3、4 颈神经前支组成，向下分为内侧、中间和外侧 3 组分支。该穴区皮肤为中间组神经支配。

2. **皮下组织**　内有上述皮神经、颈阔肌和肩胛上动脉、肩胛上静脉。颈阔肌起自胸前部的皮下组织，其肌束斜向上内越过锁骨向上内经过该穴区。颈阔肌受面神经颈支支配。肩胛上动脉是甲状颈干的分支，由内向外横过该穴区；肩胛上静脉与同名动脉伴行，汇入锁骨下静脉。

【针刺注意事项】

1. 针的深面正当颈外静脉的末端和臂丛神经，颈外静脉由此注入锁骨下静脉，若刺破可造成皮下出血。臂丛在此高度集中，是临床上进行锁骨上臂丛阻滞麻醉的进针点，若针刺及臂丛神经，局部麻胀感明显并可向上肢放射。

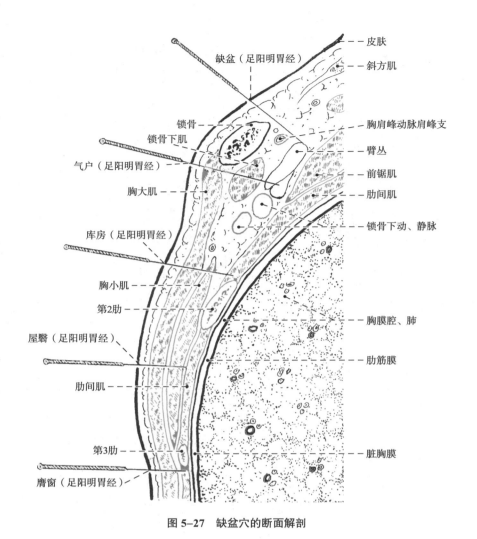

图 5-27 缺盆穴的断面解剖

2. 针的内下方有锁骨下动脉、肺尖及胸膜顶。锁骨下动脉位于臂丛的前下方，一同经过锁骨后方至腋窝。若针尖刺及锁骨下动脉，针的搏动感明显，刺破可造成较严重的出血。肺尖和胸膜顶可高出锁骨内侧 1/3 段上方 2~3cm，伸入颈根部。若针尖偏向内下方刺入，有可能刺破胸膜顶和肺尖，从而造成气胸，而危及生命。因此，该穴不可偏向内下方深刺。

第六章　胸　部

第一节　胸部概述

胸部 thorax 上接颈部、下连腹部，两侧上部借上肢带与上肢相连。胸部以胸廓为支架，表面覆盖有皮肤、筋膜、肌肉等，内面衬以胸内筋膜，共同构成胸壁。胸壁与膈围成胸腔，胸腔向上经胸廓上口通颈部，向下借膈与腹腔分隔。胸腔的中部为纵隔，有心、出入心的大血管、气管、食管、胸导管等，两侧容纳左、右两肺和胸膜腔。

一、境界与分区

（一）境界

胸部的上界以颈静脉切迹、胸锁关节、锁骨上缘、肩峰至第 7 颈椎棘突的连线与颈部分界。两侧为腋后线。上部两侧以三角肌的前、后缘与上肢分界。下界以剑突、肋弓、第 11 肋的前端、第 12 肋下缘至第 12 胸椎棘突的连线与腹部分界。由于膈呈穹窿状突向胸腔，使胸腔的范围与上述胸部与腹部的分界线不完全一致，胸壁比胸腔长，腹腔上部的器官（如肝、脾等）突入胸部，被肋弓遮盖；胸腔内的器官也有突出胸廓上口达颈根部者（如肺尖）。

（二）分区

1. **胸壁**　分为胸前区、胸外侧区和胸背区。胸前区位于前正中线和腋前线之间；胸外侧区位于腋前线和腋后线之间；胸背区位于腋后线和后正中线之间。

2. **胸腔**　分为 3 部分，即中部的纵隔和位于纵隔两侧容纳肺和胸膜的左、右部。

二、表面解剖

（一）体表标志（图 6-1）

1. **锁骨 clavicle**　在胸廓前上方两侧，全长在皮下均可摸到。内侧端粗大，突出于胸骨颈静脉切迹的两侧。锁骨中、外 1/3 交界处较薄弱，为骨折的好发部位，该处下方有一凹陷，称为**锁骨下窝** infraclavicular fossa，此窝深处有腋动、静脉和臂丛神经通过。

2. **喙突 coracoid process**　位于锁骨中、外 1/3 交界处的下方一横指处稍外侧，向后深按即能触及。在喙突内侧的上、下方分别有"云门""中府"穴。

3. **颈静脉切迹 jugular notch**　为胸骨柄上缘中份的切迹，因胸廓上口后面高于前面约 4cm，故成人男性此切迹平对第 2 胸椎，女性平对第 3 胸椎。

4. **胸骨角 sternal angle**　其两侧连接第 2 肋软骨，为计数肋和肋间隙的标志。向后平对第 4 胸椎体下缘，可作为确定胸腔内许多重要器官位置的体表标志，如主动脉弓的终止水平即主动脉弓移行为胸主动脉处、气管杈的水平、食管的第二个生理性狭窄部位及胸导管走行过程中

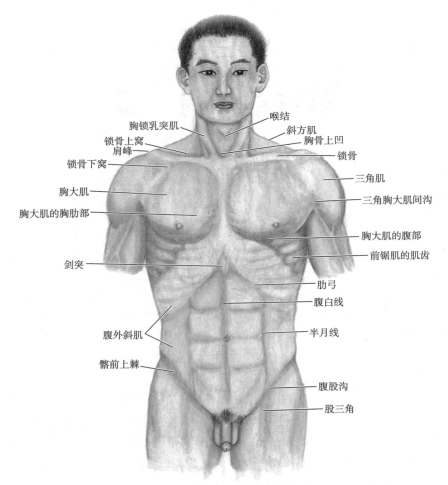

图 6-1　胸部的体表标志

自右侧向左转移处。胸骨角与第 4 胸椎体下缘的连线为上、下纵隔的分界线。

5. **剑突** xiphoid process　为胸骨体下方一薄骨片，幼年时为软骨，老年后才完全骨化。其与胸骨体相接处称剑胸结合，此处两侧与第 7 肋软骨相连，向后平对第 9 胸椎。

6. **肋及肋弓**　除第 1 肋位于锁骨后方不易触及外，其余各肋及肋间隙在胸壁均可摸到。第 7~10 对肋软骨依次相连形成一对**肋弓** costal arch，其最低点向后约平对第 2、3 腰椎之间。两侧肋弓在前正中线相交汇，两者之间的夹角称**胸骨下角** infrasternal angle。肋弓与剑突之间的夹角称剑肋角，左剑肋角常为心包穿刺进针部位之一。

7. **乳头** mammary papilla　男性乳头在锁骨中线与第 4 肋间隙交界处，女性乳头的位置变化较大。

8. **胸大肌和前锯肌**　肌肉发达者，在胸前壁可见胸大肌的轮廓和前锯肌的肌齿。

（二）胸部标志线（图 6-2）

1. **前正中线** anterior median line　经胸骨正中央所做的垂直线。

2. **胸骨线** sternal line　经胸骨外侧缘最凸处所做的垂直线。

3. **锁骨中线** midclavicular line　经锁骨中点所做的垂直线，男性通过乳头。

4. **胸骨旁线** parasternal line　经胸骨线与锁骨中线连线中点所做的垂直线。

5. **腋前线** anterior axillary line　经腋前襞与胸壁相交处所做的垂直线。

6. **腋后线** posterior axillary line　经腋后襞与胸壁相交处所做的垂直线。

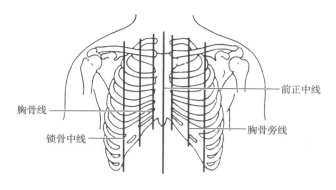

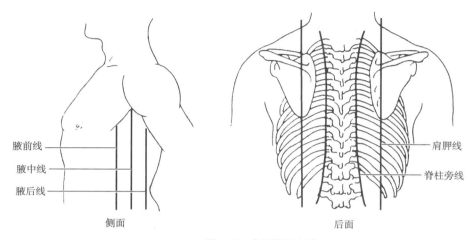

图 6-2 胸部的标志线

7. **腋中线 midaxillary line** 经腋前线和腋后线连线中点所做的垂直线。

8. **肩胛线 scapular line** 两上肢下垂时,经肩胛骨下角所做的垂直线。

9. **后正中线 posterior median line** 相当于沿棘突尖所做的垂直线。

第二节 胸 壁

胸壁由胸廓和软组织构成。本节介绍胸壁的前区、外侧区,胸背区在背部介绍。

一、浅层结构

(一)皮肤
胸前区和胸外侧区的皮肤较薄,除胸骨前面的皮肤较固定外,其余部分均有较大的活动性。胸前部皮肤面积大,颜色和质地与面部近似,可用于颌面部创伤时的移植。

(二)浅筋膜
胸部的浅筋膜与颈部、腹部、上肢的浅筋膜相移行。浅筋膜内含有脂肪、浅血管、浅淋巴管、皮神经和乳腺等(图 6-3)。

1. 浅血管
(1)动脉 胸廓内动脉的穿支约在胸骨线稍外侧处穿出,分布到胸前区内侧部。肋间后动

NOTE

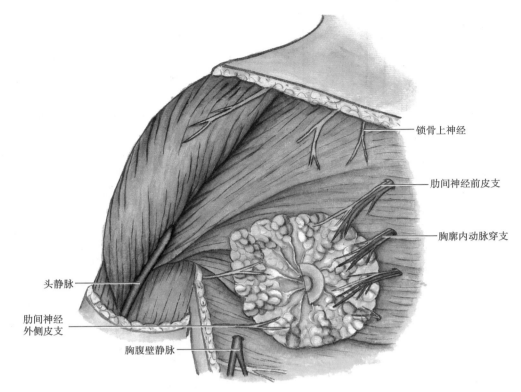

图 6-3　胸前、外侧区浅层结构

脉的前、外侧穿支与肋间神经的前、外侧皮支伴行分布。胸肩峰动脉和胸外侧动脉的分支也分布于胸壁。在女性，胸廓内动脉的第 2~6 穿支和第 3~7 肋间后动脉的穿支分布于乳房。乳腺癌根治术时应注意结扎这些动脉，尤其是较粗大的胸廓内动脉第 2~4 穿支。

（2）静脉　**胸腹壁静脉** thoracoepigastric vein 起自脐周围静脉网，行向外上方，在胸外侧区上部汇合成胸外侧静脉，沿途收集腹壁上部、胸前、外侧区皮肤及浅筋膜的静脉血，注入腋静脉。此静脉是上、下腔静脉之间重要的交通之一，当肝门静脉血回流受阻时，借此静脉建立门腔静脉之间的侧支循环，血管因血流量加大而曲张。与胸廓内动脉和肋间后动脉穿支伴行的静脉分别注入胸廓内静脉和肋间后静脉。

2. **皮神经**　胸前、外侧区的皮神经来自颈丛和肋间神经。

（1）**锁骨上神经** supraclavicular nerves　2~4 支，由颈丛分出后经颈部向下越锁骨前面，分布在胸前、外侧区第 1 肋平面以上（有时可达第 3 肋或第 4 肋平面）。

（2）**肋间神经的前皮支和外侧皮支**　肋间神经在胸骨两侧发出前皮支，分布到胸前区内侧部的皮肤；在腋前线附近发出外侧皮支，分布到胸外侧区和胸前区外侧部的皮肤。

肋间神经的皮支呈节段性分布，自上而下按神经序数排列：第 2 肋间神经分布相当于胸骨角的平面，第 4 肋间神经相当于乳头平面，第 6 肋间神经相当于剑胸结合平面，第 8 肋间神经相当于肋弓平面。根据肋间神经皮支的分布可判断麻醉平面和诊断脊髓损伤节段。

（三）乳房

1. **位置**　**乳房** mamma 是皮肤特殊分化的器官。儿童和男性不发达。位于胸肌筋膜前面，胸骨旁线与腋中线之间，平第 2~6 肋高度。乳房与胸肌筋膜之间的间隙称**乳房后间隙**，内有疏松结缔组织和淋巴管。

2. **形态结构**　乳房由皮肤、纤维组织、脂肪组织和乳腺构成（图 6-4）。**乳腺 mammary gland** 被结缔组织分隔为 15~20 个**乳腺叶**，每个乳腺叶又分为若干个乳腺小叶，每个乳腺叶有一条**输乳管**，开口于乳头。乳腺叶和输乳管以乳头为中心呈放射状排列，腺叶、小叶间都有结缔组织间隔。乳腺脓肿切开引流时，宜做放射状切口，并注意分离结缔组织间隔，以利引流及防止损伤输乳管等结构。乳房结缔组织中有许多纤维束，一端连于皮肤，另一端连于胸肌筋膜，称**乳房悬韧带**或 Cooper 韧带。患乳腺癌时，癌细胞组织增生使乳房悬韧带缩短，引起皮肤出现许多小凹陷，临床称"酒窝征"，是乳腺癌中晚期重要体征之一。

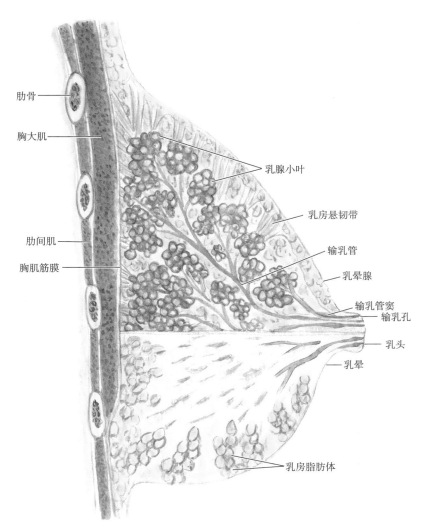

肋骨

胸大肌

肋间肌

胸肌筋膜

乳腺小叶

乳房悬韧带

输乳管

乳晕腺

输乳管窦

输乳孔

乳头

乳晕

乳房脂肪体

图 6-4　女性乳房（矢状切面）

3. **淋巴回流**　乳房的淋巴主要汇入腋淋巴结（图 6-5）。乳房外侧部和中央部的淋巴管汇入胸肌淋巴结；乳房上部的淋巴管汇入尖淋巴结或锁骨上淋巴结；乳房内侧部的淋巴管汇入胸骨旁淋巴结；乳房内下部的淋巴管与腹前壁上部的淋巴管相吻合后穿膈下间隙与肝的淋巴管相吻合；乳房深部的淋巴管注入胸肌间淋巴结。另外，乳房内侧部的浅淋巴管与对侧乳房的淋巴管交通。乳腺癌发生淋巴转移时，肿瘤细胞可侵犯腋淋巴结和胸骨旁淋巴结，也可转移到对侧乳房或肝。

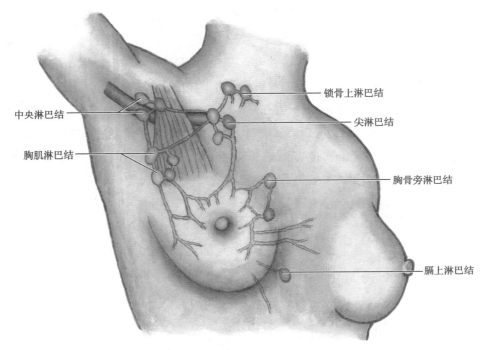

图 6-5   乳房的淋巴回流

二、深层结构

（一）深筋膜

1. **浅层**   浅层较薄弱，覆盖于胸大肌和前锯肌表面。向上附着于锁骨，向下与腹外斜肌表面的筋膜相延续为腹部的深筋膜，向内附着于胸骨，向后与胸背区的深筋膜相续。

2. **深层**   较厚，位于胸大肌深面，向上附着于锁骨，向下包绕锁骨下肌及胸小肌，在胸小肌下缘处与前锯肌表面的浅层汇合，并与腋筋膜相续。位于喙突、锁骨下肌下缘与胸小肌上缘间的三角形的筋膜称**锁胸筋膜** clavipectoral fascia（图 6-6）。穿过锁胸筋膜的结构有：胸肩峰动脉的分支、胸外侧神经穿出此筋膜至胸大、小肌。头静脉和淋巴管则穿该筋膜进入腋腔，分别注入腋静脉和腋淋巴结。手术切开锁胸筋膜时应注意保护胸外侧神经，以防出现胸大、小肌瘫痪。

（二）肌层（图 6-7）

胸前、外侧区肌由胸上肢肌和部分腹肌组成。由浅至深可分为 4 层：第 1 层为胸大肌、腹外斜肌和腹直肌的上部；第 2 层为锁骨下肌、胸小肌和前锯肌；第 3 层是肋间肌；第 4 层为胸横肌。

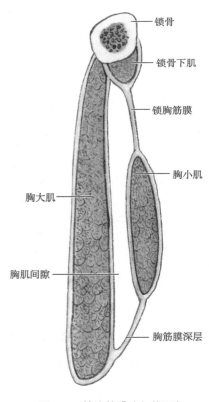

图 6-6   锁胸筋膜（矢状面）

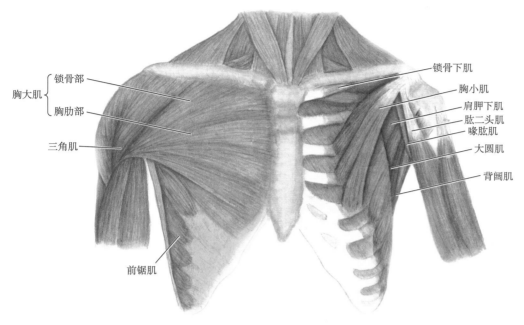

图 6-7　胸上肢肌

（三）肋间隙

肋与肋之间为**肋间隙** intercostal space。肋间隙内有肋间肌、血管、神经和结缔组织等。肋间隙的宽窄不一，上部较宽，下部较窄，前部较宽，后部较窄，并随体位改变而有差异。肋弯曲而有弹性，但在暴力作用下可发生骨折，断端如向内可伤及肋间血管、神经，严重时穿破肺，引起血胸、气胸。第 5~7 肋曲度较大，易发生骨折。

1. **肋间肌**　位于两肋之间，包括肋间外肌、肋间内肌和肋间最内肌（图 6-8）。

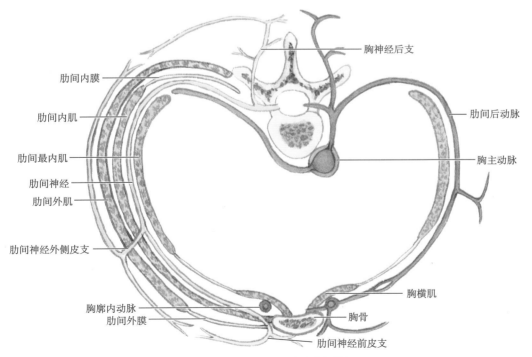

图 6-8　肋间肌和肋间后动脉与神经

肋间外肌 intercostales externi：位于肋间隙浅层，肌纤维方向从后上斜向前下。肋间外肌在肋间隙前端向内续为**肋间外膜**。

肋间内肌 intercostales interni：位于肋间外肌的深面，肌纤维方向从外下方斜向内上方。肋间内肌在肋角处向内续为**肋间内膜**。

肋间最内肌 intercostales intimi：位于肋间内肌的深面，肋间隙的中 1/3，肋间隙前、后部均有此肌，肌纤维方向与肋间内肌相同。该肌与肋间内肌间有肋间血管、神经通过。

2. **肋间后血管** 肋间后动脉 posterior intercostal arteries 共 9 对，由胸主动脉直接发出，行于第 3~11 肋间隙，肋间后动脉在前方与胸廓内动脉的分支吻合（图 6-8）。第 1、2 肋间隙的动脉是由肋颈干发出的最上肋间动脉。第 12 肋下方的称肋下动脉。**肋间后静脉** posterior intercostal veins 与肋间后动脉伴行，其前端与胸廓内静脉吻合，后端汇入奇静脉、半奇静脉或副半奇静脉。

3. **肋间神经** 第 1~11 对胸神经前支行于相应的肋间隙中，称**肋间神经** intercostal nerves，伴随肋间血管走行，在近肋角处发出外侧皮支，本干前行至胸骨外侧缘约 1cm 处浅出，易名为前皮支。第 2 肋间神经外侧皮支的后支较粗大，称**肋间臂神经**。第 12 胸神经前支行于第 12 肋下方，称**肋下神经**。下 5 对肋间神经和肋下神经经肋弓深面至腹前外侧壁中，手术时应防止损伤。

肋间后血管和肋间神经伴行，在肋角处均发一较小的下支沿下位肋上缘向前，本干称上支，循肋沟前行（图 6-9）。在肋角和腋中线之间的位置关系自上而下依次为静脉、动脉和神经。胸膜腔穿刺时，常在腋后线或肩胛线第 8 或第 9 肋间隙，于下位肋上缘进针；在腋中线至胸骨之间穿刺时，则在肋间隙的中部进针，可避免伤及血管和神经（图 6-10）。

（四）胸廓内血管及胸横肌（图 6-11）

1. **胸廓内血管** 胸廓内动脉 internal thoracic artery 起自锁骨下动脉的下壁，向下贴第 1~6 肋软骨后面，沿胸骨外侧缘约 1.25cm 处下行，至第 6 肋间隙分为两个终支：一支为**肌膈动脉**，另一支为**腹壁上动脉**。胸廓内动脉上段还发出**心包膈动脉**与膈神经伴行，分布到心包和膈。胸

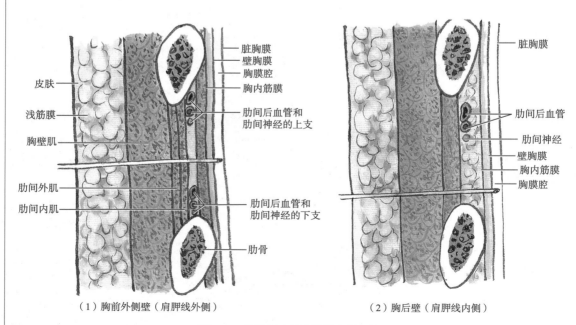

（1）胸前外侧壁（肩胛线外侧）　（2）胸后壁（肩胛线内侧）

图 6-9　胸壁层次及胸膜腔穿刺部位

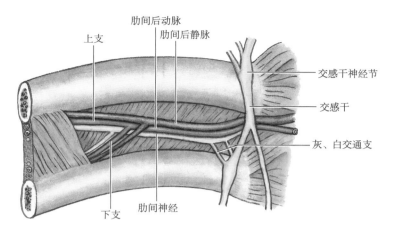

图 6-10　肋间后血管和肋间神经的分支

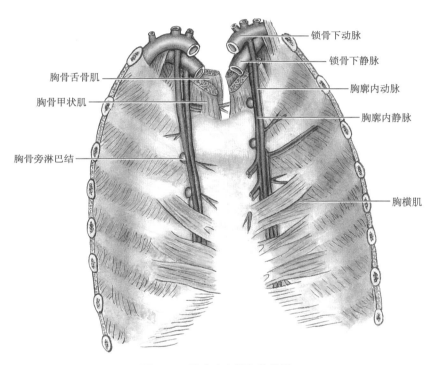

图 6-11　胸廓内血管和胸横肌

廓内动脉上段后面紧贴胸内筋膜，下段后面为胸横肌。两条胸廓内静脉与同名动脉伴行。

胸廓内血管周围有**胸骨旁淋巴结**，引流胸壁、乳房内侧部及膈上的淋巴，其输出管参与合成支气管纵隔干。

2. 胸横肌　**胸横肌**贴于胸骨体和肋软骨后面，常有 4 个肌束起自胸骨体下部，呈扇形向上止于第 3~6 肋软骨内面，由肋间神经支配。

（五）胸内筋膜

胸内筋膜 endothoracic fascia 是一层致密的结缔组织膜，衬于胸廓内面，厚薄不匀，在胸骨和肋间隙内面的部分较厚，脊柱两侧较薄。胸内筋膜与壁胸膜之间有疏松结缔组织，脊柱两侧较发达，容易分离。此筋膜覆盖于膈上面的称**膈上筋膜**；向上被覆于胸膜顶上方的称**胸膜上膜**。

<h1 style="text-align:center">第三节　膈</h1>

一、位置和分部

（一）位置

膈 diaphragm（图 6-12）位于胸腔与腹腔之间，封闭胸廓下口，呈穹窿状，左低右高，最高可达第 5 肋间隙。位置高低可随年龄、体位、呼吸状态和腹腔器官充盈情况的不同而改变：小儿较高，老人较低；坐位时较低，仰卧时较高。膈借膈上筋膜和壁胸膜与肺相邻；下面与膈下筋膜及壁腹膜与肝、胃和脾相邻。

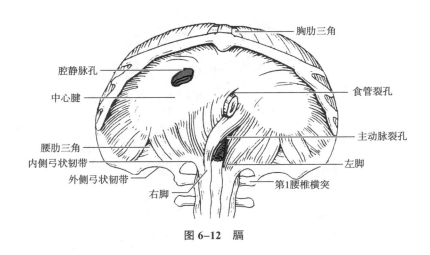

图 6-12　膈

（二）分部

膈为一扁而薄的阔肌，中央称**中心腱** central tendon，呈三叶状。周围为肌性部，可分为胸骨部、肋部和腰部。胸骨部起自剑突后面；肋部起自下 6 个肋；腰部的内侧肌束以左脚和右脚起自上 2~3 腰椎体，外侧肌束起自**外侧弓状韧带**和**内侧弓状韧带**。各部肌束均止于中心腱。

二、薄弱区与裂孔

（一）薄弱区

膈肌性部各部之间缺乏肌纤维，上面覆以膈胸膜筋膜和膈胸膜，下面覆以膈下筋膜和腹膜，形成膈的薄弱区，如腰肋三角和胸肋三角，也是膈疝的好发部位。

1. **腰肋三角** lumbocostal triangle　位于腰部与肋部之间，底为第 12 肋，前方与肾相邻，后方有肋膈隐窝，故肾手术时应注意保护胸膜，以免撕破引起气胸。

2. **胸肋三角** sternocostal triangle　位于胸骨部和肋部之间，有腹壁上动、静脉及来自腹壁和肝上面的淋巴管通过。

（二）裂孔

膈上有 3 个裂孔，即主动脉裂孔、食管裂孔和腔静脉孔。

1. **主动脉裂孔 aortic hiatus**　在膈的左、右脚与脊柱之间，平第 12 胸椎，稍偏左，内有主动脉和胸导管通过，奇静脉和半奇静脉也通过该裂孔。

2. **食管裂孔 esophageal hiatus**　位于主动脉裂孔的左前方，平第 10 胸椎，在正中线左侧 2~3cm 处，内有食管、迷走神经前、后干，胃左血管的食管支，来自肝后部的淋巴管通过，是膈疝的好发部位之一。

3. **腔静脉孔 vena caval foramen**　位于膈的中心腱右前部，平第 8 胸椎，在正中线右侧 2~3cm 处，内有下腔静脉和右膈神经的分支通过。

三、血管、淋巴与神经

（一）血管

膈的血液供应来自膈上动脉、肌膈动脉、心包膈动脉、下位肋间后动脉的分支和膈下动脉。膈上动脉发自胸主动脉；肌膈动脉和心包膈动脉为胸廓内动脉的分支；膈下动脉为腹主动脉的分支。伴行的静脉注入胸廓内静脉、肋间后静脉和下腔静脉等。

（二）淋巴

膈的淋巴管注入膈上、下淋巴结。膈上淋巴结可分前、中、后群，分别位于剑突后方，膈神经入膈处和主动脉裂孔处附近，其输出管注入胸骨旁淋巴结和纵隔前、后淋巴结。膈下淋巴结沿膈下动脉排列，其输出管注入腰淋巴结。

（三）神经

膈的中央部由膈神经支配，前部和两侧部受下 6~7 对肋间神经支配。有时尚有副膈神经，在膈神经的外侧，经锁骨下静脉的后方下行，达胸腔上部与膈神经汇合。我国副膈神经出现率为 48%。

第四节　胸腔及其脏器

一、胸膜、胸膜腔及其内容

（一）胸膜（图 6-13）

胸膜 pleura 为薄而光滑的浆膜，可分为脏胸膜和壁胸膜两部分。**脏胸膜**被覆于肺的表面，与肺紧密结合，故又称肺胸膜。**壁胸膜**衬于胸内筋膜的内面、纵隔的两侧和膈的上面。根据其位置不同，壁胸膜又可分为肋胸膜、膈胸膜、纵隔胸膜和胸膜顶 4 部分。胸膜顶高出锁骨内侧 1/3 段上方 2~3cm。在肺根下方，脏、壁胸膜移行的双层胸膜称**肺韧带 pulmonary ligament**，连于肺与纵隔之间，呈额状位，有固定肺的作用。

（二）胸膜腔和胸膜隐窝

脏、壁胸膜在肺根处相互移行形成的潜在性腔隙，称**胸膜腔 pleural cavity**。胸膜腔左、右各一，内为负压，含有少量浆液。壁胸膜各部间相互转折移行，即使深吸气时肺缘也不能深入其间，这些部位的胸膜腔称**胸膜隐窝 pleural recesses**，主要有肋膈隐窝和肋纵隔隐窝。

1. **肋膈隐窝 costodiaphragmatic recess**　肋胸膜与膈胸膜转折处的半环形隐窝，从剑突向后

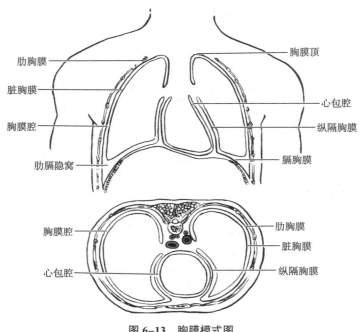

图 6-13　胸膜模式图

下方至脊柱两侧，是胸膜腔的最低部位，平静呼吸时深达 5cm，胸膜腔积液首先积聚于此。

2. **肋纵隔隐窝** costomediastinal recess　在肺前缘的前方，由肋胸膜与纵隔胸膜转折形成。由于左肺心切迹的存在，左侧较大。

（三）壁胸膜返折线的体表投影

壁胸膜返折线的体表投影是指壁胸膜各部互相转折移行处在体表的投影（图 6-14）。心包穿刺、肾手术时要考虑胸膜的界限，特别是前界和下界，有重要的临床意义。

1. **胸膜前界**　为肋胸膜前缘与纵隔胸膜前缘的返折线。两侧均起自胸膜顶，向内下经胸锁关节后方，至第 2 胸肋关节高度两侧靠拢，沿正中线偏外垂直向下。右侧直达第 6 胸肋关节处移行为下界；左侧达第 4 胸肋关节高度斜向外下，沿胸骨侧缘外 2~2.5cm 下行，至第 6 肋软骨中点移行为下界。两侧胸膜前界在第 2~4 胸肋关节之间互相靠拢，而上、下段彼此分开，形成上、下两个三角形无胸膜区。上方的为胸腺区，内有胸腺。下方的为心包区，内有心包和心。胸膜前界在第 4 胸肋关节以下位于胸骨后方相对较少，故心包穿刺部位以左剑肋角处较为安全。

2. **胸膜下界**　为膈胸膜与肋胸膜的返折线。右侧起自第 6 胸肋关节后方，左侧起自第 6 肋软骨中点，两侧均向外下行。在锁骨中线、腋中线和肩胛线分别与第 8、10、11 肋相交，近后正中线处平第 12 胸椎棘突。右侧胸膜下界稍高于左侧。

（四）胸膜的神经支配

壁胸膜由脊神经的躯体感觉神经分布，肋间神经分布至肋胸膜及膈胸膜的周围部，膈神经分布到胸膜顶、纵隔胸膜及膈胸膜的中央部。脏胸膜由肺丛的内脏感觉神经分布，对触摸、冷热等刺激不敏感，对牵拉刺激比较敏感。壁胸膜对机械性刺激敏感，当胸膜受刺激时，疼痛可沿肋间神经向胸、腹壁放射，或沿膈神经向颈、肩部放射，常引起牵涉痛。

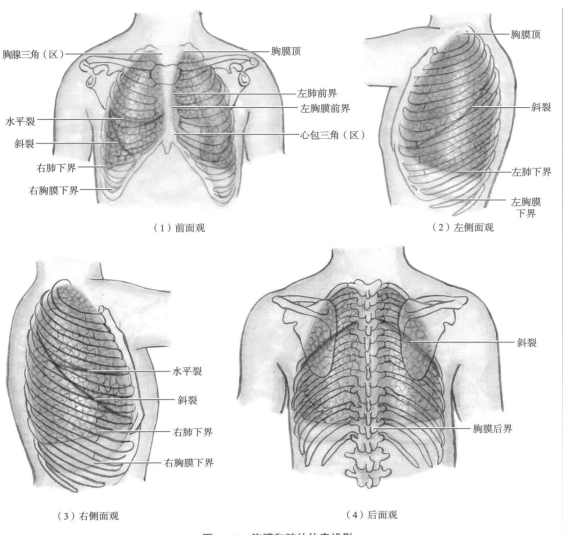

（1）前面观

胸腺三角（区）　胸膜顶　左肺前界　左胸膜前界　心包三角（区）　水平裂　斜裂　右肺下界　右胸膜下界

（2）左侧面观

胸膜顶　斜裂　左肺下界　左胸膜下界

（3）右侧面观

水平裂　斜裂　右肺下界　右胸膜下界

（4）后面观

斜裂　胸膜后界

图 6-14　胸膜和肺的体表投影

二、肺

（一）位置和形态

肺位于胸腔内，纵隔两侧，借肺根和肺韧带与纵隔相连。肺呈半圆锥形，有一尖、一底、两面、三缘，即肺尖、肺底，肋面、纵隔面，前缘、后缘和下缘。肺尖上方覆以胸膜顶，突入颈根部。肺底在膈上方。左肺狭长，右肺宽短，左肺被斜裂分为上、下二叶；右肺被斜裂和水平裂分为上、中、下三叶（图 6-15）。

（二）体表投影

肺的前界几乎与胸膜前界一致，仅左肺前缘在第 4 胸肋关节高度沿第 4 肋软骨急转向左至胸骨旁线处弯向外下，至第 6 肋软骨中点续为肺下界。肺下界较胸膜下界稍高，平静呼吸时，在锁骨中线与第 6 肋相交，在腋中线越过第 8 肋，在肩胛线与第 10 肋相交，近后正中线处平对第 10 胸椎棘突。小儿肺下界较成人约高一个肋（图 6-14）。

（三）肺门和肺根

1. **肺门** hilum of lung　肺门位于肺纵隔面中部的凹陷，有主支气管、肺动脉、肺静脉、支

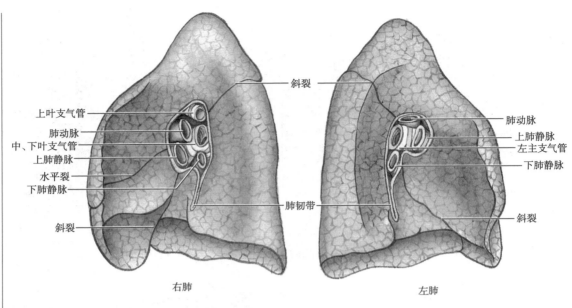

图 6-15　肺的形态

上叶支气管

肺动脉

中、下叶支气管

上肺静脉

水平裂

下肺静脉

斜裂

斜裂

肺动脉

上肺静脉

左主支气管

下肺静脉

肺韧带

斜裂

右肺

左肺

气管动脉、支气管静脉、淋巴管和神经等出入。两肺门处尚有数个淋巴结，称**支气管肺门淋巴结** bronchopulmonary lymph nodes，又称肺门淋巴结。结核或肿瘤时可引起支气管肺门淋巴结肿大，压迫支气管，甚至引起肺不张。

2. **肺根** root of lung　出入肺门的结构被胸膜及结缔组织包绕，称肺根。肺根内主要结构的排列关系自前向后为上肺静脉、肺动脉、主支气管和下肺静脉。自上而下，左肺根为左肺动脉、左主支气管、左上肺静脉和左下肺静脉；右肺根为右肺上叶支气管、右肺动脉、中间支气管和右下肺静脉。由于肺静脉的位置较低，手术切开肺韧带时应注意保护。肺根前方有膈神经和心包膈血管经过，后方有迷走神经，下方为肺韧带。右肺根后上方有奇静脉弓勾绕注入上腔静脉，左肺根上方有主动脉弓跨过。

（四）支气管肺段

气管在胸骨角平面分为左、右**主支气管**，主支气管在肺门处分出**肺叶支气管**，肺叶支气管入肺叶后再分出**肺段支气管**，每一肺段支气管及其所属的肺组织称**支气管肺段** bronchopulmonary segments，简称肺段。肺段呈锥形，尖向肺门，底位于肺表面。肺段之间有少量结缔组织和段间静脉，为肺段切除的标志。右肺有 10 个肺段，左肺有 8~10 个肺段。

（五）血管、淋巴和神经

1. **血管**　肺的血管有两部分：肺动、静脉为功能性血管，支气管动、静脉为营养性血管。

肺动脉在肺内的分支多与支气管动脉的分支伴行，它们的终末支之间存在着吻合。肺动脉阻塞或狭窄时，支气管动脉可代偿肺动脉，参与气体交换。在肺慢性疾病时，支气管动脉血液经吻合处流向肺动脉，而加重肺动脉高压。肺静脉在肺内的属支为段内静脉和段间静脉，而段间静脉收集相邻肺段的血液。

支气管动脉起自胸主动脉或右肋间后动脉，有 1~3 支，分支营养各级支气管、肺动脉、肺静脉、肺淋巴结、肺实质和脏胸膜。支气管静脉左侧注入半奇静脉，右侧注入奇静脉或上腔静脉。

2. **淋巴**　肺的淋巴管丰富，分浅、深两组，汇入肺淋巴结或直接注入支气管肺门淋巴结。

NOTE

3. **神经** 肺的神经来自肺丛的迷走神经和交感神经的分支，经肺根入肺。副交感神经兴奋引起支气管平滑肌收缩、血管扩张和腺体分泌，交感神经兴奋的作用则相反。内脏感觉神经分布于支气管黏膜、肺泡和脏胸膜。

三、纵隔

（一）纵隔位置与分区

1. **位置** 纵隔 mediastinum 是左右纵隔胸膜之间的所有器官、结构和结缔组织的总称。纵隔位于胸腔正中偏左，呈矢状位，上窄下宽，前短后长。纵隔前界为胸骨，后界为脊柱，两侧为纵隔胸膜，上界为胸廓上口，下界为膈。一般情况下纵隔的位置较固定，但也可随左、右两侧压力的改变而左、右移位。

2. **分区** 纵隔在解剖学中常采用四分法，即以胸骨角和第 4 胸椎体下缘的平面，将纵隔分为上纵隔和下纵隔；下纵隔又以心包的前、后壁为界分为前、中、后纵隔（图 6-16）。

临床上多采用三分法，即以气管和支气管的前壁及心包的后壁为界分为前纵隔和后纵隔，前纵隔又以胸骨角平面分为上纵隔和下纵隔。

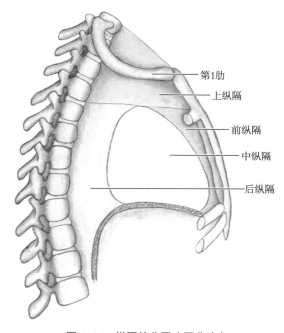

第1肋
上纵隔
前纵隔
中纵隔
后纵隔

图 6-16　纵隔的分区（四分法）

（二）纵隔的侧面观

1. **左侧面观** 纵隔左侧面的中部有左肺根。肺根的前下方有心包隆凸。膈神经和心包膈血管经主动脉弓的左前方和肺根的前方下行，再沿心包侧壁下行至膈。左迷走神经于主动脉弓的左前方和肺根的后方下行，在主动脉弓左前方发出左喉返神经。肺根后方尚有胸主动脉、交感干及内脏大神经等，上方有主动脉弓及其分支左颈总动脉和左锁骨下动脉。左锁骨下动脉、脊柱和主动脉弓围成**食管上三角**，内有胸导管和食管上份。心包、胸主动脉和膈围成**食管下三角**，内有食管下份（图 6-17）。

2. **右侧面观** 纵隔右侧面的中部有右肺根。肺根前下方有心包隆凸。膈神经和心包膈血管经上腔静脉右侧和肺根的前方下行，再贴心包侧壁下行至膈。右迷走神经在右锁骨下动脉前方发出喉返神经后于气管右侧和肺根的后方下行。肺根后方尚有食管、奇静脉、交感干及内脏大神经等，上方有右头臂静脉、奇静脉弓、上腔静脉、气管和食管，下方有下腔静脉（图 6-18）。

（三）上纵隔

上纵隔的结构和器官由前向后可分为 3 层：前层内有胸腺、头臂静脉和上腔静脉；中层有主动脉弓及其分支、膈神经和迷走神经；后层有气管、食管和胸导管等（图 6-19、图 6-20）。

1. **胸腺 thymus** 胸腺分为大小不等的左、右叶，两叶之间借结缔组织相连。小儿时期胸

NOTE

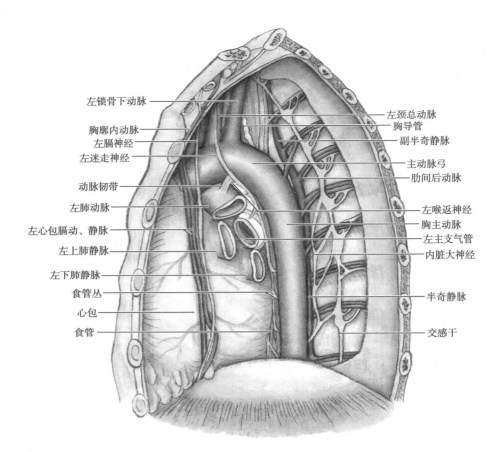

图 6-17 纵隔左侧面观

左锁骨下动脉
胸廓内动脉
左膈神经
左迷走神经
动脉韧带
左肺动脉
左心包膈动、静脉
左上肺静脉
左下肺静脉
食管丛
心包
食管

左颈总动脉
胸导管
副半奇静脉
主动脉弓
肋间后动脉
左喉返神经
胸主动脉
左主支气管
内脏大神经
半奇静脉
交感干

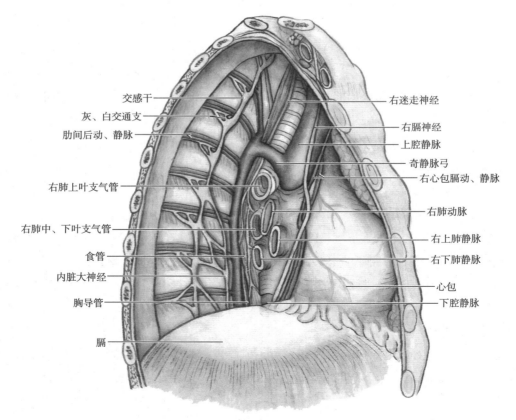

图 6-18 纵隔右侧面观

交感干
灰、白交通支
肋间后动、静脉
右肺上叶支气管
右肺中、下叶支气管
食管
内脏大神经
胸导管
膈

右迷走神经
右膈神经
上腔静脉
奇静脉弓
右心包膈动、静脉
右肺动脉
右上肺静脉
右下肺静脉
心包
下腔静脉

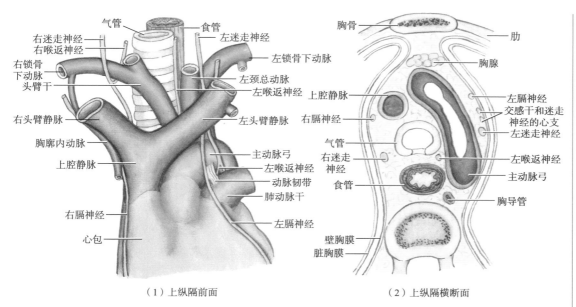

（1）上纵隔前面　　　　（2）上纵隔横断面

图 6-19　上纵隔前面及横断

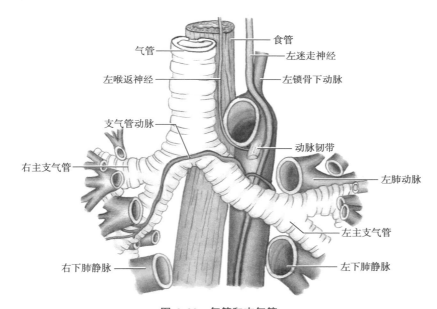

图 6-20　气管和支气管

腺较发达，青春期后胸腺内淋巴组织减少，逐渐被脂肪组织代替。胸腺位于胸腺区内，前临胸骨，后有心包及大血管，上达胸廓上口，可达颈部，下至前纵隔。胸腺肿大时可压迫头臂静脉、主动脉弓和气管等。

营养胸腺的动脉来自胸廓内动脉和甲状腺下动脉，伴行静脉注入头臂静脉或胸廓内静脉。胸腺的淋巴管注入纵隔前淋巴结或胸骨旁淋巴结。神经来自颈交感干和迷走神经的分支。

2. 上腔静脉和头臂静脉

（1）**上腔静脉** superior vena cava 由左、右头臂静脉在右侧第 1 胸肋结合处后方汇合而成，下行至第 2 胸肋关节处穿纤维心包，平第 3 胸肋关节下缘处注入右心房。在穿纤维心包前有奇静脉注入。上腔静脉前方有胸膜和肺，后方有气管和迷走神经，右侧有膈神经和心包膈血管，左侧有升主动脉和主动脉弓。

（2）**头臂静脉** brachiocephalic vein 由锁骨下静脉和颈内静脉在胸锁关节的后方汇成。左头臂静脉长 6~7cm，其后方有主动脉弓发出的 3 条分支。右头臂静脉长 2~3cm，其后方有右迷走神经，内后方有头臂干。

3. **主动脉弓及其分支**　**主动脉弓** aortic arch 平右侧第 2 胸肋关节高度续升主动脉，弓形弯向左后下方，跨过左肺根，至第 4 胸椎体下缘处移行为胸主动脉。主动脉弓凹侧发出支气管动脉，凸侧发出**头臂干、左颈总动脉和左锁骨下动脉**。小儿的主动脉弓位置较高，可达胸骨柄上缘。新生儿的主动脉弓在动脉导管附着处与左锁骨下动脉起始处之间较细，称主动脉峡，平第 3 胸椎高度，成人在此下方有一切迹。

左膈神经、左迷走神经和左肺动脉围成**动脉导管三角** triangle of ductus arteriosus，内有动脉韧带、左喉返神经和心浅丛。动脉导管三角是手术中寻找动脉韧带的标志。**动脉韧带** arterial ligament 为胚胎时的动脉导管闭塞的遗迹，连于左肺动脉起始处与主动脉弓下缘之间。

4. **气管胸部与主支气管**　**气管胸部**位于上纵隔后部正中，上端平胸骨的颈静脉切迹与气管颈部相续，下端平胸骨角处分为左、右主支气管，分叉处称**气管杈** bifurcation of trachea。**左主支气管** left principal bronchus 细长而倾斜，长 4.5~4.8cm，**右主支气管** right principal bronchus 粗短而较垂直，长 1.9~2.1cm，故气管内有异物时易进入右主支气管。

气管胸部的前方有胸骨柄、胸腺、左头臂静脉、主动脉弓、头臂干、左颈总动脉和心深丛；后方有食管，左后方有左喉返神经，右侧有奇静脉弓和右迷走神经，右前方有右头臂静脉和上腔静脉，左侧有左迷走神经和左锁骨下动脉。

气管与主支气管的动脉供应来源于甲状腺下动脉、支气管动脉、肋间动脉和胸廓内动脉的分支。静脉注入甲状腺下静脉、头臂静脉和奇静脉。淋巴注入气管支气管淋巴结、气管旁淋巴结。气管与主支气管的神经来自迷走神经、喉返神经和交感神经的分支。

食管胸部、胸导管和交感干位于上纵隔后部和后纵隔，将在后纵隔中介绍。

（四）前纵隔

前纵隔为胸骨后面与心包前壁之间，内有胸腺下部、纵隔前淋巴结和疏松结缔组织。由于两侧胸膜接近，故前纵隔较为狭窄（图 6–21）。

（五）中纵隔

中纵隔内有心包、心、出入心的大血管根部、膈神经和心包膈血管等。

1. **心包** pericardium　分为**纤维心包**和**浆膜心包**。浆膜心包的壁层衬于纤维心包的内面，并与之愈着，脏层贴在心和大血管根部的表面。因此，心包内除心以外，还包括上、下腔静脉及升主动脉、肺动脉和肺静脉的根部。

（1）**位置与毗邻**　心包占据整个中纵隔。心包前壁隔胸膜与肺、胸骨和第 2~6 肋软骨相邻，在胸膜围成的心包区直接与胸骨体下半部和左第 4~6 肋软骨贴附，故常在左剑肋角做心包穿刺，可避免损伤胸膜和肺。心包后方有胸主动脉、主支气管、食管、奇静脉、半奇静脉等。心包的下方有膈，纤维心包与膈中心腱愈着。心包上方有上腔静脉、升主动脉和肺动脉。心包的两侧为纵隔胸膜，膈神经和心包膈血管在心包与纵隔胸膜之间下行。

（2）**心包腔与心包窦**　浆膜心包脏、壁两层在大血管根部处返折移行围成**心包腔** pericardial cavity，返折处的间隙称**心包窦** pericardial sinus。位于升主动脉、肺动脉干和上腔静

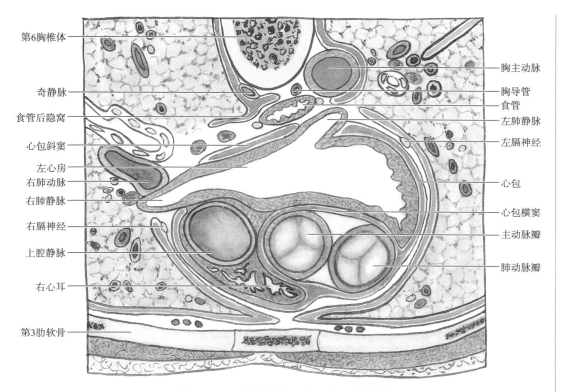

图 6-21　下纵膈横断面（平第 6 胸椎体）

脉、左心房前壁之间的间隙称**心包横窦** transverse sinus of pericardium；位于左肺静脉、右肺静脉、下腔静脉、左心房后壁和心包后壁之间的称**心包斜窦** oblique sinus of pericardium；位于心包前壁与下壁返折处的间隙称**心包前下窦** anteroinferior sinus of pericardium，深 1~2cm，是心包腔的最低处，心包积液首先集聚于此（图 6-22）。

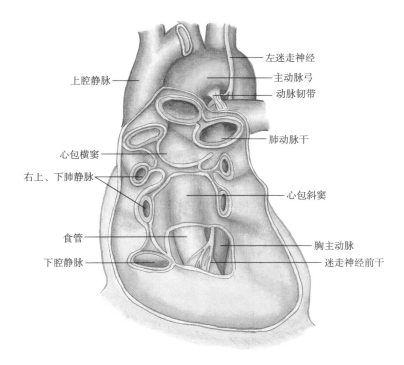

图 6-22　心包及心包窦

2. **心 heart**　心呈前后略扁的圆锥形。心尖钝圆，朝向左前下方，体表投影位于左侧第5肋间隙锁骨中线内侧1~2cm处，或正中线左侧7~9cm。**心底**与大血管相连，朝向右后上方。心表面借**冠状沟**分为上方的心房、下方的心室；借前、后室间沟分为**左心室**和**右心室**；借房间沟分为**左心房**和**右心房**。

（1）位置与毗邻　心的周围包裹心包，前方为胸骨体和第2~6肋软骨，后方有胸主动脉等，平对第5~8胸椎，约2/3在正中线左侧，1/3在右侧。心的毗邻关系大致与心包相同。临床上常在胸骨左缘第4肋间隙做心内注射，可避免损伤胸膜和肺。

（2）体表投影　由四点及其连线来确定，左上点在左侧第2肋软骨下缘、胸骨左侧缘外侧约1.2cm，右上点在右侧第3肋软骨下缘、胸骨右缘外侧1cm，右下点位于右侧第6胸肋关节处，左下点即心尖点。左、右上点的连线为心上界；左、右下点的连线为心下界；左上、下点间向左的弧线为心左界；右上、下点向右微凸的弧线为心的右界（图6-23）。

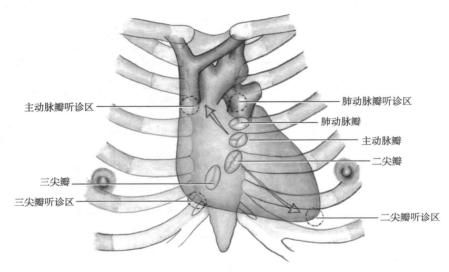

图6-23　心的体表投影

（3）血管、淋巴和神经　供应心的动脉来自左、右冠状动脉。左冠状动脉起自主动脉左窦，分为前室间支和旋支。前室间支沿前室间沟下降，供应右心室前壁的一部分、左心室前壁和室间隔前2/3。旋支沿冠状沟左行，分布于左心房和左心室后壁的一部分。右冠状动脉起自主动脉右窦，沿冠状沟走行至后方房室交点处分为后室间支和左室后支。后室间支沿后室间沟下降供应右心房、右心室后壁、右心室前壁的一部分、室间隔的后1/3。左室后支分布到左心室后壁的一部分。心的静脉注入冠状窦，以冠状窦口汇入右心房。

心的淋巴管注入纵隔前淋巴结和气管支气管淋巴结。

心的神经来自于心浅、深丛。交感神经兴奋使心跳加快、心收缩力加强和冠状动脉扩张；副交感神经的作用则相反。

（六）后纵隔

后纵隔内有食管胸部、胸主动脉、奇静脉、半奇静脉、副半奇静脉、胸导管、迷走神经、交感干和纵隔后淋巴结等。

1. **食管胸部 thoracic part of esophagus**　在上纵隔内，食管位于气管与脊柱之间，稍偏左侧，下行至第4胸椎水平达主动脉弓末端的右侧，继续沿胸主动脉的右侧下降入后纵隔，沿心包后方下行至第 7 胸椎又向左侧偏斜，在胸主动脉前方向左前下行，至第 10 胸椎高度穿膈的食管裂孔移行为食管腹部。食管有 3 个狭窄部，分别是咽与食管交接处、与左主支气管交叉水平、穿膈的食管裂孔处（图 6-24）。

（1）毗邻 食管前方自上而下有气管、气管杈、左喉返神经、左主支气管、右肺动脉、心包、左心房和膈。后方是食管后间隙，间隙内有奇静脉、半奇静脉、副半奇静脉、右肋间后动脉、胸导管和胸主动脉。左侧有左颈总动脉、左锁骨下动脉、主动脉弓末段、胸主动脉、胸导管上份和左纵隔胸膜。右侧有奇静脉弓和右纵隔胸膜。此外，食管两侧有迷走神经绕肺根后方下行，左、右侧迷走神经分别向下至食管前、后面而形成食管前、后丛，然后形成迷走神经前、后干经食管裂孔进入腹腔。

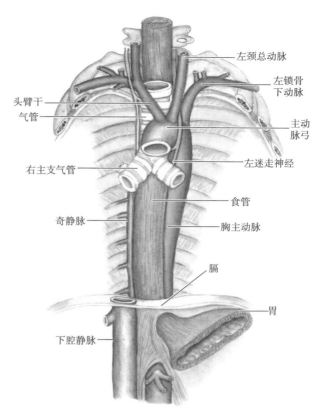

图 6-24 食管和胸主动脉

左颈总动脉
左锁骨下动脉
头臂干
气管
主动脉弓
右主支气管
左迷走神经
食管
奇静脉
胸主动脉
膈
胃
下腔静脉

（2）血管、淋巴和神经 分布至食管胸部的动脉除直接来自胸主动脉发出的食管支外，还来自肋间后动脉和支气管动脉等，下段的血液来自胃左动脉。各段动脉虽有吻合，但不充分。静脉与动脉伴行，大部分注入奇静脉、半奇静脉和副半奇静脉。食管胸部上段的淋巴注入气管支气管淋巴结，中段注入纵隔后淋巴结，下段注入胃左淋巴结、腹腔淋巴结。此外，食管的部分淋巴可直接汇入胸导管。食管胸部的神经主要来自迷走神经和胸交感干。

2. **胸主动脉** thoracic aorta 为主动脉弓的延续，长 15~22cm。该动脉在脊柱左前方、食管左后方及左肺根后方下行，逐渐向下偏斜移行于脊柱前方，平第 12 胸椎水平穿膈主动脉裂孔续为腹主动脉（图 6-24）。

胸主动脉的前方自上而下为左肺根、心包和食管等结构，后面与脊柱、半奇静脉、副半奇静脉相邻，右侧有奇静脉、胸导管，左侧为纵隔胸膜。

3. **奇静脉、半奇静脉和副半奇静脉** 奇静脉 azygos vein 由右腰升静脉穿右膈脚向上延续而成，沿胸主动脉右侧和食管后方上行，沿途收集大部分右肋间后静脉、半奇静脉、副半奇静脉及食管胸部、心包、支气管的静脉，至第 4 胸椎高度弯向前方形成奇静脉弓，跨过右肺根上方注入上腔静脉。**半奇静脉** hemiazygos vein 由左腰升静脉向上穿左膈脚延续形成，沿胸椎体左侧上行，达第 8 胸椎体高度经主动脉和食管后方向右跨越脊柱，注入奇静脉。半奇静脉收集左侧下部的肋间后静脉、食管静脉和副半奇静脉的血液。**副半奇静脉** accessory hemiazygos vein 沿脊柱左侧下行，注入半奇静脉或奇静脉，收集左侧上部肋间后静脉的血液（图 6-25）。

4. **胸导管** thoracic duct 胸导管是全身最粗大的淋巴管，全长 30~40cm，可分为腹部、胸部和颈部。胸导管腹部起自乳糜池，经主动脉裂孔入后纵隔续为胸部。胸导管胸部在食管后

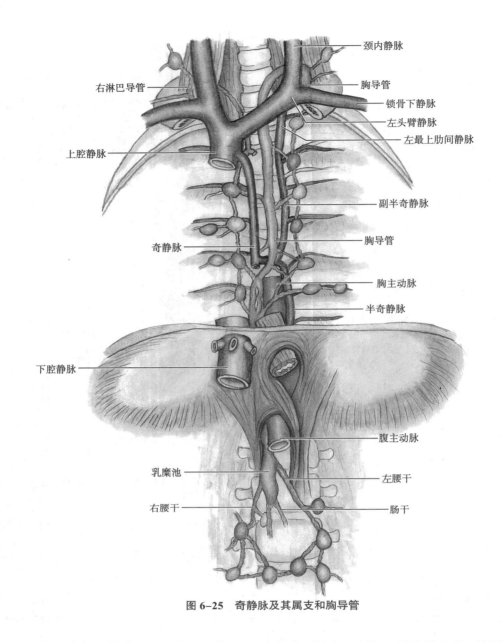

颈内静脉

右淋巴导管

胸导管

锁骨下静脉

左头臂静脉

左最上肋间静脉

上腔静脉

副半奇静脉

胸导管

奇静脉

胸主动脉

半奇静脉

下腔静脉

腹主动脉

乳糜池

左腰干

右腰干

肠干

图 6-25　奇静脉及其属支和胸导管

方、胸主动脉与奇静脉之间上行，于第 4、5 胸椎水平略向左斜行，沿食管左缘，紧贴左纵隔胸膜上升经胸廓上口至颈根部左侧，与胸导管颈部相续。胸导管颈部平第 7 颈椎弯向前上，注入左静脉角（图 6-25）。

5. **迷走神经 vagus nerve**　迷走神经经肺根的后方下行，与交感干的分支分别在主动脉弓前下方及主动脉弓与气管杈之间构成心浅丛和心深丛；在肺根的周围、食管的前面和后面构成肺丛。左、右迷走神经的分支在食管的前面和后面构成食管前丛和食管后丛，向下汇合成**迷走神经前干和迷走神经后干**经食管裂孔入腹腔。

6. **胸交感干 thoracic portion of sympathetic trunk**　胸交感干上段在肋头和肋间后血管的前面，向下逐渐内移至椎体两侧。通常由 10~12 个交感干神经节及节间支组成。由第 6~9 胸神经节穿出的节前纤维组成**内脏大神经 greater splanchnic nerve**，穿膈脚终于腹腔神经节。由第 10~12 胸交感干神经节穿出的节前纤维组成**内脏小神经 lesser splanchnic nerve**，向内下穿膈脚终于主动脉肾神经节。

第五节　胸部常用腧穴解剖

一、中府 Zhōngfǔ（LU 1，手太阴肺经）

【体表定位】在胸部，横平第 1 肋间隙，锁骨下窝外侧，前正中线旁开 6 寸。

【临床主治】咳嗽、气喘、胸痛、肩背痛、肺结核。

【操作方法】向外斜刺或平刺 0.5~0.8 寸，针感向胸、肩、背部放散。

【进针层次】图 6-26。

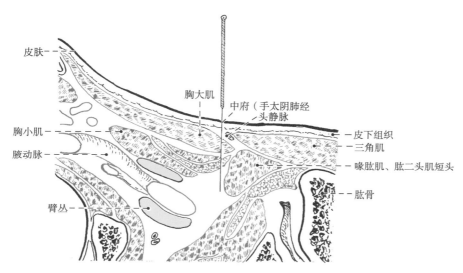

图 6-26　中府穴的断面解剖

1. **皮肤**　由锁骨上神经（来自第 3、4 颈神经前支）的分支分布。

2. **皮下组织**　有胸肩峰动脉的分支和同名静脉的属支、锁骨上神经的分支分布。

3. **深筋膜浅层**　此区深筋膜分为浅、深两层。浅层位于胸大肌表面，较为薄弱。

4. **胸大肌**　该肌有胸肩峰动脉的三角肌支的分支和相伴行静脉、胸外侧神经（来自第 5 颈神经至第 1 胸神经的前支）的分支分布。

5. **深筋膜深层**　有头静脉、胸肩峰动脉三角肌支及其伴行静脉穿经。

6. **胸小肌**　此区正好为胸小肌肌腱，其深面有臂丛和腋动脉、腋静脉等经过。

7. **肱二头肌短头和喙肱肌**　此区为这两肌的肌腱，坚韧。

【针刺注意事项】

1. 针刺的方向应尽量向外上方斜刺，切勿向内侧或直接深刺，否则会穿过第 1 肋间隙而刺入胸腔内，损伤胸膜和肺，引起气胸。

2. 向外上方斜刺时，针体穿过皮肤、皮下组织、深筋膜，经胸大肌的外侧部分进入胸小肌内，一般深刺超过 1 寸时即进入腋窝内。针体的上方是锁骨的下缘，外上方是头静脉主干，内下方分布有胸外侧神经及胸肩峰动、静脉。进入腋窝后，针体内下方依次为腋动脉、腋静脉及臂丛的内侧束。针刺时应注意上述血管、神经，以免造成损伤。

二、俞府 Shūfǔ（KI 27，足少阴肾经）

【体表定位】在胸部，锁骨下缘，前正中线旁开 2 寸。

【临床主治】咳喘、胸痛、腹胀、呕吐等。

【操作方法】斜刺或平刺 0.5~0.8 寸，局部酸胀或向侧胸部扩散。

【进针层次】图 6-27。

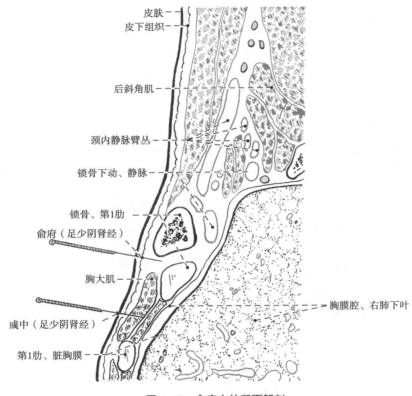

图 6-27 俞府穴的断面解剖

1. **皮肤** 由锁骨上神经分布，到该穴的皮肤神经纤维来自第 3、4 颈神经。

2. **皮下组织** 内有上述神经的分支分布。

3. **胸大肌** 该肌由胸内、外侧神经支配，到该肌的神经纤维来自第 5 颈神经至第 1 胸神经。

4. **锁骨和第 1 肋之间** 在胸大肌深面，紧贴于喙突和锁骨及胸小肌上缘之间的有锁胸筋膜，针尖刺破此筋膜后，进入锁骨和第 1 肋之间。

【毗邻结构】胸大肌的深面由浅入深，依次为锁骨下肌、前斜角肌、胸内筋膜、肋胸膜、胸膜腔、脏胸膜、左肺上叶或右肺上叶。

【针刺注意事项】若继续过深直刺，针尖可能刺破锁骨下静脉引起出血，或在该静脉的下方通过，刺破肋胸膜、胸膜腔、脏胸膜而损伤左肺上叶或右肺上叶，而引起气胸。如针尖深度超过 1.5 寸，且向上斜刺时，可能刺破锁骨下动脉或主动脉弓，引起严重出血，故此穴不宜深刺。

三、乳根 Rǔgēn（ST 18，足阳明胃经）

【体表定位】在胸部，第 5 肋间隙，前正中线旁开 4 寸。

【临床主治】支气管炎、肋间神经痛、乳腺炎。

【操作方法】斜刺或平刺 0.5~0.8 寸。

【进针层次】图 6-28。

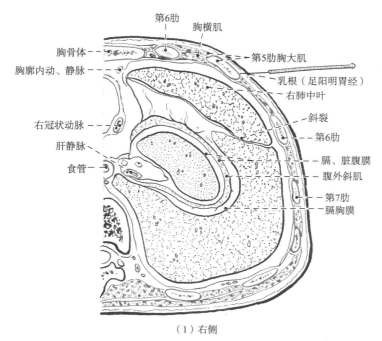

（1）右侧

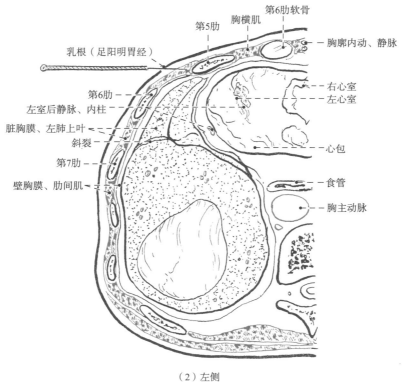

（2）左侧

图6-28　乳根穴的断面解剖

1. **皮肤**   较背部薄，为复层扁平上皮。该穴部位的感觉由第 5 肋间神经和与其相邻的上下各 1 肋间神经的皮支传入。针刺时感觉较敏感。

2. **皮下组织**   呈蜂窝状，较厚。内有肋间神经的皮支及丰富的皮下静脉。女性则为乳房部位，其结构主要有蜂窝状的脂肪组织及囊状乳房小叶组成。其间的结缔组织除包裹乳腺外，还形成乳房小叶间隔，对乳房的腺组织和脂肪组织起支持作用，使乳房既有一定的硬度又有一定的弹性。针刺时阻力不大，有一定的松软感，柔韧感较小。

3. **胸大肌或胸大肌外侧缘**   该肌位于胸前面，受胸内、外侧神经支配，其纤维来自颈 5~8 和第 1 胸神经。针刺通过该肌的下缘时，此部位较薄，阻力较皮下组织略大。

4. **肋间外肌和肋间内肌**   如果向后内方深刺，可刺中肋间外肌、肋间内肌。肋间外肌和肋间内肌位于肋骨之间的肋间隙，由相对应的肋间神经支配，其神经纤维来自对应的胸神经。肋间内肌位于肋间外肌的深面，其深面隔薄筋膜与肺相邻，故针刺乳根穴最深不能刺透该肌，以针至肋间外肌、肋间内肌之间为宜。

【毗邻结构】

1. **深面**   肋间内肌的深面由浅入深依次有胸内筋膜、肋胸膜和肺。

2. **肋间内肌的上方和下方**   为与之相邻的第 5 和第 6 肋骨，当针刺着肋骨时有坚硬感。

【针刺注意事项】该穴深面有肺，此处胸壁较薄，故宜斜刺。斜刺时要注意针刺的角度，以针与皮肤的夹角不大于 25° 较为安全。否则，任何方向的斜刺其深面都对着肺，都有刺伤肺的可能性。由于肺的膨胀，刺入肺的针可将肺划伤出现肺泡破裂，气体可由破裂的肺泡进入胸膜腔，造成气胸。

四、大包 Dàbāo（SP 21，足太阴脾经）

【体表定位】在胸外侧区，第 6 肋间隙，在腋中线上。

【临床主治】肋间神经痛、哮喘等。

【操作方法】斜刺或向后平刺 0.5~0.8 寸，局部酸胀或向侧腹部扩散。

【进针层次】图 6-29。

1. 皮肤：由第 7 肋间神经外侧皮支分布。

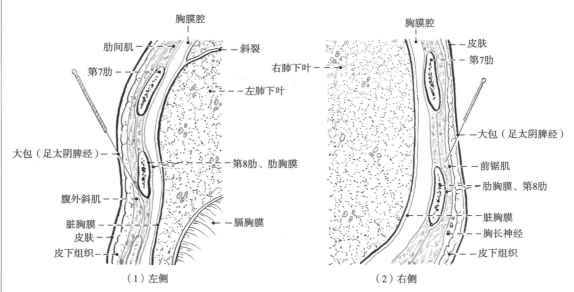

图 6-29   大包穴的断面解剖

2. 皮下组织：内有上述神经分布及胸外侧动、静脉和胸长神经。

3. 右侧在腹外斜肌后方，针入前锯肌；左侧在前锯肌前方，针入腹外斜肌。腹外斜肌由第 5~12 肋间神经及髂腹下神经和髂腹股沟神经支配，后两条神经属第 1 腰神经的前支。前锯肌由胸长神经支配，到该肌的神经纤维来自第 5~7 颈神经。

【毗邻关系】

1. **深面**　腹外斜肌的深面由浅入深，依次为肋间外肌、肋间内肌、胸内筋膜、肋胸膜、胸膜腔、脏胸膜、肺。

2. **肋间内肌的上方和下方**　其为与之相邻的第 6 和第 7 肋骨。肋骨后面下缘肋沟内自上而下有相应的肋间静脉、肋间动脉和肋间神经。当针刺到肋骨时，有坚硬感。

【针刺注意事项】如错误地继续深刺，针尖可通过肋间外肌、肋间内肌、肋胸膜、胸膜腔、脏胸膜而损伤左肺下叶或右肺下叶，引起气胸；如深刺再加提插、捻转，气胸更为严重，故此穴不宜深刺。

五、日月 Rìyuè（GB 24, 足少阳胆经）

【体表定位】在胸部，第 7 肋间隙中，前正中线旁开 4 寸。

【临床主治】肝炎、胃炎、胆囊炎、肋间神经痛、肩关节周围炎。

【操作方法】斜刺或平刺 0.5~0.8 寸。

【进针层次】图 6-30。

1. **皮肤**　较背部薄，神经较丰富。该穴部位的感觉由肋间神经传导，其肋间神经由相应的胸神经组成。

2. **皮下组织**　较胸上部和腹部薄，内有肋间神经的皮支和浅静脉。针刺通过时其阻力较皮肤小。

3. **腹外斜肌**　该肌为腹前外侧壁的浅层阔肌。针刺时通过该肌在第 7、8 肋的起始部位，此处肌纤维较稀疏。

4. **肋间外肌**　该肌位于肋间隙之浅层，由相应的肋间神经支配。针刺时通过该肌的内侧端。此处肌纤维退化，被结缔组织膜代替，较薄，但韧性较肌肉大。

5. **肋间内肌**　该肌位于肋间外肌的深面，神经支配同肋间外肌。

6. **腹横肌**　该肌为腹前外侧壁的深层阔肌。该肌部分起自下 7 个肋骨的深面。针刺时正对该肌的起始部位。

以上各层都比较薄，为避免伤及深面脏器，针刺时最深以不穿透腹横肌为宜。

【毗邻结构】主要指日月穴部位的腹横肌深层的结构。由浅入深依次有胸内筋膜、肋胸膜、肋膈隐窝、膈肌及其深面的脏器，如肝、胃。

【针刺注意事项】该穴部位胸壁较薄，深面又有重要脏器，故不宜直刺。斜刺时与皮肤的夹角以不大于 25°较为安全。否则，针可穿透胸壁进入胸腔，此时可感觉阻力突然消失，有空松突入感，患者可无不适感觉。遇此种情况应退针。如继续进针，右侧可穿过膈肌进入肝脏，左侧则可进入胃。如同时提插或大幅度旋转可造成肝和胃的损伤。肝损伤后，除肝区疼痛外，还可能有少量的血液和胆汁在肝的被膜下形成包块；如肝的被膜同时损伤，少量的血液和胆汁可流入腹膜腔，刺激腹膜而引起右上腹的紧张和压痛，其程度与肝的损伤有关。如造成胃的损伤严

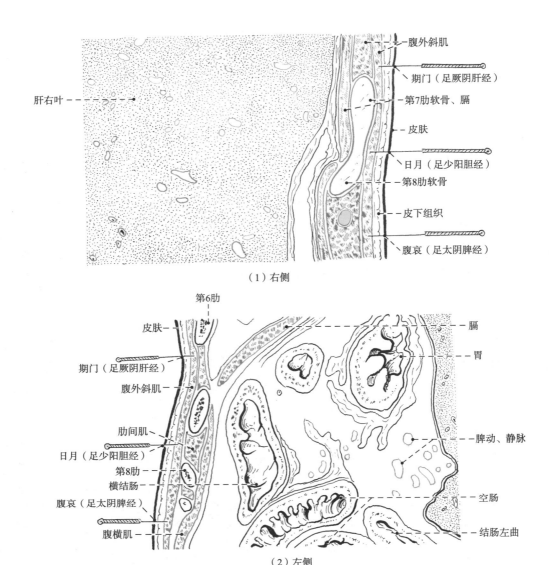

图 6-30　日月、期门穴的断面解剖

重者，少量胃内容物可流出而刺激腹膜引起轻微右上腹紧张和压痛，但此种情况较少见。以上意外，一般内科治疗皆可痊愈。

　　因肝、胃在腹腔内占的位置较大，故向内、向外、向下斜刺其深面都恰对该器官。向上斜刺有时可通过第 7 肋的深面斜穿入肋膈隐窝，当深吸气时，可刺伤肺的下缘而引起气胸（气胸的防治见乳根穴）。

六、期门 Qīmén（LR 14，足厥阴肝经）

【体表定位】在胸部，第 6 肋间隙，前正中线旁开 4 寸。

【临床主治】肝炎、胆囊炎、胸胁胀痛、腹胀、呕吐、乳痛、痞块等。

【操作方法】斜刺或平刺 0.5~0.8 寸，使局部酸胀感，针感向病所放散。

【进针层次】图 6-30。

　　1. 皮肤　主要由第 6 肋间神经（来自第 6 胸神经前支）外侧皮支的分支支配，也有第 5 和第 7 肋间神经（来自第 5 和第 7 胸神经前支）外侧皮支的分支交叉分布。

2. **皮下组织**　此层内有第 6 肋间神经外侧皮支分支、第 6 肋间后动脉外侧支的分支及其伴行静脉分布。

3. **胸大肌**　该肌为胸大肌腹部，较薄。其内有胸外侧动脉的分支及其伴行静脉、胸内侧神经肌支分布。

4. **腹外斜肌**　该肌为腹外斜肌的起始部，肌内有第 6 肋间后动脉的分支及伴行静脉、第 6 肋间神经的分支分布。

5. **肋间内肌**　该肌较薄，内有第 6 肋间后动脉的肌支分布。其深面有第 6 肋间神经、第 6 肋间后动脉及第 6 肋间后静脉的主干行经。

6. **壁胸膜**　为薄层浆膜，由间皮和疏松结缔组织组成。主要由第 6 肋间神经的分支支配。也有第 5 和第 7 肋间神经的分支交叉分布。

【针刺注意事项】

1. 针刺期门穴时，应严格掌握深度和方向。针刺时应循肋的长轴，即肋间隙的走向斜刺，不宜直刺。针刺亦不可太深，否则会刺透胸壁进入胸腔而损伤胸膜和肺，进而导致气胸。

2. 留针时也要注意观察，防止因患者深呼吸或体位改变等原因，使针体进一步深入而进入胸腔，损伤胸膜和肺而导致气胸。

第七章　腹　部

第一节　腹部概述

腹部 abdomen 是躯干的一部分，居于胸部与盆部之间，包括腹壁、腹腔及腹腔脏器等。腹壁与膈所围成的内腔即腹腔，腹腔的上界是膈穹窿，下界是小骨盆上口。腹腔内有脏器、血管、神经、淋巴结及腹膜等结构。

一、境界与分区

（一）境界

腹部的上界为剑胸结合、肋弓、第 11 肋前端、第 12 肋下缘至第 12 胸椎棘突的连线；下界为耻骨联合上缘、耻骨结节、腹股沟、髂嵴至第 5 腰椎棘突的连线。

（二）分区

1. **九分法**　为了描述腹腔脏器的位置，解剖学通常将腹部分为九个区（九分法）。上水平线是经过两侧肋弓最低点（相当于第 10 肋）的连线；下水平线是经过两侧髂结节的连线；两条垂直线分别为经左、右腹股沟韧带中点向上的垂直线。九个区是：上为腹上区和左、右季肋区；中为脐区和左、右外侧区（腰区）；下为耻区（腹下区）和左、右腹股沟区（髂区）（图 7-1）。

2. **四分法**　临床上通常用通过脐的垂直线和水平线将腹部分为左、右上腹部和左、右下腹部。

二、表面解剖

（一）体表标志

1. **骨性标志**　在腹前外侧壁上方可触到**剑突、肋弓**，下方可触到**髂嵴、髂前上棘**及**耻骨结节、耻骨嵴、耻骨联合上缘**等骨性标志。

2. **软组织标志**　白线（腹白线）位于腹前正中线的深面，由腹前外侧壁三层扁肌的腱膜交织而成，附着于剑突与耻骨联合之间。白线的中部有脐环，脐一般平对第 3、4 腰椎之间。白线的两侧为**腹直肌**，肌的外侧缘为**半月线**，又称腹直肌线。髂前上棘与耻骨结节之间为**腹股沟**，沟的深面为**腹股沟韧带**。

（二）腹腔脏器的体表投影

成人腹腔主要器官在腹前壁的投影见表 7-1，图 7-1。

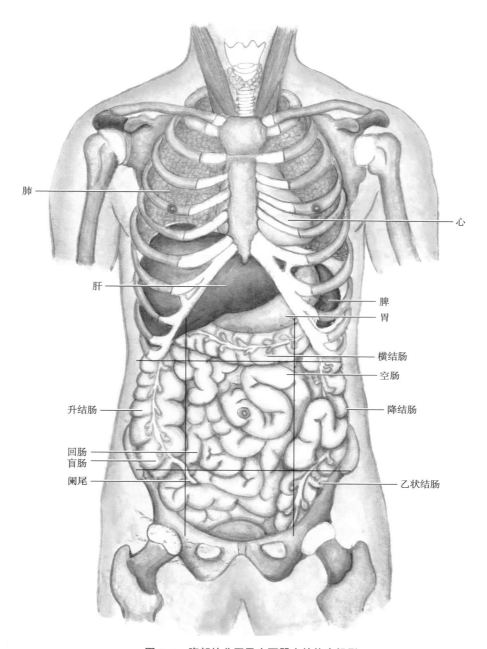

肺

心

肝

脾

胃

横结肠

空肠

升结肠

降结肠

回肠

盲肠

阑尾

乙状结肠

图 7-1 腹部的分区及主要器官的体表投影

表 7-1 腹腔主要器官在腹前壁的投影

右季肋区	腹上区	左季肋区
右半肝大部分	右半肝小部分及左半肝大部分	左半肝小部分
部分胆囊	部分胆囊、胆总管、肝动脉、肝门静脉	胃底、部分胃体
结肠右曲	胃贲门、部分胃体、胃幽门部	脾
右肾上部	十二指肠大部分、胰头、胰体	胰尾
	两肾一部分、两侧肾上腺	结肠左曲
	腹主动脉、下腔静脉	左肾上部
右外侧（腰）区	**脐区**	**左外侧（腰）区**
升结肠	胃大弯（胃充盈时）、大网膜	降结肠
部分回肠	横结肠	空肠一部分
右肾下部	左、右输尿管	左肾下部
	十二指肠小部分	
	空、回肠大部分	
	腹主动脉、下腔静脉	
右髂（腹股沟）区	**耻（腹下）区**	**左髂（腹股沟）区**
盲肠	回肠一部分	乙状结肠大部分
阑尾	膀胱（充盈时）	回肠一部分
回肠末端	子宫（妊娠期）	
	乙状结肠小部分	
	左、右输尿管	

第二节 腹 壁

腹壁以两侧腋后线为界，分为腹前外侧壁及腹后壁。

一、腹前外侧壁

腹前外侧壁不同部位的层次和结构有所差异，一般由浅入深可分为 6 层，即皮肤、浅筋膜、肌层、腹横筋膜、腹膜外筋膜和壁腹膜。

（一）浅层结构

1. **皮肤** 薄而富有弹性，与皮下组织相连较为疏松，有较大的伸展性和移动性，是临床常用的皮瓣供应区。

2. **浅筋膜** 由脂肪和疏松结缔组织组成。在脐平面以上浅筋膜为一层，在脐平面以下的浅筋膜则分为浅、深两层。浅层称 **Camper 筋膜**，含有丰富的脂肪组织，又称脂肪层，向下与股部的浅筋膜相延续；深层称 **Scarpa 筋膜**，富有弹性纤维，又称膜性层，在前正中线处附于白线，在腹股沟韧带下方一横指处，附于阔筋膜，而在耻骨结节与耻骨联合之间则越过耻骨嵴，向下与会阴的浅筋膜即 **Colles 筋膜**相延续。浅筋膜内含有丰富的浅血管、浅淋巴管和皮神经（图 7-2）。

（1）**浅血管和浅淋巴管** 腹前外侧壁上部有来自肋间后动脉、肋下动脉和腰动脉的分支；

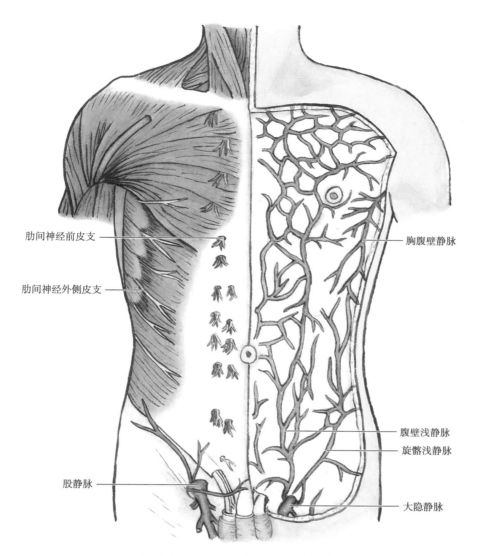

肋间神经前皮支

肋间神经外侧皮支

股静脉

胸腹壁静脉

腹壁浅静脉

旋髂浅静脉

大隐静脉

图 7-2　淋巴腹前外侧壁的血管和淋巴

腹前壁正中线处有腹壁上动脉、腹壁下动脉的分支；下腹部有**腹壁浅动脉**和**旋髂浅动脉**，它们均起自股动脉。

　　腹前外侧壁的浅静脉较丰富且相互吻合成网，尤以脐周明显。脐以上的浅静脉经胸腹壁静脉、胸外侧静脉注入腋静脉；脐以下的浅静脉经**腹壁浅静脉**、**旋髂浅静脉**注入大隐静脉，从而构成了上、下腔静脉系之间的联系。在脐区，浅静脉通过附脐静脉与肝门静脉相吻合，故肝门静脉高压时，肝门静脉的血液可经附脐静脉、脐周静脉网回流至上、下腔静脉，呈现以脐为中心的放射状静脉曲张，形成"海蛇头"征。

　　脐以上的浅淋巴管注入腋淋巴结；脐以下者注入腹股沟浅淋巴结。

　　（2）**皮神经**　来自第 7~11 对肋间神经、肋下神经及髂腹下神经的前皮支和外侧皮支，均分布于腹前外侧区的皮肤。前皮支在白线两侧 2~3cm 处穿腹直肌鞘前壁浅出，外侧皮支在腋中线附近浅出。腹前外侧壁皮肤的感觉神经分布具有明显的节段性：第 7 肋间神经分布于剑突平面；第 10 肋间神经分布于脐平面；第 1 腰神经分布于腹股沟韧带的上方。因此，胸椎或脊髓胸段发生病变时，可根据腹壁感觉障碍的平面判定病变的部位。

（二）深层结构

1. **肌层**　肌层包括位于腹前正中线两侧的腹直肌和位于其外侧的三层扁肌。三层扁肌由浅入深依次为腹外斜肌、腹内斜肌和腹横肌。

（1）**腹直肌 rectus abdominis**　腹直肌位于白线两侧，为上宽下窄的带状，被腹直肌鞘包裹。全肌被 3~4 条横行的腱划分为多个肌腹（图 7-3，图 7-4）。腱划与腹直肌鞘的前壁紧密结合，剥离困难。腱划内常有血管穿过，故经腹直肌切口分开腹直肌纤维时，在腱划处应注意止血。

（2）**腹外斜肌 obliquus externus abdominis**　腹外斜肌为腹前外侧壁最浅层的扁肌，肌纤维由外上斜向内下，在髂前上棘与脐连线附近移行为腱膜，参与构成腹直肌鞘的前壁。腹

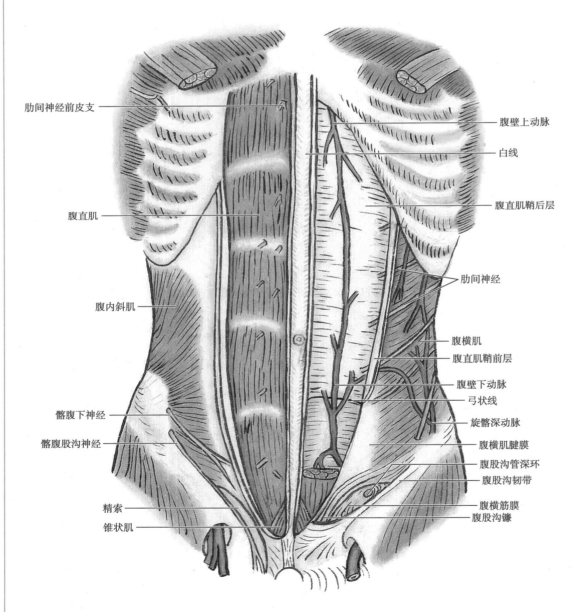

肋间神经前皮支

腹壁上动脉

白线

腹直肌鞘后层

腹直肌

肋间神经

腹内斜肌

腹横肌

腹直肌鞘前层

腹壁下动脉

弓状线

髂腹下神经

旋髂深动脉

髂腹股沟神经

腹横肌腱膜

腹股沟管深环

腹股沟韧带

精索

腹横筋膜

锥状肌

腹股沟镰

图 7-3　腹前外侧壁深层的肌

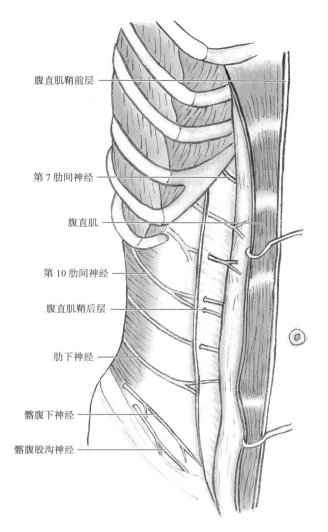

腹直肌鞘前层

第 7 肋间神经

腹直肌

第 10 肋间神经

腹直肌鞘后层

肋下神经

髂腹下神经

髂腹股沟神经

图 7-4　腹前外侧壁深层的神经

外斜肌腱膜的下缘在髂前上棘与耻骨结节之间向后上卷曲增厚，形成**腹股沟韧带** inguinal ligament。腹股沟韧带内侧端的小部分纤维向后下形成**腔隙韧带**（又称**陷窝韧带**）。腔隙韧带向外侧延伸附着于耻骨梳，称**耻骨梳韧带**（Cooper 韧带）（图 7-5）。腹外斜肌腱膜在耻骨结节外上方形成三角形裂隙，**称腹股沟管浅环** superficial inguinal ring（又称**皮下环**），成人可容纳一示指尖，内有精索或子宫圆韧带通过（图 7-6）。浅环的上缘、下缘分别称内侧脚和外侧脚，两脚之间有脚间纤维相连。外侧脚的部分纤维经过精索的深面与内侧脚的后方，向内上反转，附着于白线，称**反转韧带**。这些韧带在腹股沟疝和股疝的修补术中都有重要意义。腹外斜肌腱膜及其浅面的薄层深筋膜在腹股沟管浅环处延续向下，被覆于精索的外面，**称精索外筋膜**。

（3）**腹内斜肌** obliquus internus abdominis　位于腹外斜肌深面，肌纤维呈扇形展开，至腹直肌外侧缘处移行为腱膜，分前、后两层包裹腹直肌，最后止于白线。腹内斜肌下缘部分肌纤维呈弓状跨过精索上方移行为腱膜，在腹直肌外侧缘与腹横肌的腱膜结合，形成**腹股沟镰**

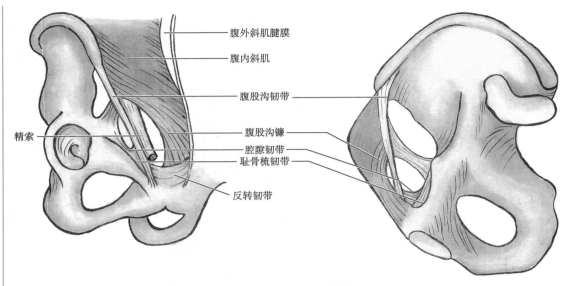

图 7-5　腹股沟区的韧带

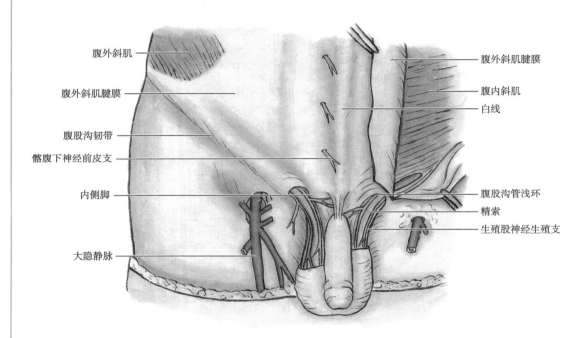

图 7-6　腹股沟管浅层

inguinal falx，又称**联合腱** conjoined tendon，附于耻骨梳。腹内斜肌和腹横肌下缘的部分肌纤维，一起沿精索向下出腹股沟管浅环进入阴囊，包绕精索和睾丸形成**提睾肌**。

（4）**腹横肌** transversus abdominis　位于腹内斜肌深面，肌纤维横行向前内，至腹直肌外侧缘处移行为腱膜，参与构成腹直肌鞘的后壁。其下缘部分肌纤维及腱膜分别参与提睾肌和腹股沟镰的构成。

（5）**腹直肌鞘** sheath of rectus abdominis　包裹腹直肌，分前、后两壁：前壁由腹外斜肌腱膜和腹内斜肌腱膜的前层组成；后壁由腹内斜肌腱膜的后层及腹横肌腱膜组成。在脐下 4~5cm 以下，三层扁肌的腱膜均参与构成腹直肌鞘的前壁，导致腹直肌鞘的后壁缺如，其下缘呈凸向上的弓形，称**弓状线** arcuate line（又称**半环线**）。弓状线以下，腹直肌后面紧贴腹横筋膜（图7-3）。

2. **腹横筋膜** transversalis fascia 位于腹横肌的深面，为腹内筋膜的一部分。上连膈下筋膜，下方移行为髂筋膜及盆筋膜。该筋膜在近腹股沟韧带和腹直肌外侧缘处较坚韧，参与腹股沟管后壁的构成，并在腹股沟韧带中点上方约 1.5cm 处，呈漏斗状突出，形成**腹股沟管深环**，向下延续为精索内筋膜。腹横筋膜与腹横肌疏松结合，但与腹直肌鞘后层紧密相连。

3. **腹膜外筋膜** extraperitoneal fascia 又称**腹膜外组织**或**腹膜外脂肪**，位于腹横筋膜与壁腹膜之间，含有不同程度的脂肪组织，向后与腹膜后间隙相续。在腹下部特别是腹股沟区脂肪组织较多，使得壁腹膜与腹横筋膜容易剥离，临床上可进行膀胱穿刺等腹膜外手术。

4. **壁腹膜** parietal peritoneum 为腹前外侧壁的最内层，向上连于膈下腹膜，向下移行为盆腔的腹膜。在脐以下形成 5 条纵行的皱襞（图7-7）：**脐正中襞**位于中线上，由脐连至膀胱尖，内含胚胎时期脐尿管遗迹所形成的脐正中韧带；**脐内侧襞**在脐正中襞的两侧，内含胚胎时期脐动脉闭锁后所形成的脐内侧韧带；**脐外侧襞**在脐内侧襞的外侧，内含腹壁下血管。在腹股沟韧带上方，脐外侧襞的内、外侧，分别为**腹股沟内、外侧窝**，为腹前壁的薄弱部位，腹腔内容物可由此突出形成腹股沟疝。

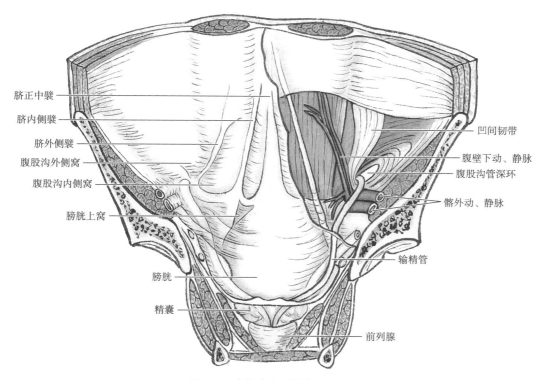

图 7-7 腹前壁内面的皱襞及陷凹

5. **腹前外侧壁深层的血管和神经**

（1）**血管** 腹前外侧壁深层的动脉有下 5 对肋间后动脉、肋下动脉、腰动脉、旋髂深动脉、腹壁上动脉及腹壁下动脉等（图7-3）；腹前外侧壁深层的静脉与上述各动脉同名且伴行，比较恒定。

1）**下 5 对肋间后动脉和肋下动脉**：均起于胸主动脉，与相应的神经伴行，进入腹前外侧壁后行向前下，于腹内斜肌与腹横肌之间，营养腹前外侧壁各肌。

2）**腰动脉**：共 4 对，起自腹主动脉，经腰方肌外侧进入腹前外侧壁，并与肋间后动脉和肋下动脉相吻合。

3）**旋髂深动脉 deep iliac circumflex artery**：起于髂外动脉，沿腹股沟韧带外侧半的深面向外上，至髂前上棘的内侧穿腹横肌，沿髂嵴的内唇到髂嵴后部与腰动脉分支吻合，分布于腹前外侧壁三层扁肌、髂腰肌等。临床上常取该动脉作为营养动脉的带血管蒂髂骨移植。

4）**腹壁上动脉 superior epigastric artery**：为胸廓内动脉的终支之一，向下进入腹直肌与腹直肌鞘后壁之间，分支营养腹直肌，其皮支穿腹直肌鞘前壁至皮下。

5）**腹壁下动脉 inferior epigastric artery**：在近腹股沟韧带中点内侧上方 1cm 处发自髂外动脉，在腹膜外筋膜内斜向内上，穿腹横筋膜进入腹直肌与腹直肌鞘后壁之间，在脐附近与腹壁上动脉相吻合。其体表投影为腹股沟韧带中、内 1/3 交界点与脐的连线。临床做腹腔穿刺时，应在此线的外上方进针，以免损伤该动脉。

（2）**神经**　分布于腹前外侧壁的神经主要有下 5 对肋间神经、肋下神经、髂腹下神经、髂腹股沟神经和生殖股神经等。

1）**下 5 对肋间神经和肋下神经**：与同名血管伴行斜向前下，进入腹内斜肌和腹横肌之间，至腹直肌外侧缘处进入腹直肌鞘，其终支穿过腹直肌和腹直肌鞘前壁，称前皮支，分布于腹前壁的皮肤。上述神经沿途发出肌支，支配腹前外侧壁各肌。在腋中线附近发出外侧皮支，分布于腹外侧壁的皮肤（图 7-4）。

2）**髂腹下神经 iliohypogastric nerve**：发自腰丛，在髂嵴上方穿腹横肌至腹横肌与腹内斜肌之间前行，分支支配此二肌。主干在髂前上棘内侧 2~3cm 处穿腹内斜肌，到达腹外斜肌腱膜的深面，至腹股沟管浅环上方 3~4cm 处穿至皮下，分布于耻骨联合上方的皮肤。阑尾手术做麦氏切口时，应顺肌纤维走向钝性分离，以避免伤及该神经。

3）**髂腹股沟神经 ilioinguinal nerve**：发自腰丛，在髂腹下神经的下方并与之平行，在髂前上棘内下方穿腹内斜肌进入腹股沟管，行于精索（或子宫圆韧带）的前外侧，出浅环后分布于阴囊（或大阴唇）前部的皮肤。

4）**生殖股神经 genitofemoral nerve**：发自腰丛，自腰大肌穿出后，分为两支：生殖支由腹环进入腹股沟管，沿精索内侧下行，出浅环后，分布于提睾肌与阴囊（或大阴唇）的皮肤；股支经腹股沟韧带的深面进入股鞘内，居股动脉的外侧，最后穿股鞘前壁和大腿阔筋膜，分布于股三角上部的皮肤。

生殖股神经的生殖支和髂腹股沟神经一般都通过腹股沟管，并经腹股沟管浅环穿出，故在手术显露腹股沟管或处理疝囊时，应尽量避免损伤该两条神经。

（三）**腹股沟区**

1. **境界**　腹股沟区为下腹部两侧的三角形区域，其内侧界为腹直肌外侧缘，上界为髂前上棘与腹直肌外侧缘的水平线，下界为腹股沟韧带。由于腹外斜肌移行为较薄的腱膜及腹内斜肌和腹横肌的下缘未达到腹股沟韧带内侧部等原因，致使腹股沟区较为薄弱，成为腹壁疝的好发部位。腹股沟管和腹股沟三角位于此区。

2. **腹股沟管 inguinal canal**　是男性精索或女性子宫圆韧带斜穿腹前外侧壁至皮下而形成的

一个潜在性裂隙，位于腹股沟韧带内侧半上方，由外上斜向内下，是由肌肉、腱性结构和筋膜构成。

腹股沟管有内、外两口及前、后、上、下四壁（图7-6，图7-8，图7-9）。两口的内口为腹股沟管深环（腹环），位于腹股沟韧带中点上方约1.5cm处，为腹横筋膜向外突出而成，其内侧有腹壁下动脉通过；两口的外口为腹股沟管浅环（皮下环），位于耻骨结节外上方，为腹

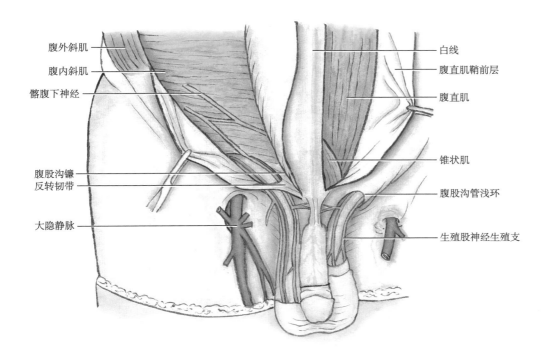

图 7-8 腹股沟管中层

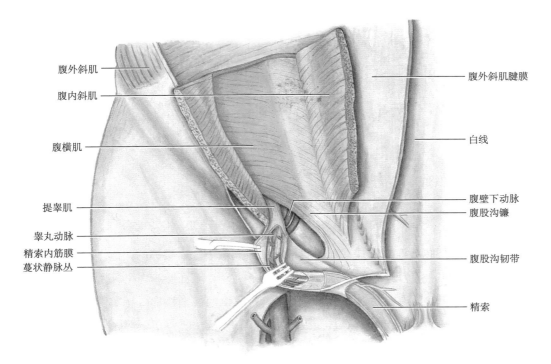

图 7-9 腹股沟管深层

外斜肌腱膜形成的三角形裂隙。四壁是：前壁浅层为腹外斜肌腱膜，深层在管的外侧 1/3 处有腹内斜肌起始部的肌纤维；后壁为腹横筋膜，在内侧 1/3 处有腹股沟镰加强；上壁为腹内斜肌与腹横肌的弓状下缘；下壁为腹股沟韧带。

3. **腹股沟三角** inguinal triangle　腹股沟三角又称**海氏（Hesselbach）三角**，由腹直肌外侧缘、腹壁下动脉和腹股沟韧带内侧半围成，是腹前外侧壁的薄弱区。若腹内脏器从腹壁下动脉的内侧经腹股沟三角处突出，称腹股沟直疝；而腹内脏器从腹壁下动脉外侧的深环进入腹股沟管，疝可出浅环入阴囊，则为腹股沟斜疝。因此，腹壁下动脉是鉴别腹股沟斜疝与直疝的重要标志（图 7-10）。

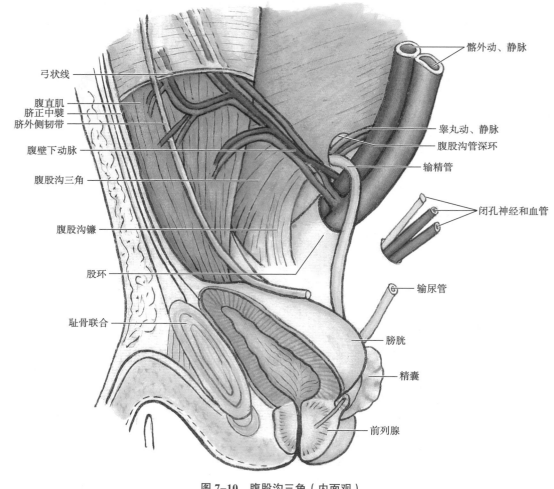

图 7-10　腹股沟三角（内面观）

4. **睾丸下降与腹股沟疝的关系**　胚胎早期，睾丸位于脊柱腰部的两侧，在腹后壁的腹内筋膜和壁腹膜之间。随着胚胎的发育，则逐渐向下移动。至胚胎第 3 个月末，睾丸已降至髂窝，胚胎第 7 个月时接近腹股沟管深环，此时壁腹膜也向前推移形成鞘突。出生前 1 个月左右，睾丸在腹股沟管深环处伴腹膜鞘突进入腹股沟管，一般出生前降入阴囊内。如出生后睾丸仍未降入阴囊而停留在下降过程中的其他部位（多在腹股沟管），称为隐睾症。睾丸进入阴囊后，鞘突包绕睾丸的部分形成睾丸鞘膜，其余部分闭锁形成鞘韧带。如鞘突不闭锁，仍与腹膜腔相通，则可形成交通性鞘膜积液或先天性腹股沟斜疝。由于右侧睾丸下降迟于左侧，致使右侧鞘突闭锁时间较晚，故右侧腹股沟斜疝多于左侧。

二、腹后壁

腹后壁在中线上是由 5 个腰椎及其椎间盘形成，外侧以腋后线的延长线为界，上界为第 12 肋，下界为髂嵴。

（一）腹后壁肌

腹后壁肌主要有腰大肌、髂肌和腰方肌等。

1. **腰大肌 psoas major**　腰大肌位于脊柱腰部的两侧，起于腰椎体和椎间盘的侧面及横突根部，纤维行向外下方，经腹股沟韧带的深面，下至髋关节的前面，止于股骨的小转子。

有时腰大肌浅面有一小肌腹，起于第 12 胸椎和第 1 腰椎之间，其细长的腱止于耻骨和附近的筋膜，称为腰小肌。

2. **髂肌 iliacus**　髂肌起于髂窝，呈扇形，向下变窄，行于腰大肌的外侧，并与腰大肌相合，共同止于股骨小转子。

髂肌和腰大肌合称**髂腰肌 iliopsoas**，可使髋关节前屈和外旋；下肢固定时，使骨盆和躯干前屈。腰大肌由一个单独的筋膜鞘包被，向下与髂肌的筋膜相连续，故腰椎结核所产生的脓液，可沿此鞘蔓延至髂窝内（在髂筋膜下），且可向下到股内侧部（髂腰肌的止点处）形成脓肿；因感染引起的髂窝脓肿，脓液亦可沿着髂腰肌筋膜到股内侧部形成脓肿。

3. **腰方肌 quadratus lumborum**　腰方肌在脊柱两侧，其内侧有腰大肌，后方为竖脊肌，二者之间隔有胸腰筋膜的中层，起自髂嵴的后部，向上止于第 12 肋和第 1~4 腰椎横突。此肌可降第 12 肋和使脊柱侧屈。

（二）腹内筋膜

腹内筋膜 endoabdominal fascia 是被覆于腹壁最深层肌内面和膈下的深筋膜。各部筋膜的名称与其所覆盖肌的名称一致，如膈筋膜被覆于膈的下面；腰筋膜被覆于腰方肌的前面；髂筋膜被覆于髂肌和腰大肌的表面；腹横筋膜被覆在腹横肌、腹直肌鞘后层和腹直肌下部（弓状线以下）的内面；腹内筋膜向下延续为盆壁内面的盆筋膜。

（三）腹膜后隙

腹膜后隙 retroperitoneal space 是位于腹后壁的壁腹膜与腹内筋膜之间的间隙。上起自膈，下至骶骨岬、骨盆上口。在骨盆上口处与盆腔腹膜后隙相连，向两侧延续为腹膜外筋膜，向上通纵隔。此间隙范围广泛，其感染可向上、下蔓延。腹膜后隙内除胰和十二指肠大部外，还有肾、肾上腺、输尿管及腹部的大血管、神经和淋巴结等重要结构（图 7-11）。由于该间隙内疏松结缔组织多，壁腹膜容易分离，故进行腹膜后隙器官手术时多采用腹膜外手术入路，做腰腹部斜切口进入该间隙。

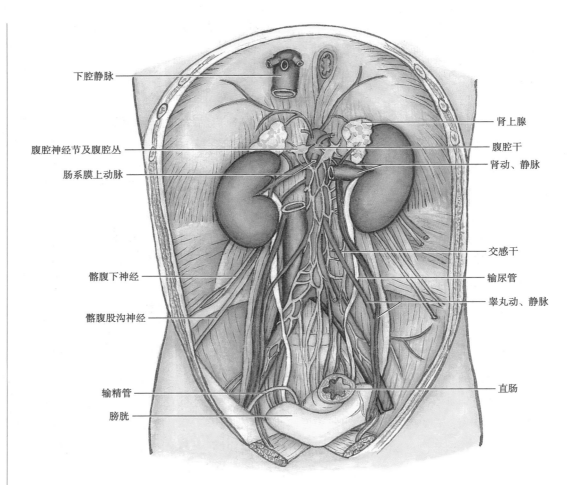

下腔静脉

腹腔神经节及腹腔丛

肠系膜上动脉

髂腹下神经

髂腹股沟神经

输精管

膀胱

肾上腺

腹腔干

肾动、静脉

交感干

输尿管

睾丸动、静脉

直肠

图 7-11　腹膜后隙的结构

第三节　腹膜和腹膜腔

一、腹膜的结构和功能

腹膜为浆膜，由间皮细胞及其下面的结缔组织构成，覆盖于腹、盆腔壁的内面和脏器的外表，薄而半透明，光滑且有光泽。腹膜依其覆盖的部位不同可分为壁腹膜和脏腹膜。前者被覆于腹壁、盆壁的内面和膈的下面；后者包被脏器，构成脏器的浆膜层。脏、壁腹膜相互延续围成的潜在的不规则腔隙，称为腹膜腔。男性腹膜腔是完全封闭的，女性由于输卵管腹腔口开口于腹膜腔，因而可借输卵管、子宫和阴道与外界相通。

腹膜除对脏器有支持固定的作用外，还具有分泌、吸收、黏合再生及防御的功能。正常情况下，腹膜可分泌浆液，以保持腹膜面润滑，减少腹腔脏器之间的摩擦。病理情况下，腹膜渗出增加，则可形成腹水。腹上部腹膜的吸收能力较强，临床上存在腹盆腔内感染时，半卧位可使有害的渗出液积聚在盆腔，延缓毒素的吸收。腹膜具有较强的黏合再生能力，在胃肠手术中浆膜层的良好对合有助于吻合口愈合，同时减少粘连的发生；亦由于腹膜具有这一特征，腹盆腔手术中应尽量减少对腹膜的损伤和刺激，以免引起术后纤维粘连及其导致的肠梗阻。腹膜的

NOTE

防御功能表现在一方面腹膜和腹膜腔内含有大量巨噬细胞，可消灭侵入的病原体；另一方面，当腹腔脏器感染时，大网膜等腹膜形成物可迅速趋向感染病灶，包裹病灶，促进粘连，使病变局限不致迅速蔓延。

二、腹膜与脏器的关系

根据脏器被腹膜覆盖的多少，可将腹、盆腔脏器分为 3 种类型。

1. 腹膜内位器官　器官表面几乎全部为腹膜所包被，如胃、十二指肠上部、空肠、回肠、盲肠、阑尾、横结肠、乙状结肠、脾、卵巢、输卵管等。

2. 腹膜间位器官　器官表面的大部分或三面均为腹膜所覆盖，如肝、胆囊、升结肠和降结肠、直肠上部、子宫和充盈的膀胱等。

3. 腹膜外位器官　器官仅有一面被腹膜覆盖，由于这些器官大多位于腹膜后腔，仅前方被覆腹膜，故又称腹膜后位器官，如胰腺、十二指肠的降部和水平部、直肠中部和下部、肾、肾上腺、输尿管、空虚的膀胱等。

了解脏器和腹膜的关系，在外科手术中可根据目标脏器的类型选择不同的手术路径，如肾、输尿管等腹膜外位器官的手术，经腹膜外入路不需要进入腹膜腔，从而避免腹膜腔的感染或粘连。

三、腹膜形成的结构

腹膜由腹、盆壁内面向脏器表面移行，或从一器官移行于另一器官的过程中，形成网膜、系膜、韧带、隐窝和皱襞等结构，这些结构不仅对脏器起着连接和固定的作用，也是血管、神经和淋巴管进出的途径。

（一）韧带

1. 肝镰状韧带　肝镰状韧带呈镰刀状，一端起于脐以上的腹前壁正中线稍偏右侧和膈下面的壁腹膜，另一端连于肝的膈面，借之将肝从外形上分为左、右两叶。该韧带的游离下缘肥厚，内含由脐至肝门的脐静脉索（由胚胎时脐静脉闭锁构成），特名为肝圆韧带。

2. 肝冠状韧带和左、右三角韧带　肝冠状韧带为由膈下面的壁腹膜连于肝的膈面的腹膜构成，呈冠状位，由前后两层构成。前层可视为镰状带的左、右两层分别向左、右侧的延续，后层则可理解为腹后壁的壁腹膜从膈下面向肝上面的返折。冠状韧带前、后两层之间有一定距离，这部分肝脏因无腹膜被覆，故名肝裸区。此处肝的被膜直接与膈下筋膜愈合。在肝冠状韧带的左、右两端处，前后两层互相靠近，称为左、右三角韧带。

3. 胃脾韧带　胃脾韧带为连于胃底部和脾门间的双层腹膜结构，与大网膜的左端相续，上份内含胃短动脉，下份含胃网膜左动脉，二者均为脾动脉发出走向胃的分支。

4. 脾肾韧带和脾膈韧带　两韧带为系于脾门和左肾前面、膈的双层腹膜结构，其中返折至左肾前面的称为脾肾韧带，其上端部分附于膈为脾膈韧带。脾肾韧带内有脾血管走行，胰尾亦位于该韧带内。

5. 十二指肠悬韧带　十二指肠悬韧带（又叫 Treitz's 韧带）是联系于横结肠系膜根与十二指肠空肠曲之间的腹膜皱襞，内含十二指肠悬肌。该肌由纤维和结缔组织构成，起于右膈肌脚，止于十二指肠空肠曲上部后面，有悬吊固定十二指肠空肠曲的作用。手术时常以此韧带作为判定空肠起始的标志。

（二）网膜

1. 小网膜　小网膜是连于肝门、肝静脉韧带裂，膈与胃小弯、十二指肠上部之间的双层腹膜结构，呈冠状位，右侧游离。靠近胃小弯、十二指肠侧含脂肪组织处较厚，其余部分薄而稀疏，呈网眼状。小网膜的左侧部为肝胃韧带，系于肝门与胃小弯之间，内含胃左、右动、静脉，胃左、右淋巴结和胃的神经等；右侧部为肝十二指肠韧带，系肝门与十二指肠上部之间，其内包含右前方的胆总管、左前方的肝固有动脉和二者后方的门静脉。

2. 大网膜　大网膜是连于胃大弯和横结肠的四层腹膜结构，由胃大弯双层垂下至脐平面或稍下方，而后向后折返附着于横结肠，呈门帘状遮于腹腔下部器官的前方。大网膜疏薄不一，脂肪含量多少不等，常呈筛网状。在成人，大网膜的四层结构常互相愈合，大网膜前两层自胃大弯下降至横结肠前方并与之愈着，形成胃结肠韧带，内有胃网膜血管走行。大网膜组织内含有吞噬细胞，具有重要的防御功能。当腹腔器官发生炎症时，大网膜的游离部向病灶处移动，并包裹病灶以限制其蔓延。小儿大网膜较短，当出现下腹部器官病变（如阑尾炎穿孔）时，大网膜不能将其包裹局限，常易形成弥漫性腹膜炎（图 7-12）。

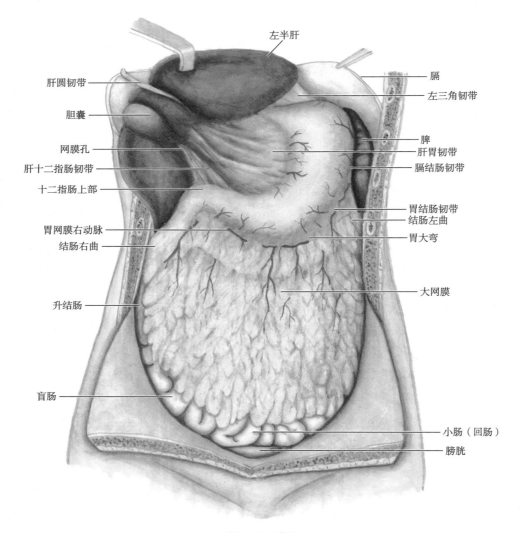

图 7-12　腹腔

3. **网膜囊和网膜孔**　小网膜、胃后壁和腹后壁腹膜之间的扁窄间隙为网膜囊。囊的前壁由上向下依次为小网膜、胃后壁和胃结肠韧带；后壁是覆盖于胰、左肾和左肾上腺前方的腹后壁腹膜，下方还有横结肠及其系膜；上壁为膈下面的腹膜和肝尾叶；下壁为大网膜前两层与后两层的愈合部；左壁为脾、胃脾韧带、脾肾韧带和脾膈韧带；右侧借网膜孔与大腹膜腔相通。

网膜孔上界为肝尾状叶，下界为十二指肠上部起始段，前界为肝十二指肠韧带的游离缘，后界为覆盖下腔静脉的腹后壁腹膜，大小仅可通过 1~2 个手指。

网膜囊的结构和毗邻特点具有重要的临床意义，如胃溃疡胃后壁穿孔时内容物常局限于网膜囊内，形成上腹部局限性腹膜炎，继之常引起胃后壁与横结肠系膜或与胰腺的粘连，从而增加胃手术的复杂性。胃后壁、胰腺疾患或网膜囊积液时均须进行网膜囊探查，一般采取切开胃结肠韧带的入路，由于邻近器官的炎性病变导致胃结肠韧带与其深面的横结肠系膜可发生粘连，在切开胃结肠韧带时应特别注意。

（三）系膜

1. **小肠系膜**　小肠系膜是将空、回肠连于腹后壁的双层腹膜结构，呈扇形。附着于肠壁的系膜缘与小肠长度一致，可达 6~7m，而附于腹后壁的一端，长度仅 15cm 左右，即肠系膜根。由于肠系膜两缘的差异甚大，故小肠系膜形成许多皱褶，系膜的两层间有小肠血管及其分支、淋巴管和神经走行，并含有脂肪和淋巴结。当小肠系膜发生扭转时，可使其内的血流发生阻断，导致小肠局部坏死。

2. **阑尾系膜**　阑尾系膜呈三角形，将阑尾系于小肠系膜下端。在其游离缘中有阑尾血管走行。切除阑尾处理系膜时，应结扎好阑尾血管，防止术后出血。

3. **横结肠系膜**　横结肠系膜将横结肠系于腹后壁，系膜根为横位，右端起自结肠右曲，向左依次横过右肾、十二指肠降部、胰头、胰体、左肾至结肠左曲。系膜中含有中结肠血管、淋巴管、淋巴结和神经等。横结肠系膜根常作为划分腹腔上、下部的标志。此外，由膈连至结肠左曲的腹膜皱襞称膈结肠韧带，对脾起承托作用。

4. **乙状结肠系膜**　乙状结肠系膜位于左髂窝，将乙状结肠系于盆壁。系膜根附着于左髂窝和骨盆的左后壁，内含乙状结肠的血管、淋巴管、淋巴结和神经等。如果乙状结肠系膜过长，则可发生乙状结肠扭转，导致急性肠梗阻。

（四）腹后壁的隐窝和陷凹

1. **隐窝**　在十二指肠空肠曲、盲肠和乙状结肠系膜根附近，常形成隐窝，如在十二指肠空肠曲左侧的十二指肠空肠隐窝，在回肠与盲肠的连接处有位于回肠上、下方的回盲上、下隐窝和位于盲肠后方的盲肠后隐窝，在乙状结肠系膜根左侧的乙状结肠间隐窝等。这些隐窝一般均较浅，但常为腹腔病变时残余的血液、脓液的积存部位，术中冲洗腹腔时应予以注意。在肝右叶后下方与右肾、结肠右曲之间有较大的隐窝称肝肾隐窝，仰卧位时为腹腔的最低处，是渗出液及脓液易于积聚的部位。

2. **陷凹**　腹膜腔主要的陷凹位于盆腔。腹前壁腹膜经盆腔覆于器官表面，然后移行于腹后壁腹膜，在盆腔脏器之间形成深的陷凹。在男性膀胱与直肠之间有大而深的直肠膀胱陷凹。在女性由于子宫存在于直肠和膀胱的中间，在子宫与膀胱、子宫与直肠之间各形成一个陷凹，前者较小而浅，称为膀胱子宫陷凹；后者大而深称为直肠子宫陷凹（又称 Douglas 腔），陷凹的底部与阴道后壁上份相邻，腹膜渗出液、脓、血等因重力作用常积存于此处，可经阴道后壁穿刺抽取。在直肠子宫陷凹的两侧腹膜形成自子宫颈后方连至骶骨前面的弧形皱襞，称为直肠子宫襞。

（五）腹前壁下份的腹膜皱襞和陷窝

腹前壁下份从内面观有 5 条向脐部集中纵行的皱襞，它们是位于正中的脐正中襞（图 7-7）；位于脐正中襞两侧成对的脐内侧襞；以及最外侧的一对脐外侧襞。脐正中襞是胚胎时期脐尿管闭锁形成的脐正中韧带，其表面覆以腹膜而形成；脐内侧襞内含有闭锁的脐动脉的远侧段；脐外侧襞内含腹壁下动脉，故又名腹壁下动脉襞。5 条皱襞在膀胱上方和腹股沟韧带上方形成三对浅凹，由内侧向外侧依次是膀胱上窝、腹股沟内侧窝和腹股沟外侧窝，腹股沟内侧窝和腹股沟三角（海氏三角）位置相当，与腹股沟管浅环（皮下环）相对；腹股沟外侧窝则与腹股沟管深环（腹环）相对。此外，在腹股沟内侧窝的下方隔腹股沟韧带还有一个浅凹，称股窝，为股环覆以腹膜而形成。

四、腹膜腔的分区

以横结肠及其系膜为界，可将腹膜腔分成结肠上区和结肠下区。

（一）结肠上区

结肠上区介于膈与横结肠及其系膜之间，又称膈下间隙，可被肝脏分为肝上和肝下两个间隙。

1. **肝上间隙**　肝上间隙被肝镰状韧带分为右肝上间隙和左肝上间隙。左肝上间隙又被肝冠状韧带分为左肝上前间隙及左肝上后间隙，两间隙在左三角韧带游离缘相通。此外，冠状韧带前后层间的肝裸区与膈下筋膜间充以疏松结缔组织，称为膈下腹膜外间隙，肝脓肿可经此间隙溃破入胸腔。

2. **肝下间隙**　肝下间隙借肝圆韧带划分为右肝下间隙（肝肾隐窝位于其后上部）和左肝下间隙。左肝下间隙又可被胃及小网膜分为左肝下前间隙和左肝下后间隙（网膜囊）。

上述 7 个间隙发生的脓肿统称为膈下脓肿，但以右肝上、下间隙多见。

（二）结肠下区

结肠下区包括 4 个间隙，即左、右结肠旁（外侧）沟和左、右肠系膜窦。右结肠旁沟与膈下间隙相通，左结肠旁沟由于膈结肠韧带的存在而与膈下间隙有一定程度的阻隔。左、右结肠旁沟分别经左、右髂窝通入盆腔的陷凹。

横结肠及其系膜以下，升、降结肠间的区域被小肠系膜根分为左、右两个间隙。右侧者称为右肠系膜窦，呈三角形，周界几乎是封闭的，当此窦内有炎症时，渗出液或脓液往往积聚于此，形成局限性脓肿；左侧者称为左肠系膜窦，呈向下开口的斜方形，向下与盆腔相通。

第四节　腹　腔　器　官

一、结肠上区的器官

（一）食管腹部

食管腹部 abdominal part of esophagus 在正中矢状面左侧、平第 10 胸椎高度穿膈食管裂孔入腹腔，长 1~2cm。食管右缘与胃小弯无明显分界，左缘借贲门切迹与胃底分界。迷走神经前、后干分别贴食管腹部前、后面下行，且均覆有脏腹膜。食管腹部的动脉血供来自膈下动脉、胃左动脉食管支。

（二）胃

1. **位置与毗邻** 胃 stomach 在中等充盈时，大部分位于左季肋区，小部分位于腹上区，贲门位于第 11 胸椎体左侧，幽门位于第 1 腰椎体右侧。在活体，胃的位置常因体位、呼吸和内容物之多少而有较大变化。

胃的前壁右侧份邻肝左叶，左侧份上部邻膈，下部与腹前壁相贴，此部移动性大，通常称胃前壁的游离区。胃后壁后方为网膜囊，隔此囊胃与胰、左肾、左肾上腺、脾、横结肠及其系膜相邻，这些器官和结构共同构成**胃床**（图 7-13）。

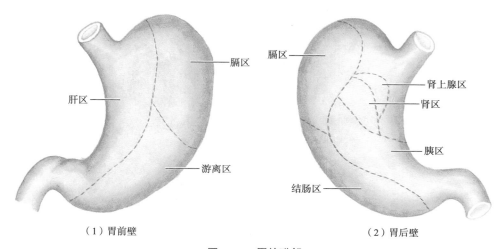

（1）胃前壁　　　　　　　　　　　　　　（2）胃后壁

图 7-13　胃的毗邻

2. **韧带** 胃与肝、膈、脾、横结肠及胰之间均有相应的韧带相连。其中，在**肝胃韧带**近胃小弯部分内有胃左、右血管及淋巴结、神经等重要结构；在**胃结肠韧带**近胃大弯部分内有胃网膜左、右血管及淋巴结等，在**胃脾韧带**内则有胃短血管、胃网膜左动脉起始段通行；在**胃膈韧带**内可有胃后血管通行。从幽门窦后壁连于胰头、胰颈或颈与体交界处的腹膜皱襞称**胃胰韧带**，行胃切除术时，必须切开此韧带并进行钝性剥离，才能游离幽门与十二指肠始端。

3. **血管**

（1）**动脉** 胃的动脉来自腹腔干及其分支，它们分别在胃大、小弯侧形成一个动脉弓，由弓发出分支至胃（图 7-14，图 7-15），这些分支在胃壁内再分支吻合形成丰富的血管网。

①**胃左动脉** left gastric artery：起于腹腔干，行向左上方至贲门附近，发出食管支，然后转向右下行于肝胃韧带内沿胃小弯右行，沿途发出 5~6 支胃壁支至胃前、后壁。胃大部切除术常以其第 1、2 支之间作为小弯侧切断胃壁的标志。

②**胃右动脉** right gastric artery：多起于肝固有动脉，也可起于肝总动脉或其他动脉，下行至幽门上缘即转向左侧，沿胃小弯在肝胃韧带内左行，与胃左动脉末端吻合形成胃小弯动脉弓，沿途分支至胃前、后壁。

③**胃网膜右动脉** right gastroepiploic artery：在十二指肠上部的下缘处起于胃十二指肠动脉，

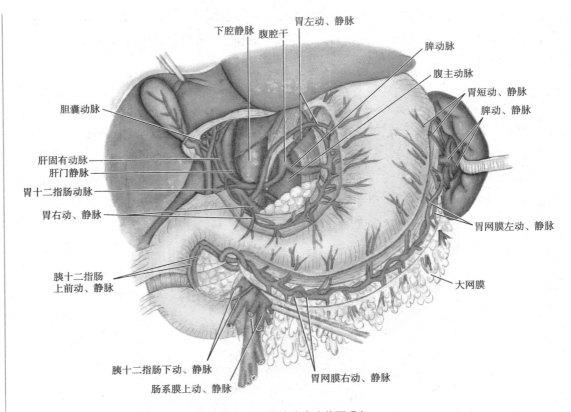

下腔静脉　腹腔干　胃左动、静脉
脾动脉
腹主动脉
胆囊动脉
胃短动、静脉
脾动、静脉
肝固有动脉
肝门静脉
胃十二指肠动脉
胃右动、静脉
胃网膜左动、静脉
胰十二指肠
上前动、静脉
大网膜
胰十二指肠下动、静脉
肠系膜上动、静脉
胃网膜右动、静脉

图 7-14　胃的动脉（前面观）

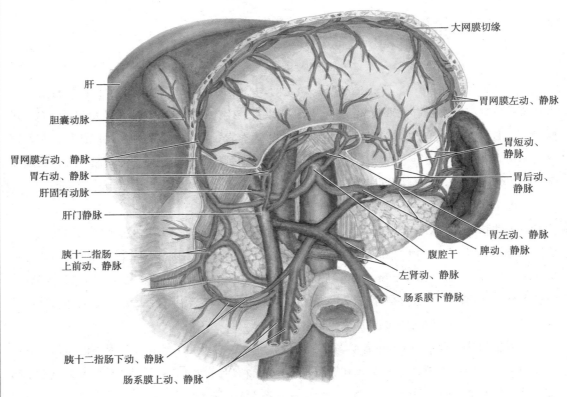

大网膜切缘
肝
胆囊动脉
胃网膜左动、静脉
胃网膜右动、静脉
胃短动、静脉
胃右动、静脉
胃后动、静脉
肝固有动脉
肝门静脉
胃左动、静脉
脾动、静脉
胰十二指肠
上前动、静脉
腹腔干
左肾动、静脉
肠系膜下静脉
胰十二指肠下动、静脉
肠系膜上动、静脉

图 7-15　胃的动脉（后面观）

在胃结肠韧带内沿胃大弯向左行，沿途发出胃壁支和网膜支至大弯侧的胃壁和大网膜。

④**胃网膜左动脉** left gastroepiploic artery：在脾门处起于脾动脉末端或其脾支，经胃脾韧带至胃结肠韧带内，然后沿胃大弯向右行与胃网膜右动脉吻合形成胃大弯动脉弓，沿途发出胃壁支和网膜支至大弯侧的胃壁和大网膜。胃大部切除术常以其第 1 胃壁支与胃短动脉间作为大弯侧切断胃壁的标志。

⑤**胃短动脉** short gastric arteries：在脾门处起于脾动脉末端或其分支，一般有 3~5 支，经胃脾韧带至胃底部的胃壁。

⑥**胃后动脉** posterior gastric artery：出现率约 72%，常为 1~2 支，起于脾动脉，从网膜囊后壁腹膜后方经胃膈韧带至胃底后壁。

此外，左膈下动脉也可发分支至胃底上部和贲门。这些分支对胃大部切除术后保证残留胃的血供具有一定的意义。

（2）**静脉** 胃的静脉多与同名动脉伴行，汇入肝门静脉或其属支。**胃右静脉**直接注入肝门静脉，其属支**幽门前静脉**经幽门前面上行，是辨认幽门的标志。**胃左静脉**亦汇入肝门静脉，其属支食管支与食管静脉丛交通，构成门静脉与上腔静脉系之间的侧支吻合。**胃网膜右静脉**沿胃大弯右行注入右结肠静脉或肠系膜上静脉，**胃网膜左静脉**、**胃短静脉**与**胃后静脉**均注入脾静脉。

4. **淋巴** 胃的淋巴管向胃大弯、胃小弯血管周围的淋巴结引流，这些淋巴结的输出管最后均汇入腹腔淋巴结。

（1）**胃左、右淋巴结** 沿胃左、右血管排列，分别引流同名动脉供血区胃壁的淋巴，其输出管注入腹腔淋巴结。

（2）**胃网膜左、右淋巴结** 沿胃网膜左、右血管排列，引流同名动脉供血区的淋巴，胃网膜左淋巴结的输出管注入脾淋巴结，胃网膜右淋巴结的输出管注入幽门下淋巴结。

（3）**幽门淋巴结** 包括幽门上、下淋巴结，引流幽门部的淋巴，幽门下淋巴结还接受胃网膜右淋巴结的输出管、十二指肠上部和胰头的淋巴管。幽门淋巴结的输出管汇入腹腔淋巴结。

（4）**贲门淋巴结** 常归入胃左淋巴结内。贲门淋巴结位于贲门周围，引流贲门附近的淋巴，其输出管注入腹腔淋巴结。

（5）**脾淋巴结** 位于脾门附近，接受胃底部的淋巴管和胃网膜左淋巴结的输出管，其输出管汇入胰上淋巴结，后者的输出管汇入腹腔淋巴结。

胃的淋巴管在胃壁内有广泛吻合，故胃任何一处癌变皆可侵及胃其他部位的淋巴结。胃的淋巴管与邻近器官的淋巴管也有广泛交通，故胃癌细胞可向邻近器官转移，也可通过食管的淋巴管和胸导管末段转移至左锁骨上淋巴结。

5. **神经** 分布至胃的神经有交感神经、副交感神经及胃的感觉神经。

（1）**交感神经** 胃的交感神经来自腹腔神经丛，随腹腔干的分支至胃壁。交感神经抑制胃的分泌和蠕动，增强幽门括约肌的张力，并使胃的血管收缩。

（2）**副交感神经** 胃的副交感神经来自迷走神经前、后干，两干沿食管下行入腹腔。

迷走神经前干一般下行于食管腹部前面，近其中线之腹膜深面，在胃贲门处分为肝支和胃前支。**肝支**经肝丛入肝。**胃前支**伴胃左动脉行于小网膜内距胃小弯约 1cm 处，沿途发出 4~6

条小支至小弯侧的胃前壁，最后在角切迹处以"鸦爪"形分支分布于幽门窦和幽门管的前壁。

迷走神经后干贴食管腹部右后方下行，在贲门处分为腹腔支和胃后支。**腹腔支**沿胃左动脉加入腹腔丛。**胃后支**沿胃小弯深面右行，发小支至小弯侧的胃后壁，亦以"鸦爪"形分支分布于幽门窦和幽门管的后壁（图7-16）。

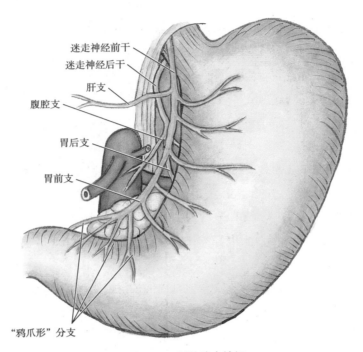

图 7-16   胃的迷走神经

胃的迷走神经纤维在胃壁神经丛内的神经节换元，节后纤维支配胃腺和胃壁平滑肌，促进胃酸和胃蛋白酶的分泌，增强胃的蠕动和排空活动。

行高选择性胃迷走神经切断术时，只切断胃前、后支的胃壁支，保留肝支、腹腔支和胃前、后支的主干及其"鸦爪"支。这样，既可减少胃酸分泌以治疗溃疡，又可保存胃的排空功能，还能保证肝、胆、胰、肠的功能正常。

（3）**胃的感觉神经**   胃的感觉神经纤维随交感神经和迷走神经分别进入脊髓和延髓，其中痛觉冲动主要随交感神经传入脊髓第6~10胸节段，牵拉和饥饿感之冲动则由迷走神经传入延髓。胃手术时过度牵拉，强烈刺激迷走神经，偶可引起心跳骤停，后果严重，值得重视。

（三）十二指肠

十二指肠 duodenum 为小肠的第一段，其始端连于胃的幽门，末端以十二指肠空肠曲延续为空肠，长约25cm，在第1~3腰椎高度于腹后壁上呈"C"形环绕胰头。按其走向分上部、降部、水平部和升部，除始端与终端外均为腹膜外位（图7-17）。

1. **各部的位置、毗邻及结构**

（1）**上部** superior part   长4~5cm。于第1腰椎体右侧自幽门行向右后，至肝门下方转折向下移行于降部，其转折处称**十二指肠上曲**。上部起始处有大、小网膜附着，故属腹膜内位，其余部分均为腹膜外位。其上方邻肝方叶和肝十二指肠韧带；下方邻胰头和胰颈；前方邻胆囊；后方有胆总管、胃十二指肠动脉、肝门静脉及下腔静脉等。

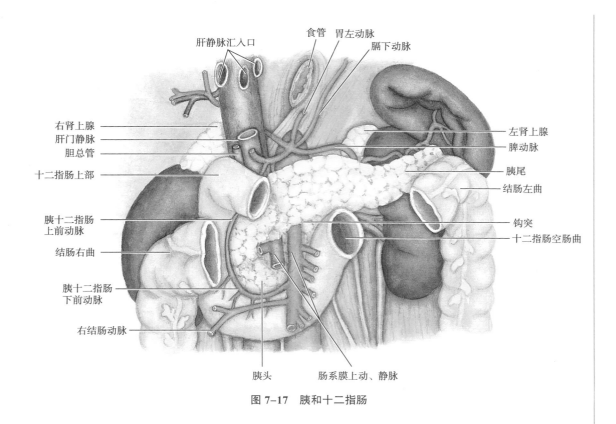

图 7-17 胰和十二指肠

十二指肠上部近幽门部黏膜面无皱襞，钡餐 X 线透视时呈三角形影，称**十二指肠球**，此部是溃疡的好发部位，易发生溃疡穿孔。

（2）**降部** descending part 长 7~8cm，自十二指肠上曲经沿脊柱右侧降至第 3 腰椎体右侧折转向左，移行为水平部，其折转处为**十二指肠下曲**。降部为腹膜外位，其前方有横结肠及其系膜跨过，系膜根将其分为上、下两段，上段前面邻肝右叶，下段则邻小肠袢；后方邻右肾门及肾蒂；内侧邻胰头、胆总管末段和肝胰壶腹；外侧邻结肠右曲。

十二指肠降部黏膜多形成环状皱襞，但在其后内侧壁有一纵行皱襞称**十二指肠纵襞**，为斜穿肠壁的胆总管使黏膜隆起而形成。纵襞下端为**十二指肠大乳头** major duodenal papilla，为肝胰壶腹的开口处；此开口多位于十二指肠降部的中、下 1/3 交界处，距幽门 8~9cm。在其上方 1~2cm 处有时有**十二指肠小乳头**，为副胰管的开口。

（3）**水平部** horizontal part 长 10~12cm，自十二指肠下曲向左横过下腔静脉前面至腹主动脉前方续为升部。该部上方邻胰头及其钩突，下方邻空肠袢，后方邻右输尿管、下腔静脉、腹主动脉，前方右侧份邻小肠袢，左侧份有小肠系膜根及肠系膜上血管斜向右下。由于肠系膜上动脉与腹主动脉将水平部夹于二者之间，故当肠系膜上动脉起点过低时，可能会压迫水平部引起不同程度的梗阻症状，此即肠系膜上动脉压迫综合征（Wilkie 综合征）。

（4）**升部** ascending part 长 2~3cm，于腹主动脉前方斜向左上，至第 2 腰椎体左侧急转弯向前下形成**十二指肠空肠曲** duodenojejunal flexure 续为空肠。升部上方邻胰体，下方为小肠袢，左侧为左肾和左肾上腺，右侧邻胰头和肠系膜上血管。前面及左侧覆有腹膜，左侧壁腹膜与腹后壁腹膜移行处形成 1~3 条腹膜襞，其中位于十二指肠空肠曲左侧的**十二指肠上襞**

NOTE

或十二指肠空肠襞是手术确认空肠起始部的标志；升部下份左侧的三角形腹膜襞为**十二指肠下襞**。

2. **十二指肠悬肌** suspensory muscle of duodenum　十二指肠悬肌又名 **Treitz 韧带**，位于十二指肠空肠襞右上方深部，是由肌组织和纤维组织共同形成的条索，将十二指肠空肠曲连于右膈脚，有上提和固定十二指肠空肠曲的作用（图 7-18）。

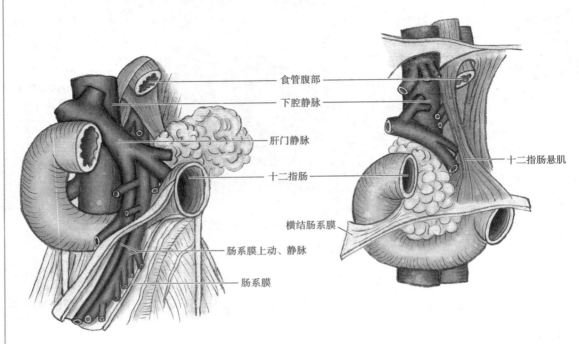

食管腹部
下腔静脉
肝门静脉
十二指肠
肠系膜上动、静脉
肠系膜
十二指肠悬肌
横结肠系膜

图 7-18　十二指肠悬肌

3. **血管**

（1）动脉　供应十二指肠的动脉主要有胰十二指肠上前、后动脉和胰十二指肠下动脉。**胰十二指肠上前、后动脉**都发自胃十二指肠动脉，分别沿胰头与十二指肠降部之间的前、后方下行。**胰十二指肠下动脉**起于肠系膜上动脉，分为前、后两支，在十二指肠降部的内侧与胰十二指肠上前、后动脉吻合形成前、后两个动脉弓，再从弓上发出分支分布于十二指肠和胰头。此外，还有其他多种来源的小动脉供应。

（2）静脉　多与动脉伴行，除胰十二指肠上后静脉直接汇入肝门静脉外，其余均注入肠系膜上静脉。

（四）肝

1. **位置与毗邻**　肝 liver 大部分位于右季肋区和腹上区，小部分位于左季肋区。肝上面与膈相贴，右半部借膈与右侧胸膜腔及右肺底相邻，左半部借膈与心膈面相邻，在左、右肋弓间的部分与腹前壁相贴。肝下面邻胃前壁、十二指肠上部、结肠右曲、右肾上腺及右肾等器官；在右纵沟内，前部有胆囊相贴，后部有下腔静脉通行；在肝后缘近左纵沟处邻食管（图 7-19）。

2. **体表投影**　通常以 3 点作为标志确定，第 1 点为右锁骨中线与第 5 肋的交点；第 2 点

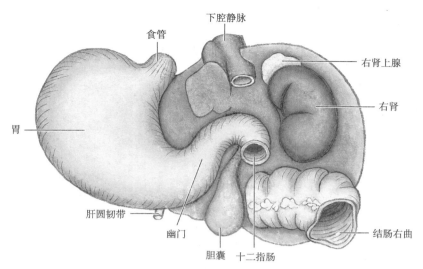

图 7-19　肝的毗邻

为右腋中线与第 10 肋的交点下 1.5cm 处；第 3 点为左第 6 肋软骨距前正中线左侧 5cm 处。第 1 点与第 2 点的连线代表肝的右缘，第 1 点与第 3 点的连线为肝上界的投影，第 2 点与第 3 点的连线代表肝下界。肝下缘右侧份相当于右肋弓下缘，中份相当于右第 9 肋与左第 8 肋前端的连线，此线为临床触诊肝下缘的部位，在剑突下 2~3cm。

3. **韧带**　肝的膈面有**镰状韧带**和**左、右冠状韧带**及**左、右三角韧带**。右冠状韧带上层与下层之间肝表面没有腹膜被覆，称**肝裸区** bare area of liver。此区肝与膈之间即为膈下腹膜外间隙。肝的脏面有肝胃韧带与肝十二指肠韧带。在肝十二指肠韧带内肝固有动脉位于左前方，胆总管位于右前方，二者后方有肝门静脉，并有迷走神经肝支入肝。肝十二指肠韧带的后方邻网膜孔。

4. **肝门与肝蒂**　肝的脏面向左后下倾斜，凹凸不平，有呈 "H" 形的左、右纵沟和横沟，左纵沟前部有肝圆韧带，后部有静脉韧带通过；右纵沟前部即胆囊窝，容纳胆囊，后部即腔静脉沟，内有下腔静脉上行。横沟即**肝门** porta hepatis，又称**第一肝门**，有肝左、右管，肝门静脉左、右支，肝固有动脉左、右支及淋巴管、神经丛等出入。这些出入肝门的所有结构及其包被结缔组织总称**肝蒂** hepatic pedicle。在肝门处，肝左、右管位居最前，肝门静脉左、右支最后，肝固有动脉左、右支居中。在肝蒂内，肝左、右管汇合成肝总管的位置最高，肝固有动脉的分叉点最低，肝门静脉的分叉点居于二者之间。

肝的腔静脉沟上端称**第二肝门**，此处有肝左、中、右静脉出肝注入下腔静脉；腔静脉沟下部则称**第三肝门**，该处有肝右后下静脉及尾状叶静脉等小静脉出肝注入下腔静脉（图 7-20）。

5. **分叶与分段**

（1）肝叶、肝段的概念　按肝的外形简单地将肝分为左叶、右叶、方叶和尾状叶，不完全符合肝内管道系统的分布规律，也远不能满足肝内占位性病变定位诊断及肝外科手术治疗的需要。肝内管道可分为 **Glisson 系统**（由血管周围纤维囊即 **Glisson 囊**包绕肝门静脉、肝动脉和肝管的肝内分支形成）（图 7-21）和**肝静脉系统**（肝左、中、右静脉，肝右后静脉和尾状叶静脉）两部分。**肝段**就是依 Glisson 系统的分支和分布，以及肝静脉系统的走行而划分的；目前

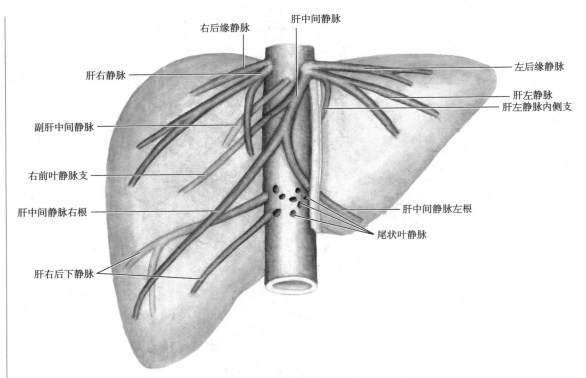

图 7-20 第二、三肝门

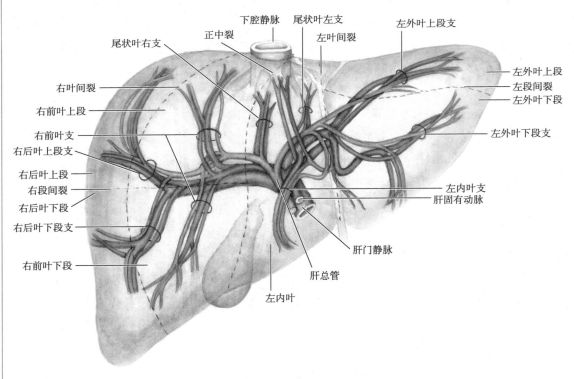

图 7-21 Glisson 系统在肝内的分布

国际上多采用 Couinaud 肝段划分法，将肝分为左、右半肝、五叶和八段，Glisson 系统位于肝段内，肝静脉系统行于肝段之间。

（2）肝叶、肝段的划分　在 Glisson 系统或肝门静脉系统腐蚀铸型标本，可看到在肝的叶间和段间存在缺乏 Glisson 系统分布的裂隙，这些裂隙称**肝裂**，是肝分叶、分段的分界线。肝裂包括正中裂、背裂、左叶间裂、左段间裂、右叶间裂和右段间裂（图 7-22，表 7-2）。肝胆外科基本上按照这种分叶、分段进行肝段切除或肝叶切除或半肝切除。

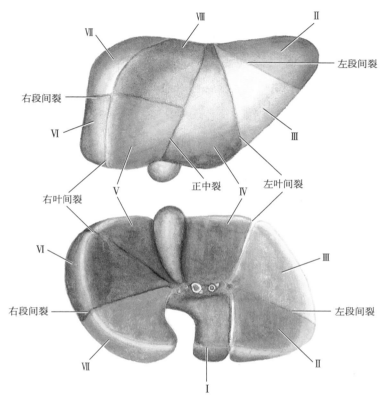

图 7-22　肝叶、肝段的划分

表 7-2　Couinaud 肝段

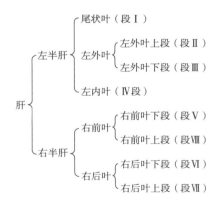

正中裂又称主门裂或 Cantlie 线，在肝膈面为下腔静脉左壁与胆囊切迹中点的连线，在肝脏面经胆囊窝中份越横沟入腔静脉沟；内有肝中静脉走行，分肝为左、右半肝，直接分开相邻

的左内叶与右前叶。

背裂位于尾状叶前方，为肝左、中、右静脉出肝处（第二肝门）至第一肝门的弧形线；将尾状叶与左内叶、右前叶分开。

左叶间裂又称脐裂，在肝膈面为镰状韧带附着线左侧1cm范围内与下腔静脉左壁的连线，在肝脏面为左纵沟；内有左叶间静脉和肝门静脉左支矢状部走行，分开左内叶与左外叶。

左段间裂又称左门裂，在肝膈面为下腔静脉左壁至肝左缘上、中1/3交点的连线，转至脏面止于左纵沟中点稍后上方处；内有肝左静脉走行，分左外叶为左外上段和左外下段。

右叶间裂又称右门裂，在肝膈面为下腔静脉右壁至胆囊切迹中点右侧的肝下缘的外、中1/3交点的连线，转至脏面止于肝门右端；内有肝右静脉走行，分开右前叶与右后叶。

右段间裂又称横裂，在肝脏面为肝门右端至肝右缘中点的连线，转至膈面连于正中裂；相当于肝门静脉右支主干平面，既分开右前上段与右前下段，也分开右后上段与右后下段。

（五）胆囊和输胆管道

1. 胆囊

（1）形态结构 胆囊 gallbladder 是略似梨形的囊状器官，长 10~12cm，宽 3~5cm，容量为 40~60mL，可分为底、体、颈、管4部。胆囊底稍突出于肝前缘之胆囊切迹，其体表投影相当于右锁骨中线或右腹直肌外侧缘与肋弓的交点处，该投影点即墨菲征（Murphy 征）检查的部位。胆囊体位于底与颈之间，与底之间无明显界限。胆囊颈与体之间明显弯曲，其上部膨大形成 **Hartmann** 囊。胆囊管长 2.5~4cm，上端与胆囊颈相续，其相接处明显狭窄，管的下端多呈锐角与肝总管汇合成胆总管。胆囊管与胆囊颈的黏膜都有**螺旋襞**（Heister 瓣），可使胆囊管不至于过度膨大或缩小，有利于胆汁的进入与排出。当胆道炎症水肿或有结石嵌顿时，可导致胆绞痛或胆囊积液。

（2）位置与毗邻 胆囊上面借疏松结缔组织贴附于肝脏面的胆囊窝，下面为腹膜覆盖，故胆囊可与肝随呼吸上下移动。胆囊的上方为肝，下后方与十二指肠上部及横结肠相邻接，左邻幽门，右邻结肠右曲，底的前面为腹前壁。

（3）血管 胆囊由**胆囊动脉** cystic artery 供血，多于胆囊三角内起于肝固有动脉右支，在胆囊颈处分为浅、深两支至胆囊的下面和上面。**胆囊三角**（Calot 三角）由胆囊管、肝总管和肝脏面三者围成（图 7-23）。胆囊动脉变异较多，异常的胆囊动脉常经肝总管或胆总管的前方入胆囊三角，在胆囊切除术或胆总管切开引流术时，均应予以注意。胆囊的静脉支数较多，胆囊上面有数条小静脉经胆囊窝直接入肝，胆囊下面的小静脉汇成 1~2 条静脉经胆囊颈部注入肝内门静脉的分支；有的胆囊静脉也可直接汇入肝门静脉主干或其他属支。

2. 输胆管道

（1）**肝左管**与**肝右管** left and right hepatic ducts 肝内胆管逐级汇合，在肝门处形成肝左管与肝右管。肝右管起于肝门的后上方，较为粗短，长 0.8~1cm，其走行较陡直，与肝总管之间的角度为 150°左右。肝左管较细长，位于肝门之左半，长 2.5~4cm，与肝总管之间的角度为 90°左右（接近水平方向走行），故左半肝胆管系统易发生结石且不易自行排出。

（2）**肝总管** common hepatic duct 在肝门处由肝左、右管汇合形成，长约3cm，直径 0.4~0.6cm，于肝十二指肠韧带内下行。其下端与胆囊管汇合形成胆总管，其前方有时有肝固有动脉右支或胆囊动脉越过，手术时应予以注意。

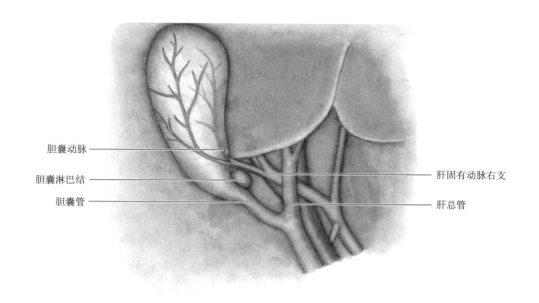

胆囊动脉

胆囊淋巴结

胆囊管

肝固有动脉右支

肝总管

图 7-23　胆囊三角

（3）**胆总管** common bile duct　由肝总管与胆囊管汇合形成，经肝十二指肠韧带、十二指肠上部与胰头的后方下降，其下端与胰管汇为肝胰壶腹而终，长 7~8cm，直径为 0.6~0.8cm。若直径超过 1cm 时，可视为病理状态。胆总管根据其行程可分为 4 段。

1）十二指肠上段：自其起始部至十二指肠上部上缘，行于肝十二指肠韧带内肝门静脉前方、肝固有动脉右侧，胆总管切开探查引流术即在此段进行。

2）十二指肠后段：位于十二指肠上部后面，于下腔静脉前方、肝门静脉和胃十二指肠动脉的右侧行向内下。

3）胰腺段：自十二指肠上部后方行向外下，其上部多位于胰头后方；下部则行于胰头的胆总管沟中，多被一薄层胰腺组织所覆盖。胰头癌或慢性胰腺炎时，常压迫此段出现梗阻性黄疸。

4）十二指肠壁段：斜穿十二指肠降部中份的后内侧壁，与胰管末端汇合形成**肝胰壶腹** hepatopancreatic ampulla（**Vater 壶腹**）。壶腹和胆总管末端、胰管末端的周围均有**肝胰壶腹括约肌**（**Oddi 括约肌**）环绕，使十二指肠黏膜隆起形成十二指肠大乳头，乳头顶端的小孔即是肝胰壶腹的开口。临床上肝胰壶腹开口如因各种原因阻塞，胆汁可逆流入胰管而引起胰腺炎，胰液也可逆流入胆总管而导致重症胆管炎、胆囊炎，病死率可达 80% 左右；内窥镜胆管造影，也是由此开口用纤维十二指肠镜将导管插入肝胰壶腹向胆道内注入造影剂。

（六）胰

1. **位置、分部与毗邻**　胰 pancreas 平第 1~2 腰椎高度，横卧于腹后壁上，居于网膜囊的后方。由于胰腺位置深，贴于腹后壁，导致其癌肿的包块体检诊断很困难，发现时多为晚期。通常将胰划分为头、颈、体、尾 4 部分，其间无明显界限（图 7-17）。

（1）**胰头** head of pancreas　是胰腺右侧端的膨大部，位于第 2 腰椎的右侧，被十二指肠所环绕。因胰头紧贴十二指肠壁，故胰头肿瘤可压迫十二指肠引起梗阻。胰头下部向左突出的部分称**钩突** uncinate process，其前上方有肠系膜上血管越过。胰头的前面有横结肠系膜根附着，

NOTE

后面有胆总管、下腔静脉及右肾静脉。胰头后面与十二指肠降部之间有胆总管通过，若胰头癌变压迫胆总管则可引起进行性梗阻性黄疸。

（2）**胰颈** neck of pancreas　是胰头与胰体之间较狭窄的部分，宽 2~2.5cm。其前上方邻胃幽门部，后面有肠系膜上静脉上行，并在此与脾静脉汇合形成肝门静脉。

（3）**胰体** body of pancreas　较长，从第 1 腰椎体前方至左肾前面横卧于腹后壁上，稍向前凸。其前面隔网膜囊邻胃后壁；上缘邻腹腔干、腹腔丛，并有脾动脉沿上缘向左行至脾门；后面邻腹主动脉、左肾上腺、左肾、左肾蒂及脾静脉；下面邻十二指肠空肠曲和空肠。

（4）**胰尾** tail of pancreas　是胰体向左逐渐变窄的部分，末端经脾肾韧带达脾门，被腹膜包裹而有一定的移动性。

2. **胰管和副胰管**

（1）**胰管** pancreatic duct　位于胰腺实质内，由各小叶之小管汇成，起自胰尾，纵贯胰腺全长达胰头右缘，与胆总管汇合形成肝胰壶腹，经十二指肠大乳头开口于十二指肠腔。有时，胰管单独开口于十二指肠腔。

（2）**副胰管** accessory pancreatic duct　细小，由胰头前上部的胰小管汇成，开口于十二指肠小乳头；其始端常连于胰管，故当胰管末端发生梗阻时，胰液可经副胰管进入十二指肠腔。

3. **血管**　胰的动脉有胰十二指肠上前、后动脉，胰十二指肠下动脉及脾动脉之胰背动脉、胰支、胰尾动脉等。胰头主要由胰十二指肠上前、后动脉和胰十二指肠下动脉供血，胰颈、胰体及胰尾均由脾动脉的分支供血。至胰体的脾动脉分支为胰支，一般为 4~6 支，其中最大的一支为**胰大动脉**；至胰尾的支为**胰尾动脉**。静脉多与同名动脉伴行汇入肝门静脉系，其中，胰头和胰颈的静脉汇入肠系膜上静脉，胰体与胰尾的静脉注入脾静脉。

（七）脾

1. **位置与毗邻**　脾 spleen 位于左季肋区，第 9~11 肋深面，其后上端位于左第 9 肋上缘，距后正中线 4~5cm 处，前下端达左第 11 肋与腋中线相交处，其长轴与第 10 肋平行（图 7-24）。脾的膈面与膈相贴，其脏面之前上份贴胃底，后下份邻左肾、左肾上腺，脾门处邻胰尾，脾门前下方邻结肠左曲。

2. **韧带**　脾为腹膜内位器官，借 4 条韧带与邻近器官及膈相连（图 7-25）。

（1）**胃脾韧带**　见本节"胃"。

（2）**脾肾韧带**　从脾门连至左肾前面，其内有脾血管、淋巴结、神经丛和胰尾。

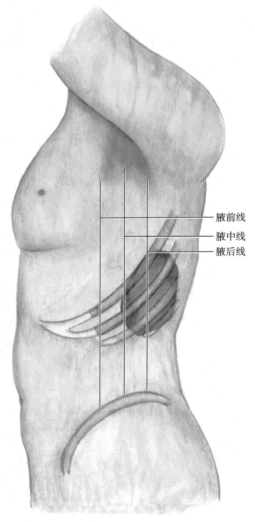

腋前线
腋中线
腋后线

图 7-24　脾的位置

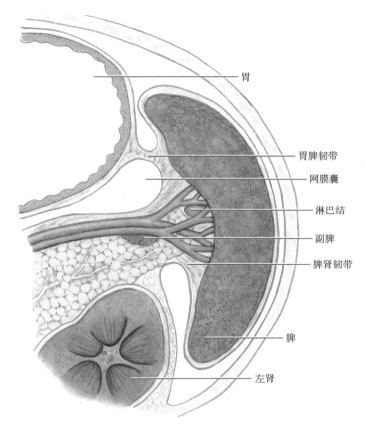

图 7-25　脾的血管和韧带

（3）**膈脾韧带**　由脾肾韧带向上延至膈的下面。

（4）**脾结肠韧带**　连于脾前端与结肠左曲之间，较短，脾切除术切断此韧带时不要伤及结肠。

脾切除时必须切断脾的所有韧带和血管，在切断胃脾韧带时必须处理好胃短血管和胃网膜左血管，并不可伤及胃底；在切断脾肾韧带时应先结扎切断脾动脉的脾支，尽量减少脾血窦内的储血，还应注意不可伤及胰尾，否则术后可能造成胰瘘。

3. **血管**　脾动脉 splenic artery 发自腹腔干，沿胰体上缘行向左侧，沿途发支至胰、胃，其末段经脾肾韧带抵脾门，其终支以数个脾支经脾门入脾（图 7-25）。**脾静脉** splenic vein 在脾门处由 2~6 条属支汇成，沿脾动脉的后下方，沿脾尾、胰体后面上部的胰沟右行达胰颈或胰头后方，与肠系膜上静脉汇合成肝门静脉，沿途收集脾动脉各分支的伴行静脉及肠系膜下静脉。胰腺炎和癌肿可压迫脾静脉，引起脾充血肿大。在肝门静脉高压时，可将脾静脉断端与左肾静脉行端侧吻合，从而有效地将肝门静脉系的血液分流至下腔静脉系。

4. **副脾** accessory spleen　副脾的色泽、硬度与功能都和脾一样，出现率为 5.76%~35%，其数目、大小、位置等均不恒定，多位于脾门、脾蒂、大网膜等处。脾功能亢进而行脾切除术时应将副脾一并切除，以免症状复发。

二、结肠下区的脏器

结肠下区有空肠、回肠、盲肠、阑尾和结肠等器官。

（一）空肠和回肠

1. **位置** **空肠** jejunum 与**回肠** ileum 在盲肠与结肠围成的方框内，占据结肠下区的大部。空肠于第 2 腰椎体左侧起自十二指肠空肠曲，回肠末端至右髂窝续连盲肠，长 5~7m。空、回肠迂回盘曲形成肠袢，两者间无明显分界，一般近段 2/5 是空肠，远段 3/5 为回肠。通常空肠大部分位于结肠下区的左上部，回肠大部分位于右下部，小部分可垂入盆腔。空、回肠均属腹膜内位器官，借肠系膜连于腹后壁，故称**系膜小肠**，活动性大。

X 线检查时，通常将小肠袢按部位分为 6 组：腹上区的十二指肠为第 1 组；空肠上段与下段为第 2、3 组，分别位于左外侧区与左髂区；脐区的回肠上段为第 4 组；右外侧区的回肠中段为第 5 组；回肠下段为第 6 组，位于右髂区、腹下区和盆腔内。

2. **肠系膜** **肠系膜** mesentery 由两层腹膜组成，将空、回肠悬附于腹后壁上。其在腹后壁的附着处称**肠系膜根**，起自第 2 腰椎的左侧，斜向右下，止于右骶髂关节前方，长约 15cm；其在空、回肠的附着部分称**系膜肠缘**。肠系膜内含有血管、淋巴管、淋巴结、神经和脂肪组织。肠系膜由于系膜根短而肠缘长，故整体展开呈折扇形，随肠袢形成许多折叠。肠缘处的两层腹膜与肠壁围成**系膜三角**，此处肠壁无腹膜被覆（图 7-26）；在行小肠残端吻合术时应妥善缝合，以免形成肠瘘和感染扩散。

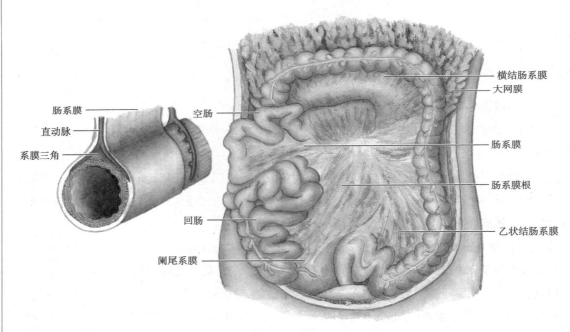

图 7-26　肠系膜

3. **血管、淋巴及神经**

（1）动脉　空、回肠的动脉来源于肠系膜上动脉（图 7-27）。**肠系膜上动脉** superior mesenteric artery 在第 1 腰椎高度起于腹主动脉前壁，经胰颈后方行向前下，从胰颈下缘穿出，经胰头的钩突和十二指肠水平部前方进入肠系膜，行向右下至右髂窝。自肠系膜上动脉右侧壁发出胰十二指肠下动脉、中结肠动脉、右结肠动脉及回结肠动脉；自左侧壁发出 12~18 条**空、回肠动脉**，空、回肠动脉的分支在肠系膜内吻合形成动脉弓。空肠一般有 1~2 级动脉弓，回肠

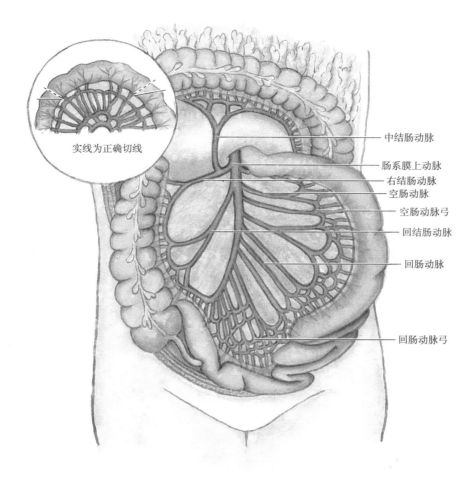

实线为正确切线

中结肠动脉
肠系膜上动脉
右结肠动脉
空肠动脉
空肠动脉弓
回结肠动脉
回肠动脉

回肠动脉弓

图 7-27　空、回肠的动脉

的动脉弓级数增多，可达 3~4 级，但回肠最末段又只有一级动脉弓。末级动脉弓发出直动脉至肠壁。直动脉之间缺乏吻合，故在施行肠切除吻合术时，肠系膜应按血管走向做扇形切除，以保证吻合口对系膜缘侧肠壁有充分的血供，避免术后缺血坏死或愈合不良，形成肠瘘。

回肠末段的血供有回结肠动脉和回肠动脉两个来源，但两者间缺乏充分的血管吻合，故回结肠动脉被阻断时，将导致回肠末段的缺血坏死，行右半结肠切除时，需同时将回肠末段切除10~20cm。

（2）静脉　空、回肠静脉与同名动脉伴行，汇入肠系膜上静脉。肠系膜上静脉位于同名动脉的右侧，上行至胰颈后方与脾静脉汇合成肝门静脉。

（3）淋巴　空、回肠的淋巴管伴血管走行，注入肠系膜淋巴结。肠系膜淋巴结的数量多达数百个，它们的输出管注入肠系膜上动脉根部周围的**肠系膜上淋巴结**。后者的输出管汇入腹腔干周围的腹腔淋巴结，最后汇入肠干至乳糜池。

（4）神经　空、回肠接受交感和副交感神经的双重支配，同时还有内脏感觉神经分布。交感神经来自腹腔神经丛和肠系膜上神经丛，随空、回肠动脉布于肠壁平滑肌和腺体，抑制肠的蠕动和腺体的分泌。副交感神经来自迷走神经，促进肠的蠕动和腺体的分泌。空、回肠的感觉纤维随交感神经和迷走神经分别传入脊髓第 9~11 胸节和延髓；痛觉冲动主要经交感神经传入脊髓，故小肠病变时牵涉性痛出现于脐的周围（第 9~11 胸神经分布区）。

NOTE

（二）盲肠和阑尾

1. **盲肠** 盲肠 cecum 为大肠的起始部，位于右髂窝，下端为盲端，向上延续为升结肠，一般长 6~8cm。盲肠左侧接回肠末端，后内侧壁近下端处有阑尾附着，右侧为右结肠旁沟，后贴髂腰肌，前邻腹前壁，并常为大网膜覆盖。盲肠为腹膜内位器官，但没有系膜，故活动性较小。回肠末端以**回盲口**开口于盲肠的左后壁上，开口处的回肠壁突入盲肠腔内，至回盲口处黏膜形成上、下两个漏斗形的皱襞，称**回盲瓣** ileocecal valve。盲肠表面的三条结肠带在阑尾根部汇聚，是手术中寻找阑尾根部的标志。

2. **阑尾**

（1）形态 **阑尾** vermiform appendix 为一细长的盲管状器官，长 5~7cm，直径为 0.5~0.6cm，其远端为盲端，近端以阑尾口开口于盲肠后内侧壁回盲瓣下方 2~3cm 处。

（2）位置与体表投影 阑尾位于右髂窝内，以三角形的阑尾系膜悬附于肠系膜下端，为腹膜内位器官，故其位置变化较大。据统计，国人阑尾常见的位置有以下几种：①回肠前位：在回肠末段的前方，尖向左上，约占 28%。②盆位：经腰大肌前面伸入盆腔，尖端可触及闭孔内肌或盆腔脏器，约占 26%。③盲肠后位：位于盲肠后方的盲肠后隐窝内，髂肌前面，尖端向上，约占 24%。④回肠后位：在回肠末段的后方，尖向左上，约占 8%。⑤盲肠下位：在盲肠后下，尖向右下，约占 6%（图 7-28）。此外，尚有少数其他特殊位置，如高位阑尾（位于肝右叶的下方）、盲肠壁浆膜下阑尾、左下腹阑尾等。

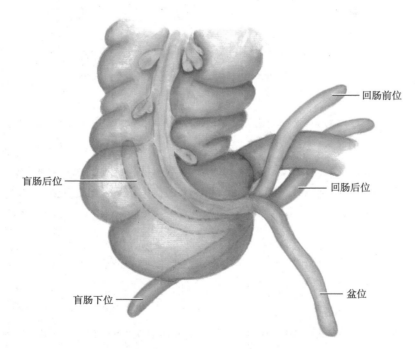

图 7-28 阑尾的常见位置

尽管阑尾的位置变化较多，但阑尾根部附着于盲肠的位置一般比较恒定，其体表投影通常选用脐与右髂前上棘连线的中、外 1/3 交界处（**McBurney 点**），或左、右髂前上棘连线的右、中 1/3 交界处（**Lanz 点**），阑尾炎时可有明显压痛。

（3）血管 **阑尾动脉** appendicular artery 发自回结肠动脉或其分支，多数为 1 支，少数 2 支。阑尾动脉进入阑尾系膜内沿系膜游离缘走行，发出分支分布于阑尾。**阑尾静脉** appendicular vein 与阑尾动脉伴行，汇入回结肠静脉。

（三）结肠

1. **分部、位置与毗邻** 结肠 colon 根据部位可分为升结肠、横结肠、降结肠和乙状结肠 4 部分。

（1）**升结肠** ascending colon 长约 15cm，在右髂窝续于盲肠，沿腹腔右外侧区上行至右季肋区，于肝右叶下方转向左前下形成**结肠右曲（结肠肝曲）**。升结肠通常为腹膜间位器官，其后壁借疏松结缔组织与腹后壁相贴；其内侧为右肠系膜窦及回肠袢，外侧为右结肠旁沟。

（2）**横结肠** transverse colon 长 40~50cm，起自结肠右曲，从右季肋区向左呈下垂的弓形横过腹腔中部，至左季肋区于脾前端转折下行形成**结肠左曲（结肠脾曲）**。横结肠有系膜，为腹膜内位器官，系膜附于十二指肠降部、胰与左肾的前面。横结肠左、右两端的系膜短，较固定，中间部系膜较长，活动度大，当其充盈或直立时，横结肠中部可降至腹下区甚至盆腔。横结肠上方与肝、胆囊、胃和脾相邻，下方则邻空、回肠。

（3）**降结肠** descending colon 长 25~30cm，上接结肠左曲，沿腹腔左外侧区下降至左髂嵴水平，移行为乙状结肠，属于腹膜间位器官。其内侧为左肠系膜窦和空肠袢，外侧为左结肠旁沟。

（4）**乙状结肠** sigmoid colon 长约 40cm，在左髂嵴水平续降结肠，经髂腰肌前面，跨左侧髂外血管、睾丸（卵巢）血管和输尿管前方降入盆腔，在第 3 骶椎前方移行为直肠。乙状结肠属于腹膜内位器官，具有较长的系膜而活动性较大，易发生扭转。

2. **血管** 结肠的动脉来自肠系膜上动脉和肠系膜下动脉（图 7-29）。

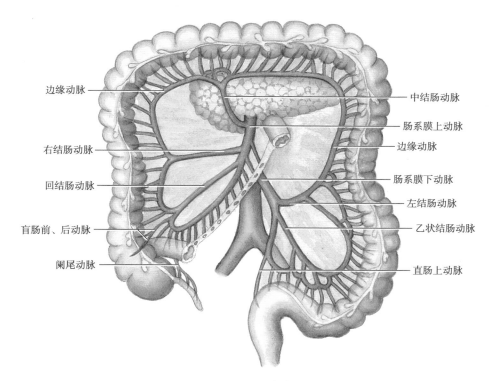

边缘动脉
右结肠动脉
回结肠动脉
盲肠前、后动脉
阑尾动脉

中结肠动脉
肠系膜上动脉
边缘动脉
肠系膜下动脉
左结肠动脉
乙状结肠动脉
直肠上动脉

图 7-29 结肠的动脉

（1）**回结肠动脉 ileocolic artery** 为肠系膜上动脉向右侧发出的最下一条分支，于回、盲肠结合处附近分为盲肠前、后动脉，阑尾动脉，回肠支和升结肠支，分别供应盲肠、阑尾、回肠末段及升结肠下 1/3 部。

（2）**右结肠动脉 right colic artery** 发自肠系膜上动脉右侧壁，在壁腹膜后面右行，跨过右睾丸（卵巢）血管和右输尿管，至升结肠内侧缘，分为升、降支，分别与中结肠动脉和回结肠动脉的分支吻合。升支和降支再分支供应升结肠的上 2/3 段及结肠右曲。

（3）**中结肠动脉 middle colic artery** 在胰颈下缘起于肠系膜上动脉，进入横结肠系膜，行向右下，近结肠右曲处分为左、右支，分别与右结肠动脉和左结肠动脉的分支吻合。中结肠动脉供应横结肠。胰腺或胃手术切开横结肠系膜时，勿伤及该动脉，以免造成横结肠的缺血坏死。

（4）**左结肠动脉 left colic artery** 起于肠系膜下动脉，在壁腹膜后方行向左上，分为升、降支，营养结肠左曲和降结肠，分别与中结肠动脉和乙状结肠动脉的分支吻合。

（5）**乙状结肠动脉 sigmoid arteries** 通常有 2~4 支，起于肠系膜下动脉，进入乙状结肠系膜内呈扇形分布，供应乙状结肠。其各分支之间，以及与左结肠动脉的降支之间均有吻合。乙状结肠动脉与直肠上动脉之间常缺乏吻合，故乙状结肠与直肠交界处的血供较差。

从回盲部至乙状结肠末端，肠系膜上、下动脉发出的各结肠动脉的分支在结肠的内侧缘依次相互吻合形成动脉弓，称**边缘动脉 colic marginal artery**。边缘动脉发出直动脉供应结肠。直动脉分为长支和短支，短支在系膜带处穿入肠壁，长支在浆膜下环绕肠管，至另外两条结肠带附近发分支入肠脂垂后穿入肠壁。直动脉的长、短支在穿入肠壁之前很少吻合，故切除肠脂垂时切勿牵拉，以免切断长支，影响肠壁的供血。

结肠的静脉与动脉伴行。结肠左曲以上的静脉汇入肠系膜上静脉，左曲以下的静脉汇入肠系膜下静脉。

3. **淋巴** 结肠的淋巴管穿出肠壁后伴血管走行，行程中先后向 4 组淋巴结引流：结肠上淋巴结，位于肠壁及肠脂垂内；结肠旁淋巴结，位于边缘动脉与肠壁之间；中间淋巴结，沿结肠动脉分布；肠系膜上、下淋巴结，分别位于肠系膜上、下动脉的根部周围。右半结肠的淋巴大部分向肠系膜上淋巴结引流，左半结肠的淋巴大部分向肠系膜下淋巴结引流，它们的输出管直接或经腹腔淋巴结汇入肠干（图 7-30）。

（四）肝门静脉

肝门静脉 hepatic portal vein 是一条长 6~8cm 的静脉干，多由肠系膜上静脉和脾静脉在胰头的后方汇合而成，向右上方经下腔静脉的前方进入肝十二指肠韧带内，沿胆总管和肝固有动脉的后方上行至肝门，分左、右两支分别进入肝的左、右叶。肝门静脉在肝内反复分支，最终注入肝血窦。

1. **主要属支** 肝门静脉的主要属支有肠系膜上静脉、脾静脉、肠系膜下静脉、胃左静脉、胃右静脉、胆囊静脉和附脐静脉（图 7-31）。除附脐静脉外，余见前述。

附脐静脉 paraumbilical vein 为数条细小的静脉，起自脐周静脉网，沿肝圆韧带上行至肝下面注入肝门静脉。

2. **肝门静脉系与上、下腔静脉系间的吻合和侧支循环** 肝门静脉系与上、下腔静脉系之间有丰富的吻合，其主要吻合部位如下（图 7-32）。

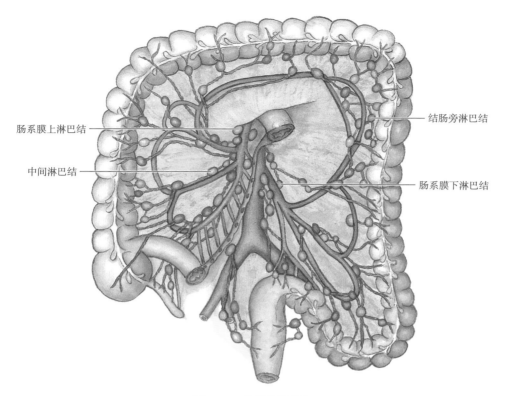

肠系膜上淋巴结

中间淋巴结

结肠旁淋巴结

肠系膜下淋巴结

图 7-30　结肠的淋巴结

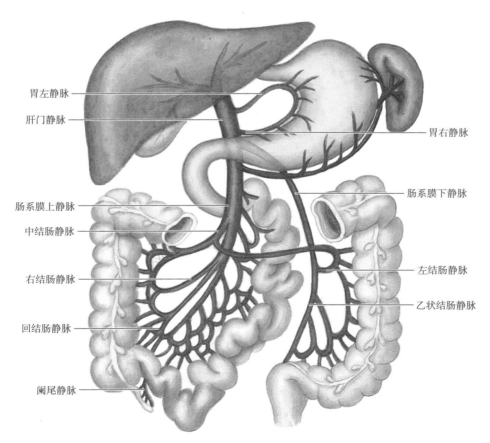

胃左静脉

肝门静脉

肠系膜上静脉

中结肠静脉

右结肠静脉

回结肠静脉

阑尾静脉

胃右静脉

肠系膜下静脉

左结肠静脉

乙状结肠静脉

图 7-31　肝门静脉及其属支

NOTE

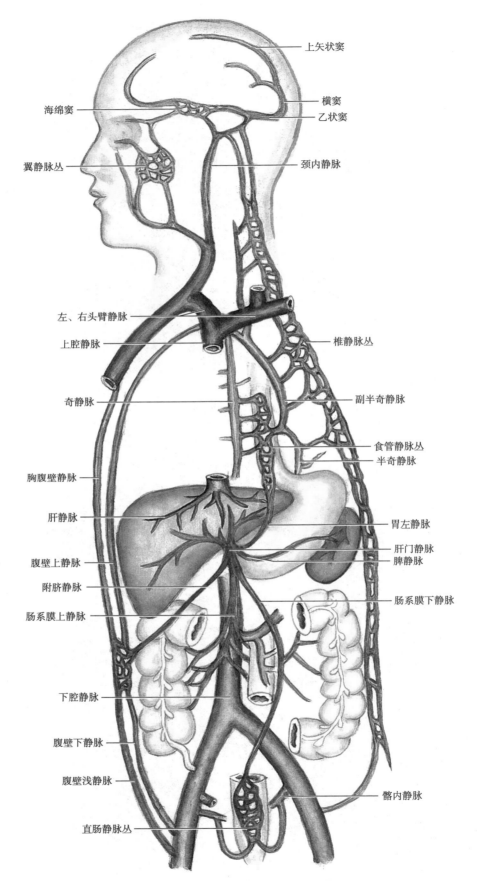

上矢状窦

横窦

乙状窦

海绵窦

颈内静脉

翼静脉丛

左、右头臂静脉

椎静脉丛

上腔静脉

奇静脉

副半奇静脉

食管静脉丛

半奇静脉

胸腹壁静脉

肝静脉

胃左静脉

腹壁上静脉

肝门静脉

脾静脉

附脐静脉

肠系膜下静脉

肠系膜上静脉

下腔静脉

腹壁下静脉

腹壁浅静脉

髂内静脉

直肠静脉丛

图 7-32　门、腔静脉的吻合及侧支循环

（1）经**食管静脉丛**与上腔静脉吻合　肝门静脉←胃左静脉←食管静脉丛→食管静脉→奇静脉→上腔静脉。

（2）经**直肠静脉丛**与下腔静脉吻合　肝门静脉←脾静脉←肠系膜下静脉←直肠上静脉←直肠静脉丛→直肠下静脉或肛静脉→阴部内静脉→髂内静脉→髂总静脉→下腔静脉。

（3）经**脐周静脉网**与上、下腔静脉吻合　肝门静脉←附脐静脉←脐周静脉网→上、下2条途径。

（上）$\begin{cases}胸腹壁静脉→腋静脉→锁骨下静脉→头臂静脉→上腔静脉 \\ 腹壁上静脉→胸廓内静脉→头臂静脉→上腔静脉\end{cases}$

（下）$\begin{cases}腹壁浅静脉→大隐静脉→股静脉→髂外静脉→髂总静脉→下腔静脉 \\ 腹壁下静脉→髂外静脉→髂总静脉→下腔静脉\end{cases}$

（4）经**腹膜后静脉丛**与上、下腔静脉吻合　肝门静脉←肠系膜上、下静脉←胰、十二指肠、升结肠、降结肠的小静脉←腹膜后静脉丛→上、下2条途径。

（上）低位肋间后静脉、肋下静脉→半奇静脉、奇静脉→上腔静脉

（下）膈下静脉、腰静脉、睾丸（卵巢）静脉→下腔静脉

在正常情况下这些吻合支不开放。当肝门静脉高压时，吻合支开放形成侧支循环，肝门静脉系部分血液分流进入上、下腔静脉系，从而缓解肝门静脉的高压。但是，由于血流量增多、压力增高，原本细小的交通支变得粗大和弯曲，出现静脉曲张。如果食管静脉丛曲张破裂，可引起呕血；直肠静脉丛曲张则形成痔，痔破裂导致便血；脐周静脉网曲张，则在腹壁出现"海蛇头"现象。当肝门静脉系的侧支循环失代偿时，还可引起其收纳范围内的脏器淤血，出现脾肿大和腹水等。

3. 特点　肝门静脉始末均为毛细血管，始端起于胃、肠、脾、胰等的毛细血管，末端终于肝血窦；肝门静脉及其属支内均缺乏静脉瓣。由于这些特点，当肝内、肝外的肝门静脉阻塞，导致肝门静脉高压时，可引起血液逆流。

三、腹膜后隙的脏器

腹膜后隙 retroperitoneal space 位于腹后壁，介于腹后壁腹膜与腹内筋膜之间，上起自膈，下至骶骨岬、骨盆上口，两侧向外连于腹膜外筋膜。腹膜后隙向上经腰肋三角与后纵隔相通连，向下又与盆腔腹膜外间隙相通，故此间隙内的感染可向上、下扩散。腹膜后隙内除胰和十二指肠大部外，还有肾、肾上腺、输尿管，以及腹部的大血管、神经和淋巴结等重要结构（图7-11，图7-33）。

（一）肾

1. 位置与毗邻（图7-34）

（1）位置　**肾** kidney 位于脊柱腰段两侧，贴于腹后壁，右肾因肝右叶的存在，低于左肾1~2cm（约半个椎体）。一般左肾在第11胸椎体下缘至第2~3腰椎间盘之间，右肾在第12胸椎体上缘至第3腰椎体上缘之间。第12肋斜过左肾后面的中部、右肾后面的上部。

肾的体表投影：在后正中线两侧2.5cm和7.5~8.5cm处各做两条垂线，再通过第11胸椎和第3腰椎棘突各做一水平线，两侧肾的体表投影即位于此纵横标志线所构成的四边形内。

肾门的体表投影：为第1腰椎棘突下缘外侧5cm处，此处也相当于第12肋下缘与竖脊肌

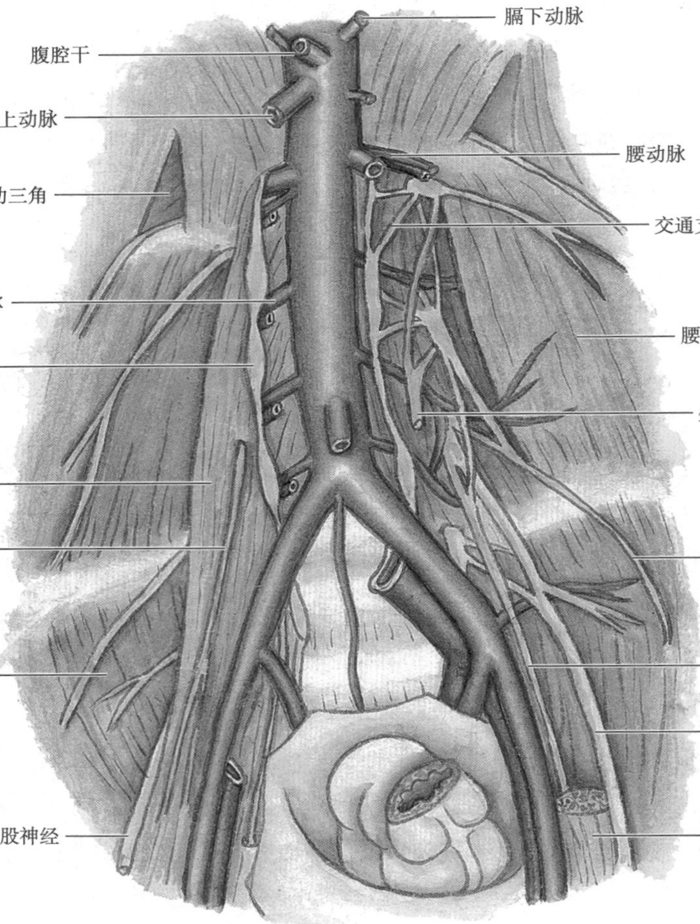

图 7-33　腹膜后隙的血管与神经

外侧缘的交角处，此角称**脊肋角**或**肾区**，当肾有病变时，此处可有压痛或叩击痛。

（2）**毗邻**　肾的上端借疏松结缔组织与肾上腺相连。两肾的内下方均有肾盂和输尿管。左肾内侧还有腹主动脉，前面的上部与胃和脾相邻，中部有胰尾横过，下部则与空肠袢和结肠左曲相邻。右肾的内侧有下腔静脉，前面的上部有肝右叶，中部内侧有十二指肠降部，下部与结肠右曲和小肠相邻。两肾的后面在第 12 肋以上部分与膈邻贴，并借膈与肋膈隐窝相邻，故肾手术时切勿损伤膈及胸膜，以免发生气胸。在第 12 肋以下与腰大肌、腰方肌、腹横肌及肋下神经、髂腹下神经、生殖股神经、髂腹股沟神经等相邻（图 7-33）。

2. **被膜**　肾的表面有三层被膜，由外向内依次为肾筋膜、脂肪囊、纤维囊（图 7-35）。

（1）**肾筋膜** renal fascia　分前、后两层共同包裹肾和肾上腺。前层除覆盖肾及肾上腺外，还跨越腹主动脉和下腔静脉前方与对侧的前层相续。后层贴腰大肌和腰方肌筋膜向内附着于椎体。前、后两层筋膜在肾的外侧缘和上方相互融合，并与腹内筋膜相延续。在肾的下方，肾筋膜的前层向下消失于髂窝的腹膜外筋膜中，后层向下与髂筋膜愈着。肾筋膜还发出许多结缔组织束，穿过脂肪囊与纤维囊相连，对肾起固定作用。

（2）**脂肪囊** adipose capsule　位于肾筋膜的内面，含有大量的脂肪组织并包裹于肾及肾上腺的周围；在肾的后面和下端较为发达，构成肾床，对肾有支持和保护作用。临床上做肾囊封

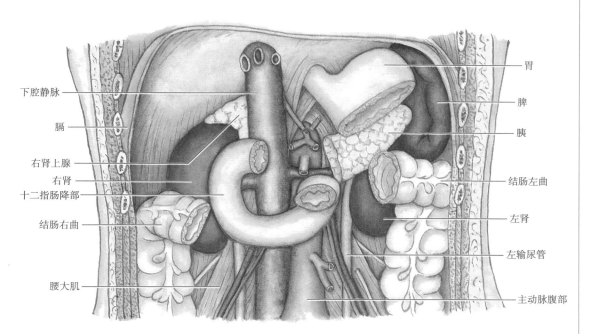

（1）前面观

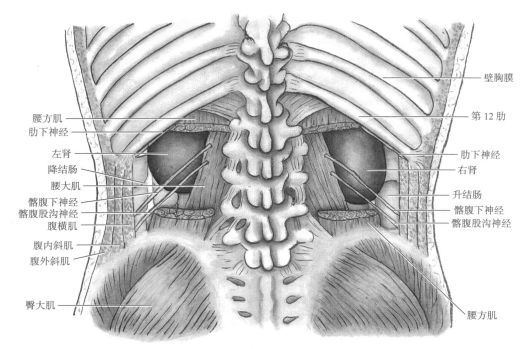

（2）后面观

图 7-34　肾的位置和毗邻

NOTE

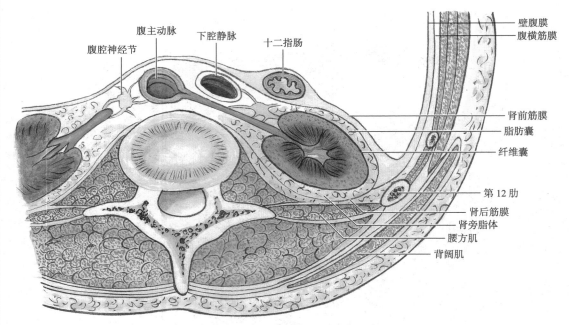

（1）水平切上面观

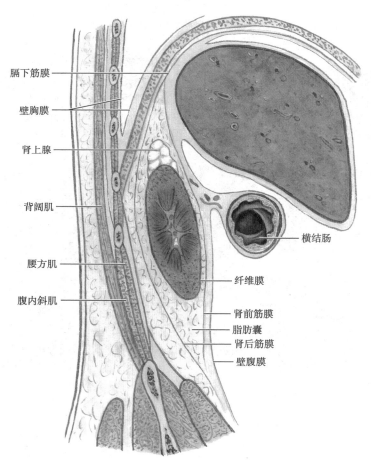

（2）矢状切右侧观

图 7-35 肾的被膜

闭时，即将药物注入此层内。

（3）**纤维囊** fibrous capsule　为肾的固有膜，贴于肾实质的表面，由致密的结缔组织和少量弹力纤维构成，薄而坚韧。通常此膜易与肾实质剥离。

3. **肾门、肾窦和肾蒂**　肾内侧缘中部的凹陷称**肾门** renal hilum，有肾血管、肾盂、神经和淋巴管等出入。由肾门向肾实质内深入的空隙为**肾窦** renal sinus，内有肾动脉及其分支、肾静脉及其属支、肾小盏、肾大盏、肾盂、神经、淋巴管和脂肪等。出入肾门的结构被结缔组织包裹共同组成**肾蒂** renal pedicle，其内主要结构的排列规律是：由上向下为肾动脉、肾静脉和肾盂；由前向后为肾静脉、肾动脉和肾盂。

4. **肾血管和肾段**　**肾动脉** renal artery 起自腹主动脉，分为前、后两干经肾门入肾。在肾窦内，前干走行在肾盂之前，发出上段动脉、上前段动脉、下前段动脉和下段动脉。后干则走行在肾盂的后面，入肾后延续为后段动脉。每条肾段动脉供应的肾实质区域称**肾段** renal segment。每个肾可分上段，上前段、下前段、下段和后段 5 段（图 7-36）。各肾段动脉之间无吻合，如某一段动脉发生阻塞时，相应供血区域的肾实质即可发生坏死。肾内的静脉与动脉不同，有广泛的吻合，也无节段性，故结扎一支不会影响其血液回流。肾内静脉通常在肾窦内汇成 2~3 支，出肾门后再合为一条肾静脉注入下腔静脉。

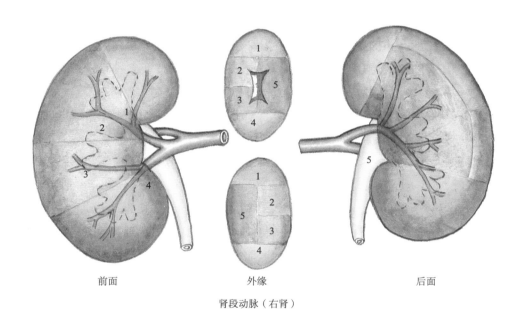

前面　　　　　　　　外缘　　　　　　　　后面

肾段动脉（右肾）

1. 上段动脉；2. 上前段动脉；3. 下前段动脉；4. 下段动脉；5. 后段动脉

图 7-36　肾的动脉及分段（右肾）

（二）肾上腺

肾上腺 suprarenal gland 为成对的内分泌器官，位于脊柱的两侧、肾的上端，并与肾共同包被在肾筋膜内，属于腹膜外位器官。左肾上腺呈半月形，前面的上部借网膜囊与胃后壁相邻，下部与胰尾、脾血管相邻，内侧缘邻近腹主动脉，后面贴膈。右肾上腺呈三角形，前面为肝，内侧缘紧邻下腔静脉，后面也贴膈。两侧肾上腺之间有腹腔丛。

肾上腺的动脉有上、中、下 3 支，分布于肾上腺的上、中、下部。**肾上腺上动脉**发自膈下动脉，**肾上腺中动脉**发自腹主动脉，**肾上腺下动脉**发自肾动脉。左、右**肾上腺静脉**通常均为 1 支，左侧汇入左肾静脉，右侧直接注入下腔静脉。

（三）输尿管腹部

输尿管 ureter 左、右各一，起自肾盂，终于膀胱的输尿管口，位于腹膜后隙、脊柱的两侧，是细长富有弹性的管状器官。根据行程输尿管可分为 3 部分：①**腹部**从肾盂与输尿管移行处至跨越髂血管处。②**盆部**自跨越髂血管处至膀胱壁。③**壁内部**斜行穿膀胱壁。

输尿管腹部长 13~14cm，紧贴腰大肌前面向下内侧斜行，在腰大肌中点的稍下方有睾丸（卵巢）血管斜过其前方。左侧输尿管腹部的前面有十二指肠空肠曲和左结肠血管。右侧输尿管腹部的前面有十二指肠降部、肠系膜根、右结肠血管和回结肠血管。其体表投影在腹前壁与半月线相当，在腰部约在全部腰椎横突尖端的连线上。

输尿管腹部的血液供应是多源性的，主要来自肾动脉、睾丸（卵巢）动脉、腹主动脉、第 1 腰动脉、髂总动脉和髂内动脉等的分支。由于动脉多从输尿管腹段的内侧进入，故输尿管手术时应在其外侧游离，以免造成局部缺血或坏死。

（四）腹主动脉及其分支

腹主动脉 abdominal aorta 又称**主动脉腹部**，经膈的主动脉裂孔进入腹膜后隙，沿脊柱的左前方下行，至第 4 腰椎下缘分为左、右髂总动脉，其全长 14~15cm，周径 2.9~3cm。腹主动脉的前面为胰、十二指肠升部及肠系膜根等；后面为第 1~4 腰椎及椎间盘；左侧为左交感干腰部；右侧为下腔静脉。腹主动脉周围还有腰淋巴结、腹腔淋巴结和神经丛等。腹主动脉的分支按供应区域可分为壁支和脏支。

1. 壁支

（1）**膈下动脉** inferior phrenic artery　成对，由腹主动脉起始处发出，分布于膈和肾上腺。

（2）**腰动脉** lumbar artery　有 4 对，从腹主动脉后壁的两侧发出，分别经第 1~4 腰椎体中部的前面或侧面向外横行，在腰大肌的内侧缘发出背侧支和腹侧支。背侧支分布到脊柱及背部的诸肌和皮肤；腹侧支分布到腹壁，并与腹前壁其他的血管吻合。

（3）**骶正中动脉** middle sacral artery　1 支，多起自腹主动脉末端的后壁，沿第 4、5 腰椎、骶骨和尾骨的前面下降，分支营养盆腔后壁的组织；并向两侧发出腰最下动脉（又称第 5 腰动脉），贴第 5 腰椎体走向外侧，营养邻近组织。

2. 脏支

（1）**肾上腺中动脉** middle suprarenal artery　成对，在肾动脉的上方起自腹主动脉，向外经膈的内侧脚至肾上腺中部。

（2）**肾动脉** renal artery　平第 1~2 腰椎间盘高度发自腹主动脉，横行向外进入肾门。

（3）**睾丸（卵巢）动脉** testicular（ovarian）artery　在肾动脉的稍下方发自腹主动脉的前壁，伴同名静脉下行于腹膜后隙内，并从输尿管的前方越过。睾丸动脉参与精索的构成，经腹股沟管进入阴囊分布于睾丸、附睾。卵巢动脉则进入卵巢悬韧带分布于卵巢。

（4）**腹腔干** celiac trunk　为粗短的动脉干，平均长 2.45cm，在膈主动脉裂孔的稍下方发自腹主动脉前壁，分为胃左动脉、肝总动脉和脾动脉，由上述动脉再发出分支分布于食管腹段、胃、十二指肠、肝、胆囊、脾和胰。

（5）**肠系膜上动脉** superior mesenteric artery　在腹腔干稍下方起自腹主动脉的前壁，经胰颈后方下行并越过十二指肠水平部前面进入肠系膜根，主干呈弓形向右髂窝方向走行，分支分布于十二指肠，胰，空、回肠，盲肠，阑尾，升结肠和横结肠。

（6）**肠系膜下动脉** inferior mesenteric artery　约平第 3 腰椎水平起自腹主动脉前壁，沿腹后壁向左下走行，分支分布于降结肠、乙状结肠和直肠上部。

（五）下腔静脉及其属支

下腔静脉 inferior vena cava 由左、右髂总静脉在第 5 腰椎右前方汇合而成，沿腹主动脉的右侧上行，经肝的腔静脉沟后穿膈的腔静脉孔进入胸腔注入右心房。下腔静脉的前面有肝、胰头、十二指肠水平部、右睾丸（卵巢）动脉和肠系膜根；后面有右膈脚、第 1~4 腰椎、右腰交感干和腹主动脉的壁支；左侧有腹主动脉；右侧有腰大肌、右肾和右肾上腺。下腔静脉的属支可分为壁支和脏支。

1. 壁支

（1）**膈下静脉** inferior phrenic vein　与同名动脉伴行，收集同名动脉供血区的静脉血。

（2）**腰静脉** lumbar vein　有 4 对，与同名动脉伴行，收集腰部的静脉血，直接汇入下腔静脉。腰静脉与椎外静脉丛有吻合，与椎内静脉丛相通，可间接收纳椎管内和脊髓的部分血液。各腰静脉之间纵行的交通支称**腰升静脉**。两侧的腰升静脉向下与髂总静脉、髂腰静脉交通；向上左侧移行为半奇静脉，右侧移行为奇静脉，最后汇入上腔静脉。因此，腰升静脉是沟通上、下腔静脉系的通路之一，对建立侧支循环有重要意义。

2. 脏支

（1）**肾上腺静脉** suprarenal vein　左右各一，左侧注入左肾静脉，右侧直接注入下腔静脉。

（2）**肾静脉** renal vein　经肾动脉前方横行向内侧注入下腔静脉。因下腔静脉偏右侧，故左肾静脉较右肾静脉长，并有左肾上腺静脉和左睾丸（卵巢）静脉 2 个属支注入。

（3）**睾丸（卵巢）静脉** testicular（ovarian）vein　睾丸静脉起自精索内的蔓状静脉丛，穿腹股沟管深环，与同名动脉伴行，左侧注入左肾静脉，右侧直接注入下腔静脉。因为左侧睾丸静脉垂直汇入左肾静脉，故左侧精索静脉（睾丸静脉）曲张较右侧常见。女性的卵巢静脉起自卵巢的静脉丛，回流途径同男性。

（六）腰丛

腰丛 lumbar plexus 位于腰大肌的深面，由第 12 胸神经前支的一部分、第 1~3 腰神经前支和第 4 腰神经前支的一部分组成，主要分支如下（图 7-33）。

1. **髂腹下神经** iliohypogastric nerve　自腰大肌外侧缘穿出后，经肾后面和腰方肌前面向外下行，在髂嵴上方进入腹内斜肌和腹横肌之间继续前行，在髂前上棘内侧约 2cm 处穿腹内斜肌至腹外斜肌腱膜下方前行，在腹股沟管浅环上方再穿腹外斜肌腱膜至皮下，沿途分肌支分布腹壁各肌，并发出皮支分布于臀外侧区、腹股沟区及下腹壁的皮肤。

2. **髂腹股沟神经** ilioinguinal nerve　位于髂腹下神经下方，也从腰大肌的外侧缘穿出，斜行越腰方肌和髂肌上部，在髂前上棘处穿腹横肌，向前行于该肌和腹内斜肌之间，继而伴精索或子宫圆韧带穿经腹股沟管，至阴囊或大阴唇皮下。肌支支配腹壁肌；皮支分布于腹股沟部、阴囊或大阴唇皮肤。

3. **股外侧皮神经** lateral femoral cutaneus nerve　从腰大肌外侧穿出，向前下斜越髂肌表面至髂前上棘内侧，经腹股沟韧带深面至股部，分布于大腿外侧面的皮肤。

4. **股神经 femoral nerve**　为腰丛最大的分支，自腰大肌外侧缘穿出后，在腰大肌和髂肌之间下行，继而经腹股沟韧带的深面进入股三角，发肌支支配股四头肌、缝匠肌和耻骨肌；皮支分布于大腿前面、小腿内侧面和足内侧缘的皮肤。

5. **闭孔神经 obturator nerve**　从腰大肌内侧缘穿出，沿小骨盆侧壁向前下行，伴闭孔血管穿经闭膜管至大腿，发肌支支配大腿内侧肌群；皮支分布于大腿内侧面的皮肤。

6. **生殖股神经 genitofemoral nerve**　从腰大肌前面穿出后，沿腰大肌表面下行，在腹股沟韧带上方分为生殖支和股支。生殖支分布于提睾肌和阴囊（大阴唇）皮肤；股支分布于腹股沟韧带下方的皮肤。

（七）腰交感干

腰交感干 lumbar sympathetic trunk　由 4~5 对腰交感干神经节和节间支连接而成，位于脊柱与腰大肌之间，被椎前筋膜覆盖，向上与胸交感干相连，向下与骶交感干相延续。左腰交感干位于腹主动脉的左侧，两者相距约 1cm。右腰交感干为下腔静脉所遮盖。左、右腰交感干的外侧有生殖股神经并行。左、右腰交感干的下段分别位于左、右髂总静脉的后方。其主要分支有：

1. **灰交通支 grey communicating branches**　连于腰交感干神经节与第 1~5 腰神经之间，随腰神经至其分布区域的血管、汗腺和立毛肌。

2. **腰内脏神经 lumbar splanchnic nerves**　一般有 4 支，由穿经腰交感干神经节的节前纤维组成，主要参与腹主动脉丛和肠系膜下丛的组成，并在此丛中换神经元，其节后纤维分布至结肠左曲以下的消化管及盆腔脏器，并有节后纤维伴血管分布至下肢。

第五节　腹部常用腧穴解剖

一、大横 Dàhéng（SP 15，足太阴脾经）

【体表定位】在腹部，脐中旁开 4 寸。

【临床主治】腹痛、痢疾、腹泻、腹胀、便秘、水肿、月经不调。

【操作方法】直刺 1~2 寸，局部酸胀感，并可向同侧腹部扩散。

【进针层次】图 7-37。

1. **皮肤**　皮肤为腹部最高处，较背部薄，神经较为丰富。为第 10 肋间神经向前、改名为腹壁下神经的前皮支支配，来源于第 10 胸神经。

2. **皮下组织**　皮下组织的皮下脂肪较厚，内有上述神经分支和腹壁浅动、静脉。腹壁浅动脉是股动脉的分支，越腹股沟韧带的前面上升至脐平面，分布于腹前壁皮肤和浅筋膜。腹壁浅静脉为大隐静脉的属支。

3. **腹外斜肌**　腹外斜肌由下第 6 胸神经前支支配。浅层为深筋膜的浅部，肌纤维从外上走向内下，靠近中线，与腹内斜肌的浅层深筋膜一起构成腹直肌鞘的前层。

4. **腹内斜肌**　腹内斜肌由下第 6 胸神经和第 1 腰神经的前支支配。肌纤维从外下走向内上，靠近中线，腹内斜肌的后层深筋膜与腹横肌腱膜一起构成腹直肌鞘的后层。此肌由第

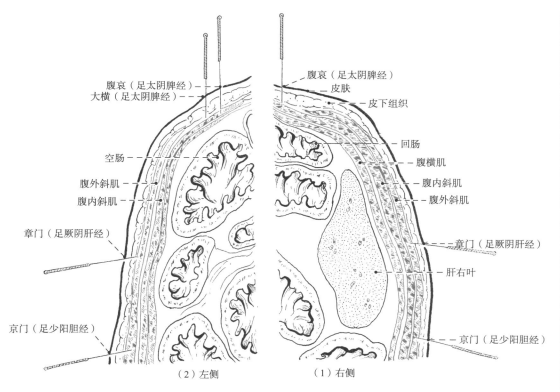

图 7-37 大横穴的断面解剖

（图中标注）
腹哀（足太阴脾经）
大横（足太阴脾经）
空肠
腹外斜肌
腹内斜肌
章门（足厥阴肝经）
京门（足少阳胆经）
（2）左侧

腹哀（足太阴脾经）
皮肤
皮下组织
回肠
腹横肌
腹内斜肌
腹外斜肌
章门（足厥阴肝经）
肝右叶
京门（足少阳胆经）
（1）右侧

6~11 肋间神经和肋下神经支配。到此穴的是第 10 肋间神经纤维。腹壁下动脉是髂外动脉的分支，腹壁下静脉是髂外静脉的属支。

5. **腹横肌** 其神经支配同腹内斜肌。

【毗邻结构】腹横肌以深的结构，由浅入深依次有腹横筋膜、腹膜外脂肪、壁腹膜、大网膜、结肠及空、回肠。

【针刺注意事项】该穴部位为腹直肌鞘前壁，腹直肌较丰厚。若针尖继续深刺则可穿过腹直肌鞘后层、腹横筋膜、腹膜外脂肪、壁腹膜、大网膜，进入腹膜腔而刺中升、降结肠，一般患者可无症状或有轻微的局部疼痛。若再加以提插、捻转等强刺激针刺手法，可造成结肠壁及血管的损伤。轻度损伤，除腹上区疼痛外，还可能有少量的血液和肠内容物渗出，在大网膜下形成包块；甚至少量的血液和肠内容物可流入腹膜腔，刺激腹膜而引起中腹的紧张和压痛。出血较多或不能止血时，后果更为严重。一般采用压迫止血及内科治疗。

若向内斜刺，可刺中空、回肠。在肝脾肿大时或向上刺可刺中肝脏、脾脏。向下刺中结肠下部。

二、神阙 Shénquè（CV 8，任脉）

【体表定位】在脐区，脐中央。

【临床主治】腹痛、泄泻、脱肛、水肿、虚脱。

【操作方法】禁针。临床多用灸法。

【进针层次】图 7-38。

1. **皮肤** 皱褶内陷，同深部层次借瘢痕组织紧密连接，无移动性。主要由第 10 肋间神经

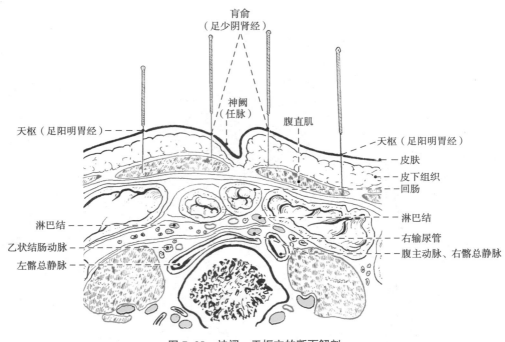

图 7-38   神阙、天枢穴的断面解剖

（来自第 10 胸神经前支）前皮支的分支支配，也有第 9、第 11 肋间神经（来自第 9、第 11 胸神经前支）前皮支的分支交叉分布。

2. **皮下组织**   此穴区缺如。

3. **脐环**   胚胎时期，此部有脐带穿过，使此部腹白线腱膜组织形成一环形缺口即脐环，出生后，脐带残存结构迅速萎缩，并为瘢痕组织所代替，脐环逐渐关闭，从而使脐环与浅、深层次结构紧密愈着。

4. **脐筋膜**   由腹横筋膜于此处局部增强所形成。

三、天枢 Tiānshū（ST 25，足阳明胃经）

【体表定位】在腹部，横平脐中，前正中线旁开 2 寸。

【临床主治】腹痛、肠鸣、泄泻、痢疾、便秘、肠痈、水肿、月经不调。

【操作方法】直刺 1~1.5 寸，酸胀感可扩散至同侧腹部。

【进针层次】图 7-38。

1. **皮肤**   该区皮肤甚薄（2~4mm）而柔软，借皮下组织疏松连于深筋膜，有较大活动性。主要由第 10 肋间神经前皮支的分支支配，同时也有第 9 和第 11 肋间神经前皮支的分支交叉分布。

2. **皮下组织**   由脂肪和疏松结缔组织构成，厚度因人而异，肥胖者因脂肪含量丰富而较厚，厚者可达数厘米。有腹壁上动脉前穿支的分支及伴行静脉、腹壁浅动脉的分支、腹壁浅静脉（为胸腹壁静脉的属支）的属支、第 10 肋间神经前皮支的分支分布。

3. **腹直肌鞘前层**   由腹外斜肌腱膜与腹内斜肌腱膜的前层组成，较致密。在此穴区，此两层腱膜多合并为一层。

4. **腹直肌**   在此穴区，多为腹直肌的第 3 条腱划（自上而下计数），且与腹直肌鞘前层紧密黏着。

5. **腹直肌鞘后层** 该层由腹内斜肌腱膜的后层与腹横肌腱膜融合组成。腹直肌腱划与腹直肌鞘后层之间无黏着；在两者之间有腹壁上、下动脉的分支形成的动脉网，腹壁上、下静脉的属支形成的静脉网，第 10 肋间后动脉的分支（与上述动脉网吻合），第 10 肋间后静脉的属支（与上述静脉网吻合），第 10 肋间神经本干的末端和分支等分布。

6. **腹横筋膜** 腹横筋膜是一层很薄但结实的结缔组织膜，与腹直肌鞘后层连接甚为紧密。

7. **腹膜外组织** 腹膜外组织为薄层疏松结缔组织，脂肪含量一般不多。

8. **壁腹膜** 壁腹膜由第 10 肋间神经的分支支配。

【**针刺注意事项**】针刺天枢穴时，若深刺透过腹壁进入腹腔内，正对大网膜及其下方的小肠。因此，深刺入腹腔内时，进针应缓慢，不宜做捻转或仅做小幅度捻转，严禁提插，以防刺伤大网膜和（或）小肠的血管。起针时，动作也要轻、慢，禁止猛抽。

四、**曲骨** Qūgǔ（CV 2，任脉）

【**体表定位**】在下腹部，耻骨联合上缘，前正中线上。

【**临床主治**】尿路感染、盆腔炎、小便不利、遗尿、遗精、阳痿、痛经、月经不调。

【**操作方法**】直刺 1~1.5 寸，局部酸胀感，并向外生殖器放散。

【**进针层次**】图 7-39。

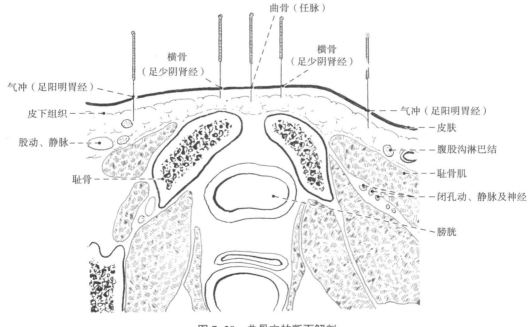

图 7-39 曲骨穴的断面解剖

1. **皮肤** 主要由髂腹下神经前皮支的分支支配。

2. **皮下组织** 其内有髂腹下神经的分支、腹壁浅动脉的分支、腹壁浅静脉的属支等分布。深层称膜性层，较薄，含有较多弹性纤维，借深筋膜与腹白线较紧密地连接，其内有髂腹下神经的分支、腹壁浅动脉的分支、腹壁浅静脉的属支等分布。

3. **腹白线** 腹白线由左、右两侧的腹外斜肌腱膜、腹内斜肌腱膜和腹横肌腱膜交织在中

NOTE

线上而成。在此穴区很窄，其内血管、神经很少。

4. **腹膜外组织**　该组织由疏松结缔组织构成，此穴区内脂肪含量丰富。

5. **壁腹膜**　该壁腹膜为由间皮和疏松结缔组织构成的浆膜，很薄。主要有髂腹下神经的分支支配，也有髂腹股沟神经的分支分布。在此穴区内，其浅面有脐正中韧带通过。

【针刺注意事项】

1. 孕妇慎用。

2. 膀胱位于小骨盆腔内，耻骨联合之后，在其空虚时，一般不超过耻骨联合上缘，但在膀胱充盈时，膀胱可有不同程度的上升而超过耻骨联合上缘。因此，在曲骨穴区的腹腔内，当膀胱空虚时有小肠，在女性更深处还有子宫；当膀胱充盈时，则正对膀胱。

3. 直刺、深刺曲骨穴时，若膀胱空虚，则可刺中小肠。在女性，若进一步深刺，可刺中子宫；若膀胱充盈（事实上，患者通常有不同量的尿液储存于膀胱内），则必刺中膀胱，再深刺则可刺入膀胱内。这都可能导致腹腔内脏器的损伤、出血或感染。

4. 若向下斜刺较深时，更易刺中小肠、子宫或膀胱，导致腹腔内脏器的损伤、出血或感染。

5. 若要刺入腹腔内，进针要缓慢而轻柔。进入腹腔后，不可捻转，严禁提插。起针时动作要柔和，以尽量减少对腹腔内脏器、血管的损伤。

五、鸠尾 Jiūwěi（CV 15，任脉）

【体表定位】 在上腹部，剑胸结合中点处，前正中线上。

【临床主治】 肝炎、胃炎、胸痛、呃逆、胆囊炎、腹胀、癫狂、抑郁证、乳腺炎等。

【操作方法】 向下斜刺 0.5~1 寸。

【进针层次】 图 7-40。

1. **皮肤**　主要由第 7 肋间神经（来自第 7 胸神经前支）前皮支的分支支配，亦有第 6 肋间神经（来自第 6 胸神经前支）前皮支的分支交叉分布。

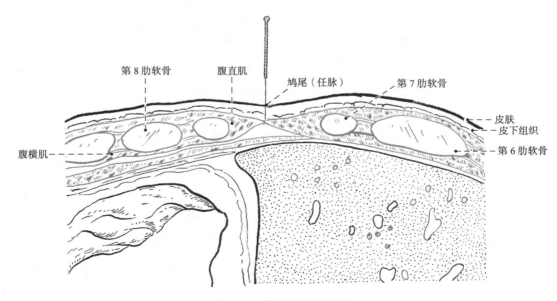

图 7-40　鸠尾穴的断面解剖

2. **皮下组织**　其内有第 7 肋间神经前皮支的分支、腹壁上动脉前穿支的分支及其伴行静脉分布。

3. **腹白线**　腹白线由左、右两侧的腹外斜肌腱膜、腹内斜肌腱膜和腹横肌腱膜在中线上交织而成。此区宽约 1cm，其内血管、神经很少。

4. **腹膜下筋膜**　该筋膜由疏松结缔组织构成，此穴区内脂肪较丰富。

5. **壁腹膜**　壁腹膜为由间皮和疏松结缔组织构成的浆膜，甚薄。此处主要由第 7 肋间神经的分支支配，同时亦有第 6 肋间神经的分支交叉分布。

【针刺注意事项】

1. 针刺鸠尾穴时，若进针过深，可穿透腹壁进入腹腔内而刺及肝左叶，引起出血。

2. 针刺得气后，应尽量避免使用提插手法，以防刺伤肝脏。

六、关元 Guānyuán（CV 4，任脉）

【体表定位】在下腹部，脐中下 3 寸，前正中线上。

【临床主治】腹痛、腹泻、遗尿、尿闭、小便频数、遗精、阳痿、月经不调、不孕、脑卒中、虚劳羸瘦。

【操作方法】直刺 1~1.5 寸。

【进针层次】图 7-41。

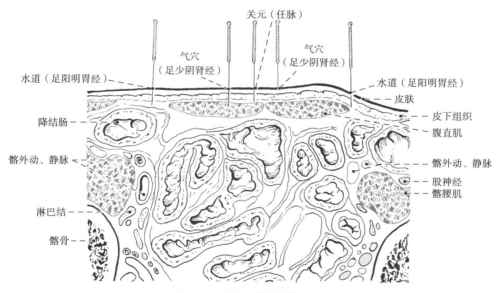

图 7-41　关元穴的断面解剖

1. **皮肤**　主要由肋下神经（来自第 12 胸神经前支）的皮支的分支支配，也有髂腹下神经（来自第 12 胸神经和第 1 腰神经的前支）前皮支的分支交叉分布。

2. **皮下组织**　其内有肋下神经的分支、腹壁浅动脉的分支、腹壁浅静脉的属支分布。深层称膜性层（又名 Scarpa 筋膜），较薄，含有较多弹性纤维，借深筋膜与深层结构较紧密连接，其内有肋下神经的分支、髂腹下神经的分支、肋下动脉前穿支的分支及伴行静脉分布。

3. **腹白线**　同"曲骨"。

4. **腹膜外组织**　同"曲骨"。

5. **壁腹膜**　壁腹膜为由间皮和疏松结缔组织构成的浆膜，很薄。主要有肋下神经的分支支配，也有髂腹下神经的分支分布。在此穴区内，其浅面有脐正中韧带通过。

【针刺注意事项】

1. 此穴区腹腔内，正对大网膜和小肠，故针刺时应以不刺透腹壁进入腹腔为宜。

2. 当深刺入腹腔内时，进针要轻、慢，不宜做捻转或仅做小幅度捻转，严禁提插，以避免损伤腹腔内脏器和血管。起针时应柔和，不可猛提。

3. 若向下深刺时，针体可达膀胱壁，甚至刺入膀胱内，在膀胱充盈时尤为容易。而在女性，子宫大多倒伏于膀胱之上，若针刺过深，亦可能刺中子宫。因此，此穴孕妇慎用。

七、中极 Zhōngjí（CV 3，任脉）

【体表定位】在下腹部，脐中下 4 寸，前正中线上。

【临床主治】尿路感染、肾炎、小便不利、遗尿、遗精、阳痿、月经不调等。

【操作方法】直刺 1~1.5 寸，局部酸胀感，针感放散至外生殖器及会阴部。本穴孕妇禁用。

【进针层次】图 7-42。

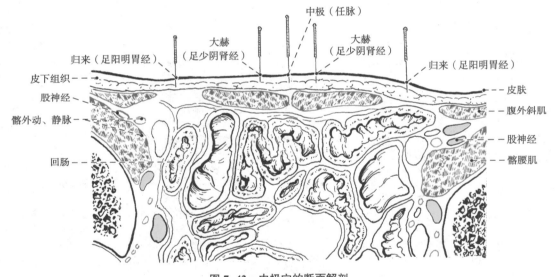

图 7-42　中极穴的断面解剖

进针层次同"曲骨"。

【针刺注意事项】

1. 中极穴区的腹腔内，正对大网膜下缘和小肠；但当膀胱充盈时，则正对膀胱。因此，直刺中极穴，深刺入腹腔内时，可刺中大网膜或小肠；若患者膀胱充盈，则可刺中膀胱。在女性，因子宫倒伏于膀胱之上，若针刺过深时，还可刺中子宫。孕妇慎用。

2. 从解剖学角度来看，针刺中极穴时，应以不刺透腹壁进入腹腔为宜。若要刺入腹腔内，进针时应缓慢而轻柔，进入后，不可捻转或仅做小幅度捻转，严禁提插。起针时也应动作柔和，以尽量减少对腹腔内脏器和血管的损伤。

八、气海 Qìhǎi（CV 6，任脉）

【体表定位】在下腹部，脐中下 1.5 寸，前正中线上。

【临床主治】卒中虚脱、四肢逆冷、咳嗽、气喘、神经衰弱、失眠、腹痛、腹胀、胃下垂、泄泻、痢疾、脱肛、便秘、月经不调、崩漏、带下、经闭、痛经、遗尿、尿频、尿潴留、遗精、阳痿。

【操作方法】直刺 1~1.5 寸，局部酸、麻、胀感，并可向外生殖器扩散。多用灸法。

【进针层次】图 7-43。

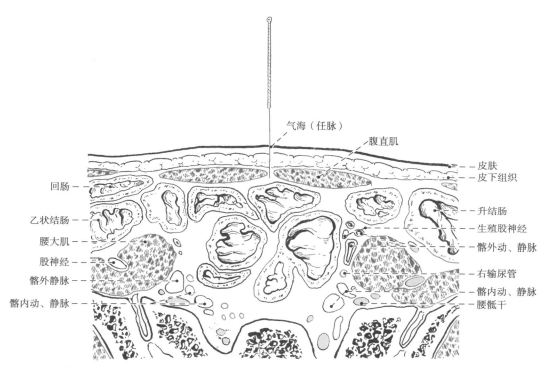

图 7-43 气海穴的断面解剖

1. **皮肤** 由第 11 肋间神经前皮支的内侧皮支分布。

2. **皮下组织** 内有上述神经分支和腹壁浅动、静脉。腹壁浅动脉为股动脉的分支，越腹股沟韧带的前面上升至脐平面，分布于腹前壁皮肤和浅筋膜。腹壁浅静脉为大隐静脉的属支。

3. **腹白线或腹直肌** 腹白线位于腹部正中线上，由两侧腹直肌鞘纤维彼此交织而成，上起自剑突，下止于耻骨联合上缘。腹直肌包裹于腹直肌鞘内，该肌由肋间神经（第 6~12 胸神经组成）支配。

【毗邻结构】白线以深的结构，由浅入深依次有腹横筋膜、腹膜外脂肪、壁腹膜及空、回肠。

【针刺注意事项】

1. 针继续深刺，针尖可穿过腹白线或腹直肌刺破腹横筋膜、腹膜外脂肪、腹膜壁层进入腹膜腔而刺中小肠。肠道表面光滑坚韧，可自动滑移，故不易刺中，万一刺伤肠壁，因针孔细小，多能自行闭合，不致发生严重的后果。导致肠穿孔及并发急性腹膜炎的主要原因是肠道病

NOTE

变、选择针具不当或手法过重。轻者症状不明显或有轻度腹痛，可令其休息，随时观察病情，根据情况进行禁食、胃肠减压、止痛、抗炎等治疗。重者多迅速出现剧烈腹痛、恶心呕吐、体温升高、腹部压痛、反跳痛，在治疗时应密切观察病情变化，并采取相应措施，如出现急性弥漫性腹膜炎，要立即转外科手术处理。

2. 在女性，该穴恰在子宫底部，故妇女月经期、孕妇慎用。

九、中脘 Zhōngwǎn（CV 12，任脉）

【体表定位】在上腹部，脐中上 4 寸，前正中线上。

【临床主治】胃痛、呕吐、呃逆、腹胀、胃下垂、泄泻、癫狂等。

【操作方法】直刺 1~1.5 寸，上腹部有胀闷沉重感或胃部有收缩感。

【进针层次】图 7–44。

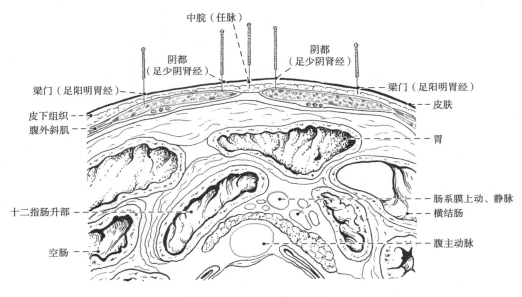

图 7–44　中脘穴的断面解剖

1. **皮肤**　较薄，柔软，有较大活动性。主要由第 8 肋间神经（来自第 8 胸神经前支）前皮支的分支支配，亦有第 7 和第 9 肋间神经（来自第 7 和第 9 胸神经前支）前皮支的分支交叉分布。

2. **皮下组织**　由疏松结缔组织和脂肪构成，其内脂肪的含量因人而异。此层组织内有第 8 肋间神经前皮支的分支、腹壁上动脉的分支及其伴行的静脉分布。

3. **深筋膜**　甚为单薄，由致密结缔组织构成。

4. **腹白线**　同"鸠尾"。

5. **腹横筋膜**　较薄，但结实，由致密结缔组织构成。

6. **腹膜下筋膜**　由疏松结缔组织构成，此区脂肪含量因人而异，一般较少。

7. **壁腹膜**　为由间皮和疏松结缔组织构成的浆膜，甚薄，主要由第 8 肋间神经的分支支配，同时亦有第 7 和第 9 肋间神经的分支交叉分布。

【针刺注意事项】

1. 正常成人肝下缘在左、右肋弓之间，剑突下 3~5cm 范围内可触及。因而，在中脘穴处针刺时，若深刺入腹腔内，一般不会刺及肝脏；但是向后上方深刺或患者有病理性的肝大时，则有可能损伤肝，导致严重出血。因此，在针刺中脘穴之前，应先叩出患者肝的大小及确定其体表投影。

2. 正常成人在左肋弓下缘不应该触及脾脏。但是患有肝硬化、慢性粒细胞性白血病等疾病者，可有中、高度脾肿大。在给此类患者针刺中脘穴时，亦不可深刺，否则可能刺及脾，导致严重出血。因此，在针刺中脘穴之前，也应先确定患者脾的位置、大小。

3. 若针穿过腹壁各层进入腹腔，则可刺到胃前壁，此时应避免大幅度提插和捻转，以免将胃内容物带入腹膜腔，造成腹膜炎。胃充盈时，应禁止深刺。

第八章　盆部和会阴

第一节　盆　部

一、盆部概述

　　盆部构成躯干下部，以盆部为支架，与位于后方的骶、尾骨同位于两侧和前方的左、右髋骨，借助左、右骶髂关节和耻骨联合与骶尾联合及一些韧带互相连接而构。骨盆具有保护内脏、承受并传导重力等作用。在女性则构成骨性产道（图 8-1）。

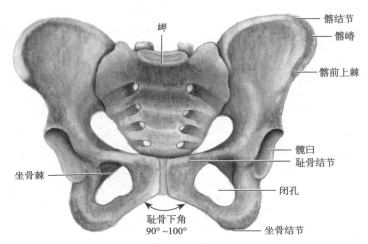

图 8-1　女性骨盆

　　1. 骨盆的分部　骨盆借骶骨岬、髂骨弓状线、耻骨梳和耻骨结节连续而成的环形线为界线，分为两部分。界线以上的骶骨翼和髂骨翼参与腹后壁的构成，由于它形状大且缺乏骨性前壁，故名大骨盆或假骨盆；界线以下向后下方伸延的部分骶骨、尾骨、耻骨、坐骨及髂骨的余部围成具有四壁的骨性腔，称为小骨盆或真骨盆。小骨盆是盆腔的骨性基础，其内外表面为肌和筋膜覆盖，下方为盆膈和尿生殖膈封闭，腔内容纳泌尿、生殖和消化等器官，这些器官的末端均有管道穿过盆膈。

　　2. 与重力传导有关的几个弓　当人体处于立位时，重力从骶骨上份经骶髂关节和髋关节传往下肢，因而从骶骨上份沿骶髂关节至髋臼的骨质变得粗厚，称为股骶弓；当坐位时，重力从骶骨上份经骶髂关节传向坐骨结节，因而重力所经过的骨质也较粗厚，称为坐骶弓；另外两侧的耻骨支和坐骨支形成左、右约束弓，对于维持骨盆外形并缓冲股骶弓和坐骶弓的重力传导有重要的作用。

3. 骨盆的表面解剖

（1）**髂嵴**　髂嵴在皮下可触及髂嵴的全长，两侧髂嵴最高点的连线越经第 4 腰椎棘突，是进行腰穿的重要标志。

（2）**髂前上棘和髂后上棘**　髂嵴前端的骨性突起为髂前上棘；后端的骨性突起为髂后上棘，从外表看，后者位于臀部内上方的一个浅凹的深面，约与第 2 骶椎棘突平面相当，蛛网膜下腔即终止于平面的上方。

（3）**耻骨联合**　耻骨联合可在腹前壁下份中点扪及，其外侧的骨突是耻骨结节，是腹股沟韧带的附着处，耻骨联合与耻骨结节之间的锐缘为耻骨嵴。

（4）**骶骨棘突**　骶骨棘突在背中线彼此融合成骶正中嵴，可在臀裂的上方，自上而下扪及；骶后孔位于该嵴外侧，可作为骶后孔穿刺的标志。

（5）**尾骨尖**　尾骨尖位于臀裂内肛门后方 2~5cm 处。从尾骨尖向上 5cm 可扪及骶管裂孔，为硬膜外腔的终止平面，经此孔穿刺可进行骶尾神经阻滞麻醉，这是肛周或会阴部手术时常选用的一种麻醉部位。

（6）**坐骨结节**　坐骨结节位于臀部肛裂的两侧，是测量骨盆下口的重要标志。

4. 骨盆的性别差异　出生时两性骨盆的差异不很明显，其外形与成年猿相似，即骨盆长而窄，呈漏斗形。约在青春期后才逐渐显现出性别差异。一般来说，男性骨盆的骨质较为粗厚，骨性标志较为明显，外形窄而长；女性骨盆则较为薄弱、光滑，外形宽而短；女性的髂骨翼宽而浅，男性的窄而深；女性的坐骨大切迹较为宽大，男性的较为窄小；女性骨盆入口多为横向的卵圆形；男性多为心形。女性骨盆盆腔呈上下径短的圆桶形，容积较大；男性的呈上下径长的漏斗形，容积较小。女性骨盆出口大于男性。女性骨盆耻骨下角呈 90°~100°的钝角；男性为 70°~75°的锐角。

二、盆壁的肌

盆壁的肌包括闭孔内肌、梨状肌、肛提肌和尾骨肌 4 对。前两对肌参与盆侧壁的构成，并分别穿经坐骨小孔和坐骨大孔出盆，参与髋关节外旋肌组的组成；后两对肌构成盆底，封闭骨盆下口。两侧的肛提肌形似"V"形漏斗状，其上面形成固有盆腔的底；下面构成两侧坐骨直肠窝的内侧壁（图 8-2，图 8-3）。

（一）闭孔内肌

闭孔内肌为较厚的扇形肌，起自闭孔盆面周围的骨面和闭孔膜，肌束向后集中成腱，绕过坐骨小切迹（穿过坐骨小孔）达臀部，越过髋关节后方，止于大转子内侧面的股骨转子窝。该肌的盆面构成盆腔外侧壁；会阴面构成坐骨直肠窝的外侧壁；其作用是使髋关节外旋，并协助固定股骨头于髋臼。该肌接受骶丛的分支支配，神经经过坐骨小孔分布于该肌。

（二）梨状肌

梨状肌呈梨形，起自第 2~4 节骶椎前面骶前孔的外侧和骶结节韧带，肌束经坐骨大孔出盆。绕过股骨头后方，止于转子窝。它既是盆外侧壁肌，也是臀区诸结构中的"标志肌"。其作用是在伸股时外旋髋关节，屈股时外展髋关节并协助固定股骨头于髋臼。接受第 1~2 骶神经腹侧支支配，神经从肌的盆面分布于该肌。

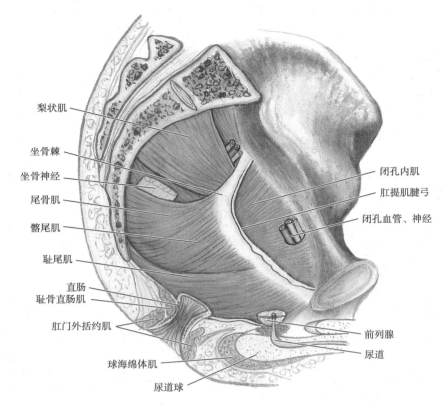

梨状肌
坐骨棘
坐骨神经
尾骨肌
髂尾肌
耻尾肌
直肠
耻骨直肠肌
肛门外括约肌
球海绵体肌
尿道球

闭孔内肌
肛提肌腱弓
闭孔血管、神经

前列腺
尿道

图 8-2　盆壁肌

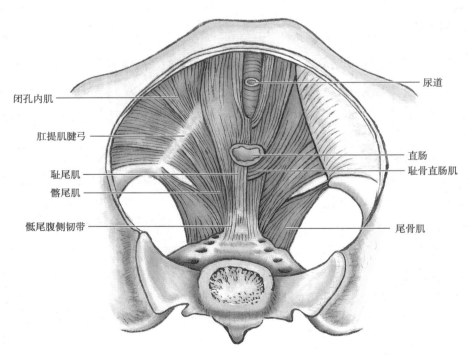

闭孔内肌
肛提肌腱弓
耻尾肌
髂尾肌
骶尾腹侧韧带

尿道

直肠
耻骨直肠肌

尾骨肌

图 8-3　盆底肌（下面观）

（三）肛提肌

肛提肌是盆膈的主要成分，为了叙述方便，通常将该肌分为 3 部分，从后外向前内依次为髂尾肌、耻骨直肠肌和耻尾肌。

1. **髂尾肌**　髂尾肌是肛提肌后份宽而薄的部分，其发育程度因人而异，有时该肌大部分纤维化变成半透明的薄膜状。该肌起自坐骨棘盆面和肛提肌腱弓。Thompson 认为闭孔筋膜内层实为肛提肌腱膜的退化部分，故提出肛提肌的起点应包括闭孔筋膜所附着的髋骨弓状线。该线是髂筋膜与闭孔筋膜的分界线。肛提肌腱弓张于坐骨棘与耻骨体后面之间，通常认为髂尾肌起自腱弓的全长，但 Curtis 等认为只起自腱弓的后半。髂尾肌纤维行向内、下、后，后份的纤维止于尾骨外侧缘和尖，前份的纤维止尾骨尖与肛门之间的中线上，与对侧的纤维交织成肛尾韧带。

2. **耻骨直肠肌**　耻骨直肠肌是肛提肌中最为粗厚强大的部分，起自耻骨体后面的下份和尿生殖膈上筋膜，行向背侧与对侧的肌纤维交织并参与肛尾韧带的组成。在肛尾韧带的前下方，两侧的耻骨直肠肌绕过直肠与肛管的后方，形成较为发达的"U"形吊带。当该肌收缩时，可减小直肠与肛管向后开放角度，起到意志性地阻止粪块从直肠进入肛管的作用，以延缓排便的时间。它的这一功能，也减轻了肛门外括约肌的负担。

3. **耻尾肌**　耻尾肌是肛提肌中最为前内侧的部分，其在耻骨体后面的起点高于耻骨直肠肌的平面，向后延及闭膜管。Curtis 认为该肌还起自盆筋膜腱弓的前份。两侧尾肌内侧份的纤维几乎平行地行向背侧，它们与耻骨联合下缘之间有一窄隙，为尿道与阴茎（蒂）背静脉穿过；两侧耻尾肌的内侧份承托前列腺并环绕尿道（在女性则环绕阴道），这一对肌束又称前列腺提肌（男）或耻骨阴道肌（女），过去曾把耻骨阴道肌称为阴道括约肌。耻尾肌内侧份的肌束行向中线，止于肛门前方的中心腱。耻尾肌外侧份的肌束行向内后，包绕直肠和肛管，并与直肠的纵肌相融合；两侧的肌纤维在肛门后方加入肛尾韧带并附着于尾骨。

肛提肌的神经支配有两个来源：第 3~4 骶神经腹侧支发出的细支从盆面分布于该肌。另外，从阴部神经（骶 2~4）来的一支神经，主要分布于耻骨直肠肌。发育不良的肛提肌，可能发生较为罕见的会阴疝。

（四）尾骨肌

尾骨肌是位于髂尾肌后方的三角形肌，它构成盆膈后方的一小部分，肌的后外侧面与骶棘韧带融合，有人认为该韧带为尾骨肌的退化部分。尾骨肌起自坐骨棘的盆面和骶棘韧带，呈扇形扩展，止于第 5 骶椎和尾椎外侧缘。尾骨肌收缩时，可使尾骨向前外侧运动；若两侧肌同时收缩，则可使尾骨向前移动。由于骶尾关节在中年以后常常骨化成不动关节，故尾骨肌也因而失去运动关节的作用。第 3~4 骶神经腹侧支发出 1~2 细支经尾骨肌的盆面分布于该肌。穿经盆壁与盆底的疝极为罕见，经闭孔管疝出者称为闭孔疝，疝出的内容物多为腹膜外脂肪，有时可为膀胱，但最有临床意义的是小肠从闭孔管疝出且发生绞窄者。

肛提肌与尾骨肌共同构成盆底，对盆腔和腹腔的内脏具有承托和支持作用，当盆底肌、腹壁肌与膈共同收缩时，则使腹压升高，这在用力呼吸、咳嗽、呕吐、排便、分娩及上肢用力做功（如上举重物）等活动中，均起到重要的作用。

三、盆筋膜

盆筋膜是腹内筋膜的一部分，遮被于盆壁肌的表面，并返折至盆内脏器和血管神经束的周围，形成它们的鞘、囊或韧带。因此，盆筋膜对盆内脏器有保护和支持作用。

盆筋膜在骨盆缘附着于骨膜，因而与腹横筋膜、髂筋膜无直接连续。因此，腹横筋膜浅层的腹壁或髂筋膜鞘内的感染或渗出液体，不会直接进入盆腔。但是，腹壁的腹膜外组织则可循血管神经束延伸入盆腔，并与盆内的相应组织延续。盆内的腹膜外组织在盆腹膜与盆底之间，广泛地充填于盆内脏器之间，形成许多间隙，为盆内中空脏器的充盈提供了缓冲的余地，也为炎症或渗出液传播埋下隐患。

由于盆筋膜和盆内腹膜外组织皆起源于中胚层的间充质，故可以把凝结于盆内脏器表面及血管神经束周围的腹膜外组织视为盆筋膜的脏层；把覆盖于盆壁肌和盆膈肌表面的筋膜称为盆筋膜壁层。它们之间是互相续连的。盆筋膜的疏松与致密程度因器官而异，具有收缩与扩张功能的器官，其筋膜常较疏松，如膀胱、子宫和直肠；无扩张与收缩力的器官，则较为致密，如前列腺等。为了叙述方便，可将盆筋膜区分为盆壁与盆膈的筋膜；盆内脏器的筋膜及血管神经鞘或韧带3部分。

（一）盆壁与盆膈的筋膜

盆壁与盆膈的筋膜是指遮被于盆壁肌和盆底肌的筋膜，除闭孔内肌筋膜上份因负有肛提肌起点的使命而较为坚韧以外，其余覆盖于梨状肌、肛提肌和尾骨肌的筋膜较为薄弱。

梨状肌的筋膜形成肌鞘，并随肌延伸至臀部。闭孔内肌的筋膜附着于髋骨弓状线和闭孔缘，其上份较厚，由彼此融合的两层构成，外层较薄，覆盖于闭孔内肌的盆面；内层较厚，为退化的肛提腱膜。这两层膜在肛提肌纤维附着处增厚，称为肛提肌腱弓。肛提肌腱弓张于耻骨体背侧面与坐骨棘之间。从腱弓再分裂成3层，内侧的两层分别包被于肛提肌的上、下面，形成盆膈上、下筋膜；外侧的一层形成覆盖于闭孔内肌下份的筋膜，它与盆膈下筋膜共同构成坐骨直肠窝的外侧壁和内侧壁，在坐骨直肠窝顶处，两者互相续连。闭孔内肌筋膜在闭孔管处随闭孔神经血管束离开盆腔并伸向股部，偶尔可出现闭孔疝，疝出物大多为腹膜外脂肪。

（二）盆内脏器的筋膜

盆膈上筋膜的内侧份向上返折，分别形成包绕于盆内脏器的筋膜。在中空内脏的分布趋势是自上向下逐渐变薄。覆盖于直肠和阴道壁的筋膜，简单地以管状袖套的方式形成它们的鞘，向上延伸至腹膜下平面，并与各该器官的浆膜下组织续连。包绕于膀胱的筋膜，形成膀胱的被囊，适应于膀胱的扩张与收缩，其上面的筋膜极为薄弱疏松。膀胱筋膜向下与包绕前列腺的筋膜续连。前列腺的筋膜较厚且致密，称为前列腺鞘。

在男性，介于膀胱与直肠之间有一含平滑肌的筋膜膈，称为直肠膀胱膈。此膈张于腹膜下平面（直肠膀胱陷凹底）与盆膈上筋膜之间，两侧与盆壁的筋膜续连。因此，直肠膀胱膈将盆腔的腹膜下间隙分隔为前后二部。由于此膈前方紧贴精囊腺和输精管，故在进行直肠手术时切勿损伤位于膈前的器官。在女性，与之相对应的是直肠阴道隔。

（三）血管神经鞘或韧带

对于盆内筋膜所形成韧带是一个富有争议的问题，Berles与Rubin认为过去所说的一些韧带实为众多的以静脉为主体的血管壁和凝结于血管或神经周围的疏松结缔组织膜，并非真正致密的结缔组织纤维束。但迄今仍沿用旧有习惯，把血管、神经和包绕于它们周围的筋膜鞘称为韧带（如直肠悬韧带、子宫骶韧带）。

1. **直肠悬韧带**　直肠悬韧带是位于骶骨和尾骨前面的腹膜外结缔组织束，向前下与直肠后鞘及盆膈上筋膜续延，有固定直肠的作用。韧带的深面有盆神经丛及骶前静脉丛。经会阴入路进行直肠切除术时，必须切断此韧带方能进入盆膈上间隙。为了防止损伤盆神经丛和骶前静脉丛，宜贴近直肠筋膜鞘的后壁钝性分离并切断此韧带。否则，可能因损伤盆神经丛而引起尿潴留，或损伤骶前静脉丛，导致难以控制的大出血。

直肠悬韧带的结缔组织与位于骶骨外侧、包绕于骶神经丛和髂内血管及其分支周围的结缔组织相续连。后者从坐骨棘向下延伸至耻骨体后面，并与盆膈上筋膜相融合，此融合且增厚的盆膈上筋膜，称为盆筋膜腱弓，其略低于肛提肌腱弓。盆筋膜腱弓分布于直肠、子宫、阴道上份，膀胱及前列腺的血管神经鞘，自后向前依次从盆筋膜腱弓发出，另一端则与神经血管所分布的有关脏器的筋膜鞘相续连。

2. **直肠外侧韧带**　直肠外侧韧带约在第 3 骶椎平面，从盆后外侧的盆筋膜腱弓发出，向内侧与直肠外侧壁的筋膜相续连。韧带内含有盆丛的直肠支与直肠中动脉和静脉。

3. **子宫骶韧带**　子宫骶韧带起自第 2~4 骶前孔区的骨面，向前绕过直肠外侧，止于子宫颈和阴道上份的外侧壁并与盆膈上筋膜相融合。其内含有平滑肌束与子宫动脉。该韧带所顶起的腹膜壁，称为子宫骶皱襞，形成子宫陷窝的外侧界。

子宫底韧带牵引子宫颈向后靠近直肠，因而对维持子宫前倾是一个重要因素。当出现子宫后倾时，可借助手术折叠此韧带以恢复子宫前倾位。

4. **子宫颈外侧韧带（子宫主韧带）**　子宫颈外侧韧带位于子宫阔韧带基部深面，由连接于盆筋膜腱弓同子宫颈与阴道上端之间的结缔组织及其网的阴道静脉丛、子宫静脉丛、子宫动脉及神经构成。输尿管的末端也行于其中，韧带的上方与子宫阔韧带内的腹膜外组织续连。子宫颈外侧韧带是固定子宫的重要结构。

5. **膀胱外侧真韧带**　膀胱外侧真韧带是从盆筋膜腱弓前份伸向膀胱后外侧壁的结缔组织，其内含有分布于膀胱的血管、神经及输尿管的末段。在男性，其内尚含有输精管的末段。此韧带的浅层将腹膜顶起，形成骶生殖皱襞。此皱襞从盆侧壁连于膀胱的后外侧，形成子宫膀胱陷凹（女）或直肠膀胱陷凹（男）的外侧界。

6. **耻骨前列腺韧带（女性为耻骨膀胱韧带）**　该韧带为盆筋膜腱弓前端的延伸部分，由坚韧的结缔组织束构成。从解剖学的观点看，它是盆筋膜形成的唯一名副其实的韧带。此韧带可分为内、外两部分：内侧部较为坚韧，几乎是前、后向排列，附着于前列腺鞘（男）或膀胱颈（女）与耻骨体后面下份之间，两侧同名韧带与耻骨联合下缘之间留有一窄隙，为阴茎（蒂）背静脉穿过；韧带的外侧部较为薄弱，从盆筋膜腱弓向内侧附着于前列腺鞘（男）或膀胱前外侧壁。该韧带对膀胱起固定作用。

四、盆筋膜间隙

盆内的腹膜外组织在腹膜下平面与盆膈之间形成一些间隙。间隙的存在有利于中空器官的扩张，也是感染和渗出液储蓄、扩散的空间。

（一）膀胱前间隙

膀胱前间隙是一个富含脂肪、疏松结缔组织和静脉丛的间隙。位于脐膀胱前筋膜与腹横筋膜之间。脐膀胱前筋膜是张于两侧脐内侧韧带之间和脐膀胱筋膜（包裹膀胱的筋膜）前方的一薄层结缔组织膜，向下在耻骨联合的后方和下缘附着于耻骨前列腺韧带（或耻骨膀胱韧带），向两侧与髂内血管分支附近的盆筋膜相融合。

膀胱前间隙呈"U"形，"U"形的联合部位于耻骨联合与膀胱下外侧面之间；"U"形的双臂沿膀胱的两侧向后伸向膀胱外侧直韧带上方；上界为腹膜壁层与脏层在膀胱上面的返折线；下界为耻骨前列腺韧带或耻骨膀胱韧带；两侧界为脐内侧韧带在盆壁的附着处。此间隙向上，可在两侧脐内侧韧带之间伸向脐平面，因而膀胱前间隙的一部分位于腹前壁。

耻骨骨折引起的血肿，膀胱壁或尿道前列腺部破裂后的尿渗出，均可积蓄于此间隙内。临床处理时，可在耻骨联合上方做腹前壁正中切口，切开腹横筋膜后可在此间隙内进行引流。在进行剖腹产手术时，可采用上述切口，但切开腹横筋膜和脐膀胱前筋膜以后，必须再向上后推开腹膜，才能显示子宫的下份，然后剖开子宫并取出胎儿。

（二）骨盆直肠间隙

骨盆直肠间隙是指腹膜下平面与盆底之间，环绕于直肠周围的蜂窝组织间隙。可借直肠外侧韧带将此间隙分为前外侧部和后部。

1. 前外侧部　该部上界为腹膜下平面；下界为盆底；前界为直肠膀胱膈（男）或直肠阴道隔（女）；后界为直肠外侧韧带；两侧界为盆外侧壁。此间隙若有脓肿，可破溃入直肠、肛管，也可穿破前界的隔膜进入膀胱或阴道。反之，直肠膀胱膈（或直肠阴道隔）前方的感染也可传向膈后的器官。此区的脓肿常常是全身感染症状显著而局部无特殊感觉，若能早期进行指诊，则可较易确诊。

2. 后部　该部又名直肠后间隙，其上、下界与前者相同，前界为直肠外侧韧带，后界为骶骨和尾骨。此间隙向上与腹膜后间隙相通。在进行肾造影时，可注射空气于此间隙内，借助气体可以向上弥散入腹膜后间隙的特点，使肾的显影更为清晰。直肠后间隙与腹膜后间隙内的感染可以互为传播。由于重力关系，脓液往往积蓄于直肠后间隙内，此刻患者肛门有坠胀感，骶尾区有钝痛并放射至下肢。进行直肠指诊时，直肠后壁可有压痛和波动感。

五、盆部的血管、淋巴和神经

（一）盆部的血管

1. 动脉（图 8-4）

（1）髂总动脉　髂总动脉平第 4 腰椎下缘的左前方，腹主动脉分为左、右髂总动脉。髂总动脉沿腰大肌内侧斜向外下，至骶髂关节前方又分成髂内、外动脉。左髂总动脉的内后方有左髂总静脉伴行，右髂总动脉的后方与第 4、5 腰椎体之间有左、右髂总静脉的末段和下腔静脉起始段。

（2）髂外动脉　髂外动脉沿腰大肌内侧缘下行，穿血管腔隙至股部。在男性，髂外动脉外侧有睾丸血管和生殖股神经与之伴行，其末段前方有输精管越过。在女性，髂外动脉起始部的前方有卵巢血管越过，其末段的前上方有子宫圆韧带斜向越过。近腹股沟韧带处，髂外动脉发出腹壁下动脉和旋髂深动脉，后者向外上方贴髂窝走行，分布于髂肌和髂骨。

髂总动脉和髂外动脉的投影：自脐左下方 2cm 处至髂前上棘与耻骨联合连线中点间的连线，此线的上 1/3 段为髂总动脉的投影，下 2/3 段为髂外动脉的投影。

（3）髂内动脉　髂内动脉为一短干，长约 4cm，分出后斜向内下进入盆腔。其前方有输尿

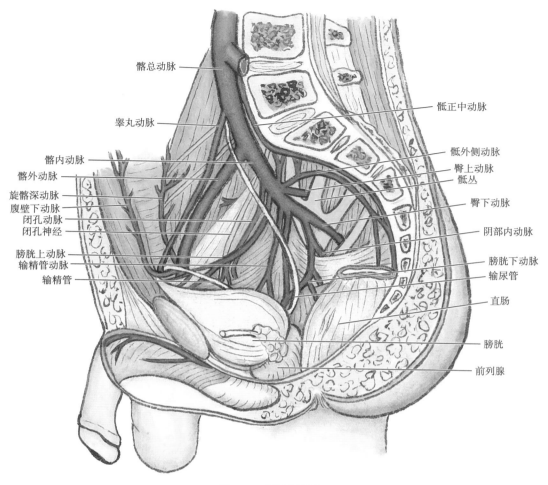

图 8-4 盆腔内动脉

管，后方邻近腰骶干，髂内静脉和闭孔神经行于其内侧。主干行至坐骨大孔上缘处一般分为前、后两干，前干分支多至脏器，后干分支多至盆壁。按其分布，它的分支可分为壁支和脏支。

1）壁支：髂腰动脉发自后干，向后外方斜行，分布于髂腰肌和腰方肌等。骶外侧动脉发自后干，沿骶前孔内侧下行，分布于梨状肌、尾骨肌和肛提肌等。臀上动脉为后干的延续，向下穿梨状肌上孔至臀部。臀下动脉为前干的终末支，向下穿梨状肌下孔至臀部。闭孔动脉发自前干，沿盆侧壁经闭膜管至股部。

2）脏支：主要有膀胱上、下动脉，子宫动脉、直肠下动脉及阴部内动脉等，各动脉的行程与分布，将在盆内脏器及会阴部分叙述。

2. **静脉** 髂内静脉由盆部的静脉在坐骨大孔的稍上方汇聚而成，在骨盆缘、骶髂关节前方与髂外静脉汇合成髂总静脉。髂内静脉的属支较多，可分为脏支和壁支。壁支的臀上、下静脉和闭孔静脉均起自骨盆外，骶外侧静脉位于骶骨前面，它们与同名动脉伴行。脏支起自盆内脏器周围的静脉丛，包括膀胱静脉丛、直肠静脉丛，以及男性前列腺静脉丛，女性的子宫静脉丛和阴道静脉丛。它们分别环绕在相应器官的周围，并各自汇合成干，注入髂内静脉。女性卵巢和输卵管附近的卵巢静脉丛汇集为卵巢静脉，伴随同名动脉上行注入左肾静脉和下腔静脉（图 8-5）。

直肠静脉丛可分为内、外两部分，直肠内静脉丛位于直肠和肛管黏膜上皮的深面，直肠外

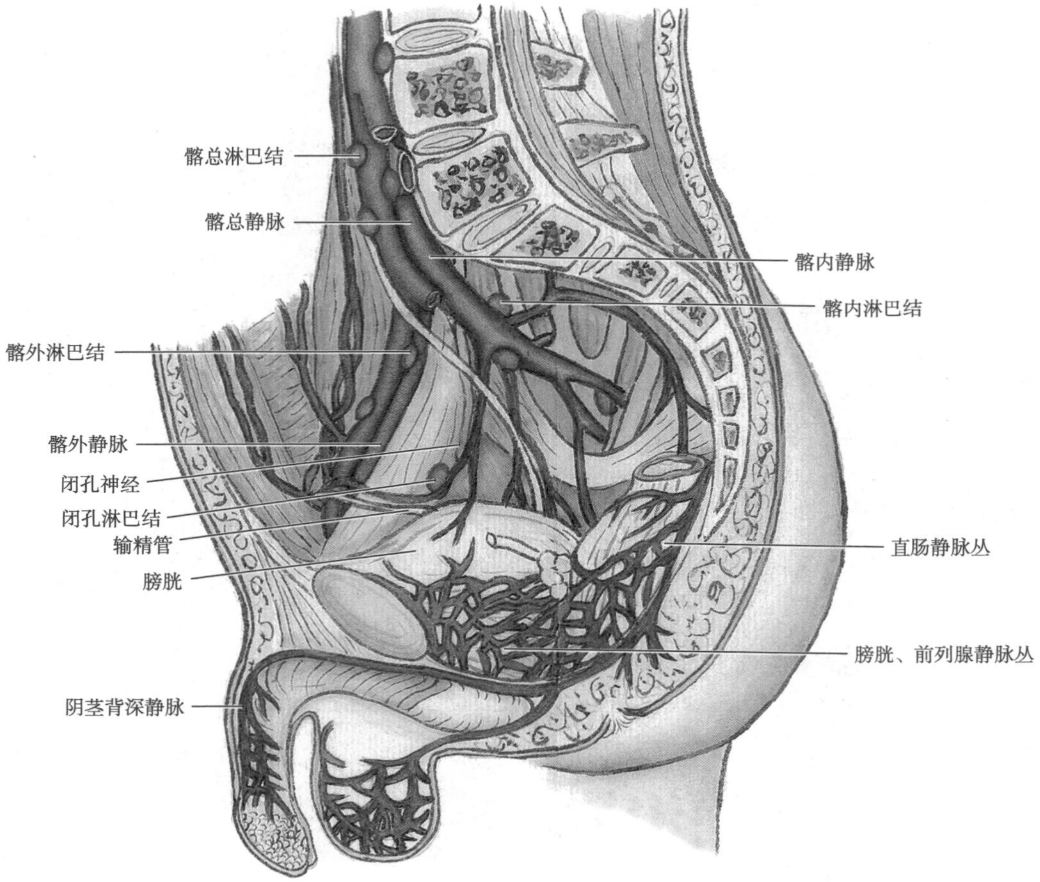

图 8-5 盆腔的静脉与淋巴结

静脉丛位于肌层的外面，两丛之间有广泛的吻合。直肠内静脉丛主要汇入直肠上静脉，经肠系膜下静脉注入门静脉。直肠外静脉丛向下经直肠下静脉和肛静脉回流入髂内静脉，这样建立了门静脉系和腔静脉系之间的交通。

盆腔内静脉丛腔内无瓣膜，各丛之间的吻合丰富，可自由交通，有利于血液的回流。

（二）淋巴和神经

1. **淋巴**（图 8-5） 盆腔内淋巴结一般沿血管排列，主要的淋巴结群有以下 3 组。

（1）髂外淋巴结 沿髂外动脉排列，收纳腹股沟浅、深淋巴结的输出管，以及下肢和腹前壁下部、膀胱、前列腺和子宫等部分盆内脏器的淋巴。

（2）髂内淋巴结 沿髂内动脉及其分支排列，收纳盆内所有脏器、会阴深部、臀部和股后部的淋巴。位于髂内、外动脉间的闭孔淋巴结还收纳子宫体下部及宫颈的淋巴。患宫颈癌时，该淋巴结累及较早。

（3）骶淋巴结 沿骶正中和骶外侧动脉排列，收纳盆后壁、直肠、子宫颈和前列腺的淋巴。

上述 3 组淋巴结的输出管注入沿髂总动脉排列的髂总淋巴结，它的输出管注入左、右腰淋巴结。

2. **神经** 盆部的骶丛由腰骶干、第 1~4 骶神经前支组成，位于梨状肌前面，其分支经梨状肌上、下孔出盆，分布于臀部、会阴及下肢（图 8-6）。盆部的内脏神经有：

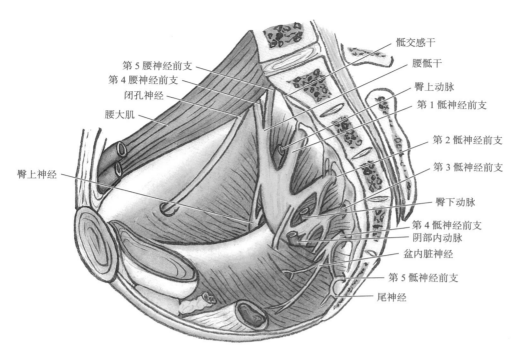

图 8-6　骶丛和尾丛

（1）骶交感干　其由腰交感干延续而来，沿骶前孔内侧下降。至尾骨前方，两侧骶交感干连接在单一的奇神经节上，该节又称尾神经节。

（2）上腹下丛　上腹下丛又称骶前神经，由腹主动脉丛经第 5 腰椎体前面下降而来。此丛发出左、右腹下神经行至第 3 骶椎高度，与同侧的盆内脏神经和骶交感节的节后纤维共同组成左、右下腹下丛，又称盆丛。该丛位于直肠、精囊和前列腺（女性为子宫颈和阴道穹）的两侧，膀胱的后方。其纤维随髂内动脉的分支分别形成膀胱丛、前列腺丛、子宫阴道丛和直肠丛等，分布于盆内脏器。

（3）**盆内脏神经**　盆内脏神经又称**盆神经**（图 8-7），较细小，共 3 支，由第 2~4 骶神经前支中的副交感神经节前纤维组成。此神经加入盆丛，与交感神经纤维一起走行至盆内脏器，在脏器附近或壁内的副交感神经节交换神经元，节后纤维分布于结肠左曲以下的消化管、盆内脏器及外阴等。

六、盆腔脏器

（一）盆腔脏器的位置安排

盆腔主要容纳泌尿生殖器和消化管的末段。膀胱位于盆腔的前下部，在耻骨联合的后方，男性膀胱与盆底之间还有前列腺。直肠在正中线上，沿骶骨、尾骨的凹面下降，穿盆膈与肛管相延续。膀胱与直肠之间有生殖器官和输尿管。男性生殖器官所占范围小，有两侧的输精管壶腹、精囊、射精管。女性的生殖器官所占范围大，正中线上有子宫和阴道上部，两侧有子宫阔韧带包裹的卵巢和输卵管。

（二）盆腔脏器与腹膜的关系

1. **男性**　壁腹膜自腹前壁下降进入男性盆腔后，先覆盖膀胱上面，在膀胱上面与膀胱底

NOTE

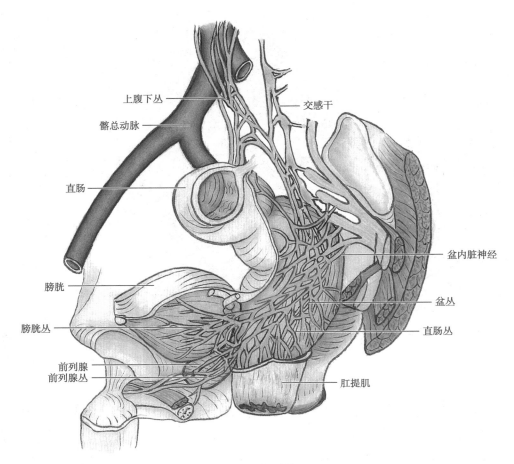

图 8-7　盆部的内脏神经

交界处下降，覆盖膀胱底、精囊和输精管的上份；然后在直肠中、下 1/3 交界处转向上，覆盖直肠中 1/3 段的前方；继续上升到达直肠上 1/3 段时，腹膜还覆盖直肠的两侧。腹膜的升降在膀胱与直肠之间形成直肠膀胱陷凹。陷凹的两侧壁各有一隆起、近矢状位的腹膜皱襞，绕直肠两侧到达骶骨前面，称为直肠膀胱襞。膀胱上面的腹膜向两侧延伸，继而移行于盆侧壁的腹膜，在膀胱两侧形成膀胱旁窝，窝的外侧界有一高起的腹膜皱襞，内有输精管。该窝的大小取决于膀胱的充盈程度。

2. **女性**　女性盆腔内腹膜配布的不同点在于，膀胱上面的腹膜在膀胱上面后缘处返折至子宫，先后覆盖子宫体前面、子宫底、子宫体后面，达阴道后穹窿和阴道上部后面，继而转向后上到直肠中 1/3 段前面。在膀胱和子宫之间有膀胱子宫陷凹，而在直肠与子宫之间有直肠子宫陷凹。覆盖子宫体前、后面的腹膜在子宫体两侧汇集成子宫阔韧带，韧带包裹输卵管、子宫圆韧带等结构，并向两侧延伸与盆侧壁的壁腹膜相移行。卵巢借卵巢系膜与子宫阔韧带后层相连，卵巢上端借卵巢悬韧带与髂总血管分叉处的壁腹膜相连。直肠子宫陷凹两侧的腹膜皱襞称为直肠子宫襞，相当于男性的直肠膀胱襞。

（三）直肠

1. **位置与形态**　直肠位于盆腔后部，上于第 3 骶椎平面接乙状结肠，向下穿盆膈延续为肛管。直肠在矢状面上有两个弯曲，上部的弯曲与骶骨的曲度一致，称骶曲；下部绕尾骨尖时形成凸向前的会阴曲。在冠状面上，直肠还有 3 个侧曲，从上到下依次凸向右、左、右。直肠的上、下两端处于正中平面上。直肠腔内一般有 3 条由黏膜和环行平滑肌形成的半月形横向皱襞，称直肠横襞。横襞的位置与 3 个侧曲相对，上、中、下直肠横襞分别距肛门约 13cm、11cm 和 8cm。在进行直肠或乙状结肠镜检查时，应注意直肠弯曲、横襞的位置和方向，缓慢推进，以免损伤肠壁。

2. **毗邻** 直肠后面借疏松结缔组织与骶骨、尾骨和梨状肌邻接，在疏松结缔组织内有骶正中血管、骶外侧血管、骶静脉丛、骶丛、骶交感干和奇神经节等。直肠两侧的上部为腹膜腔的直肠旁窝，两侧下部与盆丛、直肠上血管、直肠下血管及肛提肌等邻贴。

男性和女性直肠前方的毗邻关系有很大的差别。在男性，腹膜返折线以上的直肠膀胱陷凹与膀胱底上部和精囊相邻，返折线以下的直肠借直肠膀胱膈与膀胱底下部、前列腺、精囊、输精管壶腹及输尿管盆部相邻。在女性，腹膜返折线以上的直肠子宫陷凹与子宫及阴道穹后部相邻，返折线以下的直肠借直肠阴道隔与阴道后壁相邻。

男性和女性的直肠与盆腔内结构有密切的毗邻关系，而这些盆腔内结构又在体表扪不到，故临床上常采用直肠指检的方法帮助诊断。例如，直肠膀胱陷凹或直肠子宫陷凹内有液体聚集，还可穿刺或切开直肠前壁进行引流。

3. **血管、淋巴和神经** 直肠由直肠上、下动脉及骶正中动脉分布，彼此间有吻合（图 8-8）。直肠上动脉为肠系膜下动脉的直接延续，行于乙状结肠系膜根内，经骶骨岬左前方下降至第 3 骶椎高度分为左、右两支，由直肠后面绕至两侧下行，分布于直肠。直肠下动脉多起自

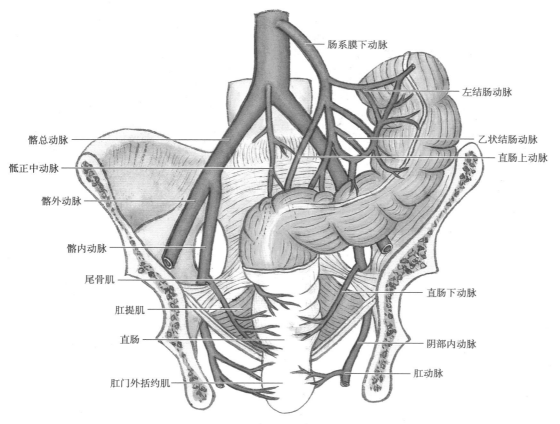

图 8-8 直肠和肛管的动脉

髂内动脉前干，行向内下，分布于直肠下部骶正中动脉发出小支经直肠后面分布于直肠后壁。上述各动脉均有同名静脉伴行。直肠肌壁外有直肠旁淋巴结，它上份的输出管沿直肠上血管至直肠上淋巴结、肠系膜下淋巴结；下份的输出管向两侧沿直肠下血管注入髂内淋巴结；部分输出管向后注入骶淋巴结；还有部分输出管穿过肛提肌至坐骨直肠窝，随肛血管、阴部内血管至髂内淋巴结。淋巴道是直肠癌主要的扩散途径，手术要求彻底清除。

支配直肠的交感神经来自肠系膜下丛和盆丛，副交感神经来自盆内脏神经，它们随直肠上、下血管到达直肠。

（四）膀胱

1. **位置与毗邻**　膀胱空虚时呈三棱锥体状，位于盆腔前部，其上界约与骨盆上口相当。膀胱尖朝向前上，与腹壁内的脐正中韧带相连。膀胱底为三角形，朝向后下。男性膀胱底上部借直肠膀胱陷凹与直肠相邻，下部与精囊和输精管壶腹相贴。女性的膀胱底与子宫颈和阴道前壁直接相贴。男性膀胱与前列腺接触的部分为膀胱颈，女性膀胱颈与尿生殖膈相邻。膀胱尖与膀胱底之间的部分为膀胱体，其上面有腹膜覆盖，下外侧面紧贴膀胱前间隙内的疏松结缔组织，以及肛提肌和闭孔内肌。

膀胱充盈时呈卵圆形，膀胱尖上升至耻骨联合以上，这时腹前壁折向膀胱的腹膜也随之上移，膀胱的下外侧面直接与腹前壁相贴。临床上常利用这种解剖关系，在耻骨联合上缘之上进行膀胱穿刺或做手术切口，避免伤及腹膜（图 8-9）。儿童的膀胱位置较高，上界超过骨盆上口，位于腹腔内，6 岁左右才逐渐降至盆腔内。

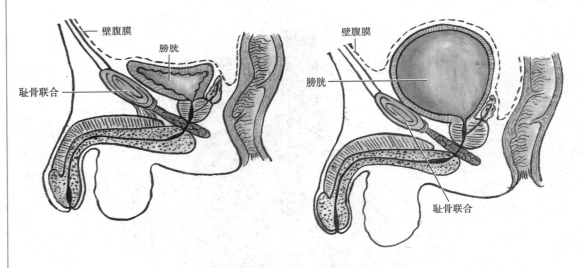

壁腹膜　膀胱　耻骨联合

壁腹膜　膀胱　耻骨联合

图 8-9　膀胱的形态与位置变化

2. **血管、淋巴和神经**　膀胱上动脉起自髂内动脉的脐动脉，向下走行，分布于膀胱上、中部。膀胱下动脉起自髂内动脉前干，沿盆侧壁行向下，分布于膀胱下部、精囊、前列腺及输尿管盆部等。膀胱的静脉在膀胱下部的周围形成膀胱静脉丛，最后汇集成与动脉同名的静脉，再汇入髂内静脉。

膀胱的淋巴管多注入髂外淋巴结，亦有少数膀胱的淋巴管注入髂内淋巴结和髂总淋巴结。膀胱的交感神经来自胸 11、12 和腰 1、2 脊髓节段，经盆丛随血管分布至膀胱，使膀胱平滑肌松弛、尿道内括约肌收缩而储尿。副交感神经来自骶 2~4 脊髓节段，经盆内脏神经到达膀胱，支配膀胱逼尿肌，是与排尿有关的主要神经。膀胱排尿反射的传入纤维也通过盆内脏神经传入。

（五）输尿管盆部与壁内部

1. 盆部 左、右输尿管腹部在骨盆上口处分别越过左髂总动脉末段和右髂外动脉起始部的前面进入盆腔，与输尿管盆部相延续。

输尿管盆部位于盆侧壁的腹膜下，行经髂内血管、腰骶干和骶髂关节前方，向后下走行，继而经过脐动脉起始段和闭孔血管、神经的内侧，在坐骨棘平面，转向前内穿入膀胱底的外上角。男性输尿管盆部到达膀胱外上角之前有输精管在其前上方由外侧向内侧越过，然后输尿管经输精管壶腹与精囊之间到达膀胱底。女性输尿管盆部位于卵巢的后下方，在经子宫阔韧带基底部至子宫颈外侧约2cm处（适对阴道穹侧部的上外方）时，有子宫动脉从前上方跨过，恰似"水在桥下流"。施行子宫切除术结扎子宫动脉时，慎勿损伤输尿管。输尿管盆部的血液供应有不同的来源，接近膀胱处来自膀胱下动脉的分支，在女性也有子宫动脉的分支分布。

2. 壁内部 输尿管行至膀胱底外上角处，向内下斜穿膀胱壁，开口于膀胱三角的输尿管口。此段长约1.5cm，即壁内部，是输尿管最狭窄处，也是常见的结石滞留部位。膀胱充盈时，压迫输尿管壁内部，可阻止膀胱内的尿液向输尿管逆流。

（六）前列腺

1. 位置与毗邻 前列腺位于膀胱颈和尿生殖膈之间。前列腺底上接膀胱颈，前列腺尖的两侧有前列腺提肌绕过。前列腺体的前面有耻骨前列腺韧带，连接前列腺鞘与耻骨盆面；后面借直肠膀胱隔与直肠壶腹相邻。直肠指检时，向前可扪及前列腺（图8-10）。

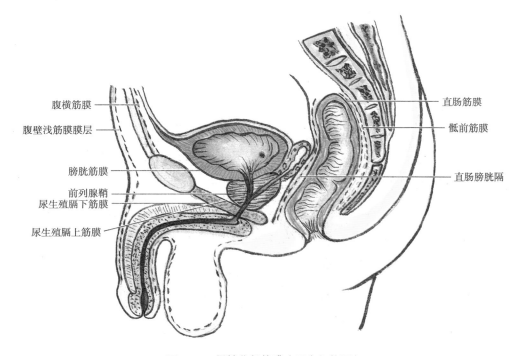

图8-10 男性盆部筋膜（正中矢状面）

2. 被膜 前列腺实质表面包裹一层薄的纤维肌性组织，称为前列腺囊。囊外有前列腺鞘，前方和两侧的鞘内有前列腺静脉丛。前列腺静脉丛接受阴茎背深静脉，并有交通支与膀胱静脉丛吻合，经膀胱下静脉汇入髂内静脉。

（七）输精管盆部、射精管及精囊

输精管盆部自腹股沟管深环处接腹股沟部，从外侧绕腹壁下动脉的起始部，急转向内下方，越过髂外动、静脉的前方进入盆腔。沿盆侧壁行向后下，跨过膀胱上血管和闭孔血管，然后从前内侧与输尿管交叉，继而转至膀胱底。输精管约在精囊上端平面以下膨大为输精管壶腹，行于精囊的内侧，其末端逐渐变细，且相互靠近，在前列腺底稍上方，与精囊的排泄管以锐角的形式汇合成射精管。射精管长约2cm，向前下穿前列腺底的后部，开口于尿道的前列腺部。

精囊为一对长椭圆形的囊状腺体，位于前列腺底的后上方，输精管壶腹的外侧，前贴膀胱，后邻直肠。精囊肿大时，直肠指检可以扪及。

（八）子宫

1. **位置与毗邻** 子宫位于膀胱与直肠之间，其前面隔膀胱子宫陷凹与膀胱上面相邻，子宫颈阴道上部的前方借膀胱阴道隔与膀胱底部相邻，子宫后面借直肠子宫陷凹及直肠阴道隔与直肠相邻。女性的内生殖器直立时，子宫体几乎与水平面平行，子宫底伏于膀胱的后上方，子宫颈保持在坐骨棘平面以上。成人正常的子宫呈轻度前倾、前屈姿势，前倾即子宫长轴与阴道长轴之间呈向前开放的角度（约90°角），前屈为子宫体与子宫颈之间形成的一个向前开放的钝角（约170°角）。因子宫是可动的，它的位置可受周围器官的影响，如膀胱和直肠充盈、体位变动都可造成子宫位置发生生理性变化。若由于先天性发育不良，或炎症粘连、肿瘤压迫，子宫可发生病理性前屈、后倾或后屈。子宫经阴道脱出阴道口，为子宫脱垂。引起子宫脱垂的主要原因常为肛提肌、子宫的韧带、尿生殖膈及会阴中心腱等在分娩时受到损伤，使盆底对盆腔脏器的支持功能减弱或消失（图8-11）。

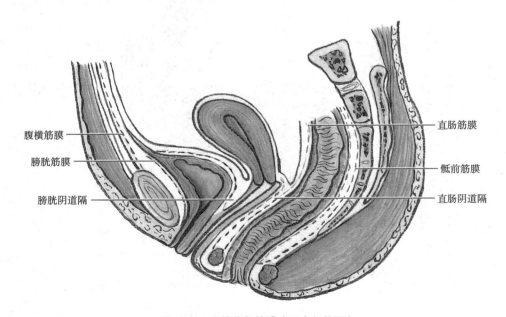

图8-11 女性盆部筋膜（正中矢状面）

腹横筋膜
膀胱筋膜
膀胱阴道隔
直肠筋膜
骶前筋膜
直肠阴道隔

2. **血管、淋巴与神经** 子宫动脉起自髂内动脉的前干，沿盆侧壁向前内下方走行，进入子宫阔韧带基底部，在距子宫颈外侧约2cm处，横向越过输尿管盆部的前上方，至子宫颈侧缘后，沿子宫两侧缘迂曲上行。主干行至子宫角处即分为输卵管支和卵巢支，后者与卵巢动脉分支吻合。子宫动脉在子宫颈外侧还向下发出阴道支，分布于阴道上部（图 8-12）。

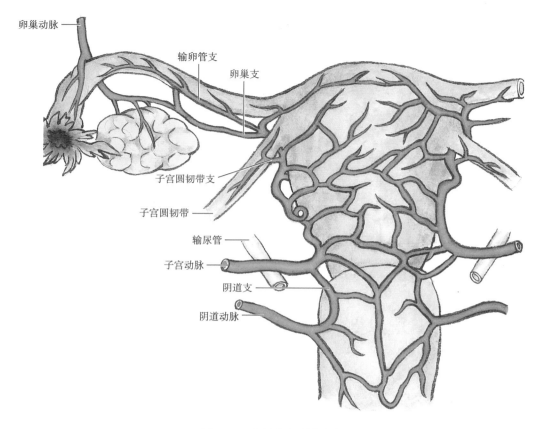

图 8-12 女性内生殖器动脉

子宫静脉丛位于子宫两侧，该丛汇集成子宫静脉汇入髂内静脉。子宫静脉丛与膀胱静脉丛、直肠静脉丛和阴道静脉丛相续。

子宫底和子宫体上部的多数淋巴管沿卵巢血管上行，注入髂总淋巴结和腰淋巴结。子宫底两侧的一部分淋巴管沿子宫圆韧带注入腹股沟浅淋巴结。子宫体下部及子宫颈的淋巴管沿子宫血管注入髂内淋巴结或髂外淋巴结，一部分淋巴管向后沿骶子宫韧带注入骶淋巴结。盆内脏器的淋巴管之间均有直接或间接的吻合，故子宫颈癌患者常有盆腔内广泛的转移。子宫的神经来自盆丛分出的子宫阴道丛，随血管分布于子宫和阴道上部（图 8-13）。

3. 维持子宫正常位置的韧带（图 8-14）

（1）子宫阔韧带　子宫阔韧带位于子宫两侧，为冠状位的双层腹膜皱襞，上缘游离，下缘和外侧缘分别与盆底和盆侧壁的腹膜移行。子宫阔韧带包裹卵巢、输卵管和子宫圆韧带，韧带内的血管、淋巴管、神经和大量疏松结缔组织，被称为子宫旁组织。子宫阔韧带可限制子宫向两侧移动。

（2）子宫主韧带　子宫主韧带又称子宫颈横韧带，位于子宫阔韧带基底部，由结缔组织和平滑肌纤维构成。呈扇形连于子宫颈与盆侧壁之间。有固定子宫颈，维持子宫在坐骨棘平面以上的作用，损伤或牵拉造成该韧带松弛后，容易引起子宫脱垂。

（3）子宫圆韧带　子宫圆韧带呈圆索状，长 12~14cm。起自子宫角，输卵管附着部的前下方，在子宫阔韧带内弯向盆侧壁，到腹壁下动脉外侧，经深环入腹股沟管，出浅环附着于阴阜

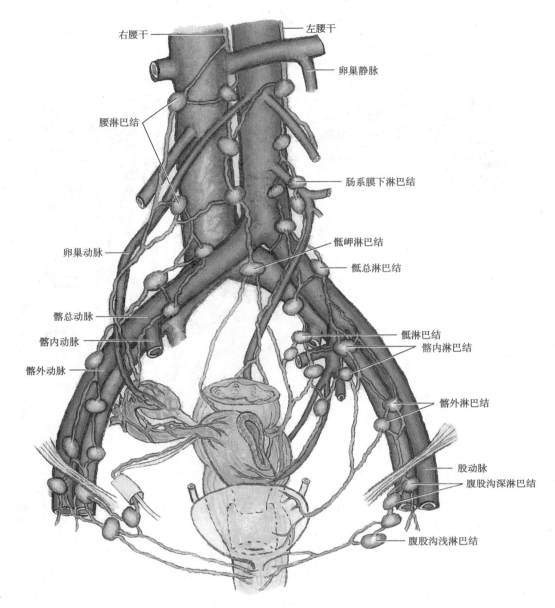

右腰干　　左腰干

卵巢静脉

腰淋巴结

肠系膜下淋巴结

卵巢动脉

骶岬淋巴结

骶总淋巴结

髂总动脉

髂内动脉

髂外动脉

骶淋巴结

髂内淋巴结

髂外淋巴结

股动脉

腹股沟深淋巴结

腹股沟浅淋巴结

图 8-13　女性生殖器的淋巴引流

及大阴唇皮下，是维持子宫前倾的主要结构。

（4）骶子宫韧带　骶子宫韧带起自子宫颈后面，向后呈弓形绕过直肠外侧，附着于骶骨前面。其表面的腹膜为直肠子宫襞。该韧带向后上方牵引子宫颈，防止子宫前移，维持子宫前屈。

（5）耻骨子宫韧带　耻骨子宫韧带起自子宫颈前面，向前呈弓形绕过膀胱外侧，附着于耻骨盆面，韧带表面的腹膜为膀胱子宫襞，有限制子宫后倾后屈的作用。

（九）子宫附件

子宫附件包括子宫外后方的卵巢及输卵管，临床上的子宫附件炎主要指输卵管炎和卵巢炎。

1. 卵巢　卵巢位于髂内、外动脉分叉处的卵巢窝内，窝的前界为脐动脉，后界为髂内动脉和输尿管。卵巢的后缘游离，前缘中部血管、神经出入处称卵巢门，并借卵巢系膜连于子宫

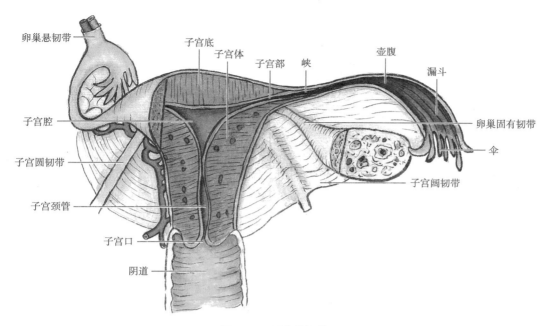

图 8-14 子宫的韧带

阔韧带的后叶。卵巢下端借卵巢固有韧带与子宫角相连，其上端以卵巢悬韧带（骨盆漏斗韧带）连于盆侧壁，此韧带为隆起的腹膜皱襞，内有卵巢血管、淋巴管及卵巢神经丛等。

2. **输卵管** 输卵管位于子宫阔韧带的上缘内，长 8~12cm。子宫底外侧短而细直的输卵管峡，为输卵管结扎术的部位，炎症可能导致此部位管腔堵塞。输卵管外侧端呈漏斗状膨大的输卵管漏斗有输卵管腹腔口，通向腹膜腔。借卵子的运送途径，女性腹膜腔经输卵管腹腔口、输卵管、子宫腔及阴道与外界相通，故有感染的可能。

输卵管的子宫部和输卵管峡由子宫动脉的输卵管支供血，输卵管壶腹与输卵管漏斗则由卵巢动脉的分支供应，彼此间有广泛的吻合。同样，一部分输卵管静脉汇入卵巢静脉，一部分汇入子宫静脉。

（十）阴道

阴道上端环绕子宫颈，下端开口于阴道前庭。子宫颈与阴道壁之间形成的环形腔隙，称阴道穹。阴道穹后部较深，与直肠子宫陷凹紧邻。腹膜腔内有脓液积存时，可经此部进行穿刺或切开引流。阴道前壁短，长 6~7cm，上部借膀胱阴道隔与膀胱底、颈相邻，下部与尿道后壁直接相贴，也有学者提出部分女性尿道完全包埋在阴道前壁内。阴道后壁较长，7.5~9cm，上部与直肠子宫陷凹相邻，中部借直肠阴道隔与直肠壶腹相邻，下部与肛管之间有会阴中心腱。

第二节 会 阴

一、肛区

肛区又称肛门三角，是会阴部两个分区中结构比较简单的区域，其中主要结构有肛管末段和坐骨直肠窝（图 8-15）。

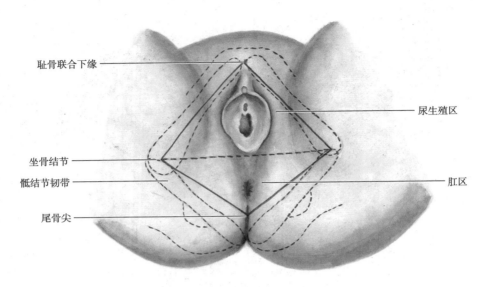

图 8-15　女性会阴分区

标注文字（图中）：耻骨联合下缘　尿生殖区　坐骨结节　骶结节韧带　尾骨尖　肛区

（一）肛管

肛管 anal canal 长约 4cm，上续直肠，向后下绕尾骨尖终于肛门。**肛门** anus 约位于尾骨尖下 4cm 处，会阴中心腱的稍后方，为肛管末段的开口。肛门周围皮肤形成辐射状皱褶。

肛管周围有肛门括约肌（图 8-16），由两部分组成。

1. **肛门内括约肌** sphincter ani internus　肛门内括约肌为肛管壁内环行肌层增厚形成，属于不随意肌，有协助排便的作用。

2. **肛门外括约肌** sphincter ani externus　肛门外括约肌为环绕肛门内括约肌周围的横纹肌，按其纤维的位置又可分为：①皮下部位于肛管下端的皮下，肌束呈环行。②浅部在皮下部上方，肌束围绕肛门内括约肌下部。③深部肌束呈厚的环行带，围绕肛门内括约肌上部。

肛门内括约肌，肠壁的纵行肌，肛门外括约肌浅、深部和耻骨直肠肌在肛管直肠移行处形成的肌性环，称**肛直肠环** anorectal ring。此环在肠管的两侧和后方发达，而在肠管前方纤维却较少。若外科手术不慎切断此环，可引起大便失禁。

（二）坐骨直肠窝

1. **位置与组成**　坐骨直肠窝 ischiorectal fossa 位于肛管的两侧，呈尖朝上、底朝下的锥形间隙（图 8-17）。窝尖由盆膈下筋膜与闭孔筋膜汇合而成，窝底为肛门三角区的浅筋膜及皮肤。内侧壁为肛门外括约肌、肛提肌、尾骨肌及盆膈下筋膜。外侧壁为坐骨结节、闭孔内肌和筋膜。前壁为尿生殖膈。后壁为臀大肌下份及其筋膜和深部的骶结节韧带。坐骨直肠窝向前延伸到肛提肌与尿生殖膈汇合处，形成前隐窝。向后延伸至臀大肌、骶结节韧带与尾骨肌之间，形成后隐窝。窝内有大量的脂肪组织，称**坐骨直肠窝脂体**，具有弹簧垫作用，允许肛门扩张。窝内脂肪的血供较差，感染时容易形成脓肿或瘘管。

2. **血管、神经和淋巴**　阴部内动脉 internal pudendal artery 为窝内主要动脉，起自髂内动脉前干，经梨状肌下孔出骨盆，绕过坐骨棘后面，穿坐骨小孔至坐骨直肠窝。主干沿此窝外侧壁上的**阴部管** pudendal canal（为阴部内血管和阴部神经穿经闭孔筋膜的裂隙，又称 Alcock 管）

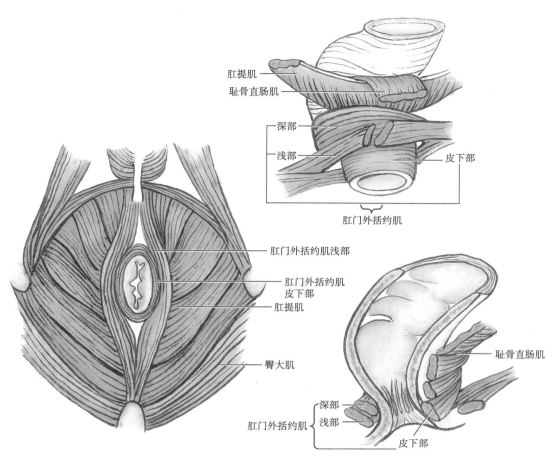

图 8-16　肛门括约肌

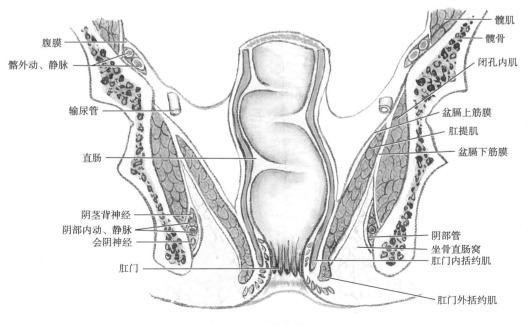

图 8-17　坐骨直肠窝

前行。在管内阴部内动脉发出肛动脉，横过坐骨直肠窝脂体，分布于肛门周围的肌和皮肤。到达阴部管前端时，阴部内动脉分为会阴动脉和阴茎动脉（女性为阴蒂动脉）进入尿生殖区。**阴部内静脉** internal pudendal vein 及其属支均与同名动脉伴行，阴部内静脉汇入髂内静脉。

阴部神经 pudendal nerve 由骶丛发出，与阴部内血管伴行，在阴部管内、阴部管前端和尿生殖区内的形成、分支和分布皆与阴部内血管相同。阴部神经可分为 3 支，即肛神经、会阴神经及阴茎（阴蒂）背神经（图 8-18）。肛神经与肛动、静脉伴行，支配肛门外括约肌的运动，并分布于肛门周围皮肤，管理其感觉。若不慎伤及肛神经，将引起肛门外括约肌瘫痪，导致大便失禁。由于阴部神经在行程中绕坐骨棘，故会阴手术时，常将麻药由坐骨结节与肛门连线的中点，经皮刺向坐骨棘下方，以进行阴部神经阻滞。

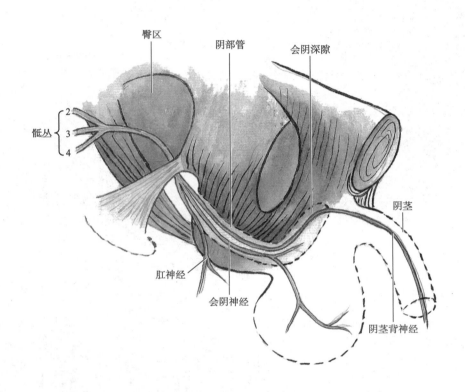

图 8-18　阴部神经的行程和分支

齿状线以下肛管的淋巴及肛门外括约肌、肛门周围皮下的淋巴汇入腹股沟浅淋巴结，然后至髂外淋巴结。部分直肠末段的淋巴管穿过盆膈至坐骨直肠窝内，沿肛血管、阴部内血管走行，入髂内淋巴结。

二、男性尿生殖区

尿生殖区又称尿生殖三角，男性此区的层次结构特点明显，具有临床意义。

（一）层次结构

1. **浅层结构**　皮肤被以阴毛，富有汗腺和皮脂腺。此区浅筋膜与腹壁浅筋膜一样，可分为浅、深两层。浅层为脂肪层，但含脂肪很少；深层为膜层，又称**会阴浅筋膜**或 **Colles 筋膜**。会阴浅筋膜前接阴囊肉膜、阴茎浅筋膜及腹前壁的浅筋膜深层（Scarpa 筋膜），两侧附于耻骨弓和坐骨结节。此筋膜终止于两侧坐骨结节的连线上，并与尿生殖膈下、上筋膜相互愈着，在正中线上还与会阴中心腱和男性尿道球中隔相愈着（图8-19）。

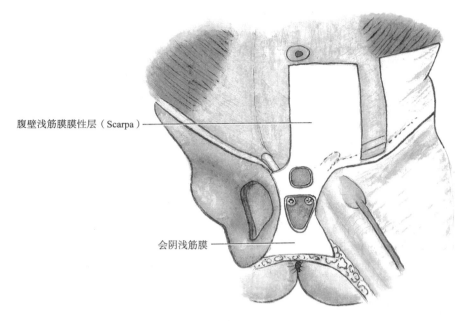

图8-19　男性会阴浅筋膜

2. **深层结构**　深层结构包括深筋膜、会阴肌等。深筋膜包括浅层的**尿生殖膈下筋膜** inferior fascia of urogenital diaphragm（又称**会阴膜** perineal membrane）和深层的**尿生殖膈上筋膜** superior of urogenital diaphragm。两层筋膜皆为三角形，几乎呈水平位展开，两侧附着于耻骨弓。它们的后缘终于两侧坐骨结节连线上，并与会阴浅筋膜一起，三者相互愈着；它们的前缘在耻骨联合下缘愈着，并增厚形成**会阴横韧带** transverse perineal ligament。该韧带与耻骨弓状韧带之间有一裂隙，内有阴茎背深静脉穿过（图8-10）。

会阴浅筋膜与尿生殖膈下筋膜之间为会阴浅隙，由于会阴浅筋膜与阴囊肉膜、阴茎浅筋膜、腹前壁浅筋膜深层相延续，会阴浅隙向前上方开放，与阴囊、阴茎和腹壁相通。尿生殖膈上、下筋膜之间为会阴深隙，因两层筋膜在前后端都愈合，故会阴深隙为一密闭的间隙。

（1）会阴浅隙的结构　**会阴浅隙** superficial perineal space又称**会阴浅袋**。在浅隙内，两侧坐骨支和耻骨下支的边缘上有阴茎海绵体左、右脚附着，脚面覆盖一对**坐骨海绵体肌**。尿道海绵体后端膨大称**尿道球**，下面有**球海绵体肌**覆盖。一对狭细的**会阴浅横肌** superficial transverse perineal muscle位于浅隙的后份，起自坐骨结节的内前份，横行向内止于会阴中心腱。

此外，浅隙内还有**会阴动脉** perineal artery的两条分支：会阴横动脉较细小，在会阴浅横肌表面向内侧走行；阴囊后动脉分布于阴囊的皮肤和阴囊肉膜。

会阴神经 perineal nerve伴行会阴动脉进入浅隙。它的肌支除支配浅隙内会阴浅横肌、球海绵体肌和坐骨海绵体肌之外，还支配深隙内的会阴深横肌、尿道括约肌及肛门外括约肌和肛提肌等（图8-20）。

（2）会阴深隙的结构　**会阴深隙** deep perineal space又称**会阴深袋**。深隙内的主要结构为一层三角形的扁肌，张于耻骨弓。前面的大部分围绕尿道膜部，称**尿道括约肌** sphincter

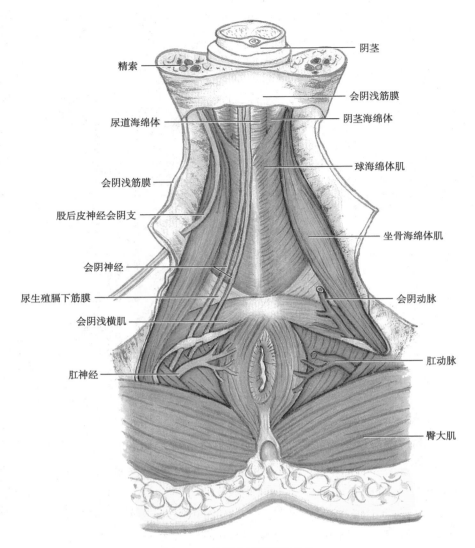

精索

阴茎

会阴浅筋膜

尿道海绵体

会阴浅筋膜

股后皮神经会阴支

会阴神经

尿生殖膈下筋膜

会阴浅横肌

肛神经

阴茎海绵体

球海绵体肌

坐骨海绵体肌

会阴动脉

肛动脉

臀大肌

图 8-20　男性会阴浅隙的结构

urethrae；后面的纤维起自坐骨支内侧面，行向内附着于会阴中心腱，称**会阴深横肌** deep transverse perineal muscle。尿道括约肌和会阴深横肌与覆盖于它们上、下面的尿生殖膈上、下筋膜共同构成**尿生殖膈** urogenital diaphragm。

此外，深隙内还有一对豌豆大小的**尿道球腺** bulbourethral gland，位于尿道膜部后外侧，埋藏于会阴深横肌内。

阴茎动脉进入会阴深隙后，发出**尿道球动脉**和**尿道动脉**，穿尿生殖膈下筋膜，进入尿道海绵体。其主干分为阴茎背动脉和阴茎深动脉，从深隙进入浅隙，分别行至阴茎的背面和穿入阴茎海绵体。与阴茎动脉和分支伴行的有阴茎静脉和属支。阴茎背神经也与阴茎背动伴行，至阴茎背面（图 8-21）。

（二）阴囊

阴囊 scrotum 是容纳睾丸、附睾和精索下部的囊袋，悬于耻骨联合下方，两侧大腿前内侧之间。阴囊皮肤薄，有少量阴毛，**肉膜** dartos coat 是阴囊的浅筋膜，内缺乏脂肪，含有平滑肌纤维和致密结缔组织及弹性纤维。肉膜与皮肤组成阴囊壁。肉膜在正中线上发出**阴囊中隔**，将

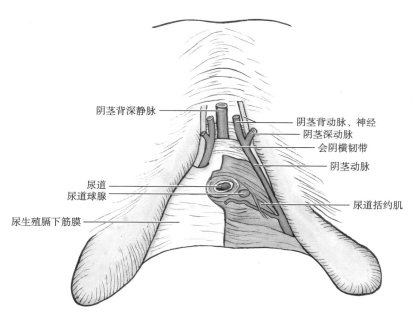

图 8-21　男性会阴深隙的结构

阴囊分成左、右两部。平滑肌纤维随外界温度变化而舒缩，以调节阴囊内的温度。阴囊深面有包裹睾丸、附睾和精索下部的被膜，由外向内依次为：**精索外筋膜、提睾肌、精索内筋膜和睾丸鞘膜**。睾丸鞘膜不包裹精索，可分为脏层和壁层，脏层贴于睾丸和附睾的表面，在附睾后缘与壁层相互移行，两层之间为**鞘膜腔**。阴囊来自胚胎期腹壁突出形成的生殖隆起，阴囊内的鞘膜腔来自腹膜鞘突，故精索被膜和阴囊层次与腹壁层次有连续性和相同性（图 8-22）。

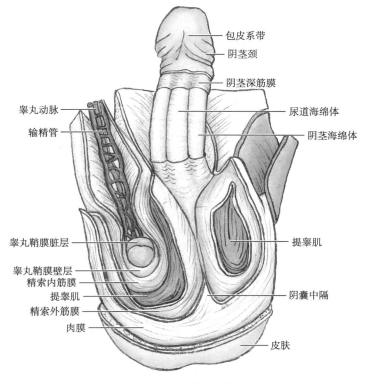

图 8-22　阴囊的层次结构

（三）精索

精索 spermatic cord 由输精管、睾丸动脉、蔓状静脉丛、淋巴管和神经组成，始于腹股沟管深环，止于睾丸上端。其上部位于腹股沟管内，下部位于阴囊内。在阴囊侧壁近阴茎根部易于扪及输精管，光滑坚韧，临床上做输精管结扎术，常在此处进行。

（四）阴茎

阴茎 penis 的根部被固定在会阴浅隙内。阴茎体和头为可动部，悬于耻骨联合前下方。阴茎体上面称阴茎背，下面称尿道面。尿道面正中有阴茎缝，与阴囊缝相接。

1. **层次结构**（图 8-23）

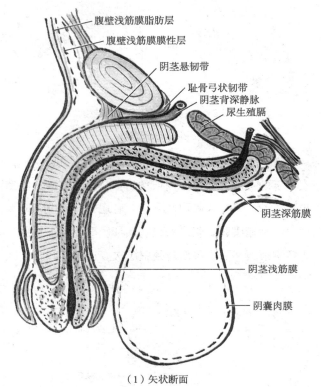

（1）矢状断面

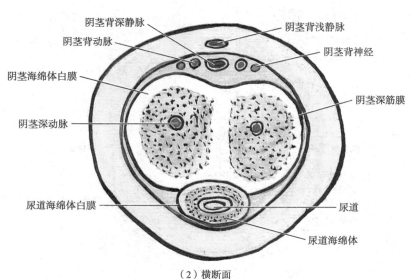

（2）横断面

图 8-23 阴茎的层次

（1）**皮肤**　薄而柔软，有明显的伸缩性。

（2）**阴茎浅筋膜** superficial fascia of penis　为阴茎的皮下组织，疏松无脂肪，内有阴茎背浅血管及淋巴管。该筋膜向四周分别移行于阴囊肉膜、会阴浅筋膜及腹前外侧壁的浅筋膜深层。

（3）**阴茎深筋膜** deep fascia of penis　又称**Buck 筋膜**，包裹 3 条海绵体，其后端至阴茎根部上续腹白线，在耻骨联合前面有弹性纤维参与形成阴茎悬韧带。阴茎悬韧带对保持阴茎的位置甚为重要，如损伤将会导致阴茎下垂。在阴茎背正中线上，阴茎深筋膜与白膜之间有阴茎背深静脉，静脉两侧向外依次为阴茎背动脉和阴茎背神经。因此，做阴茎手术时，可在阴茎背面施行阴茎背神经阻滞麻醉。

（4）**白膜** albuginea　分别包裹 3 条海绵体，并在左、右阴茎海绵体之间形成阴茎中隔。

2. **血管、神经和淋巴**　阴茎的血供非常丰富，主要来自**阴茎背动脉**和**阴茎深动脉**，阴茎深动脉由阴茎脚进入阴茎海绵体。

阴茎有**阴茎背浅静脉**和**阴茎背深静脉**，前者收集阴茎包皮及皮下的小静脉，经阴部外浅静脉汇入大隐静脉；后者收集阴茎海绵体和阴茎头的静脉血，向后穿过耻骨弓状韧带与会阴横韧带之间进入盆腔，分左、右支汇入前列腺静脉丛。

阴茎的感觉神经主要为**阴茎背神经**，伴随阴茎背动脉行向阴茎头。阴茎的内脏神经来自盆丛，其中副交感神经来自盆内脏神经，随血管分布于海绵体的勃起组织，为阴茎勃起的主要神经，故称**勃起神经**（图 8-24）。

阴茎皮肤的淋巴管注入两侧的腹股沟浅淋巴结；深层的淋巴注入腹股沟深淋巴结或直接注入髂内、外淋巴结。

（五）男性尿道

男性尿道 male urethra 分为前列腺部、膜部和海绵体部，分别穿过前列腺、尿生殖膈和尿道海绵体。临床上将海绵体部称前尿道，膜部和前列腺部称后尿道。

尿道损伤因破裂的部位不同，尿外渗的范围也不同。如仅有尿道海绵体部破裂，阴茎深筋膜完好，渗出尿液可被局限在阴茎范围。如阴茎深筋膜也破裂，尿液则可随阴茎浅筋膜蔓延到阴囊和腹前壁。若尿生殖膈下筋膜与尿道球连接的薄弱处破裂（如骑跨伤引起尿道破裂），尿液可渗入会阴浅隙，再进入阴囊、阴茎，并越过耻骨联合扩散到腹前壁。如尿道破裂在尿生殖膈以上，尿液将渗于盆腔的腹膜外间隙内（图 8-25）。

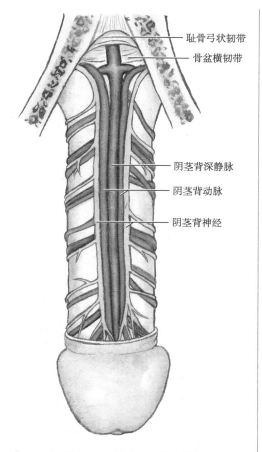

右上标注（自上而下）：
耻骨弓状韧带
骨盆横韧带

右中标注（自上而下）：
阴茎背深静脉
阴茎背动脉
阴茎背神经

图 8-24　阴茎背血管和神经

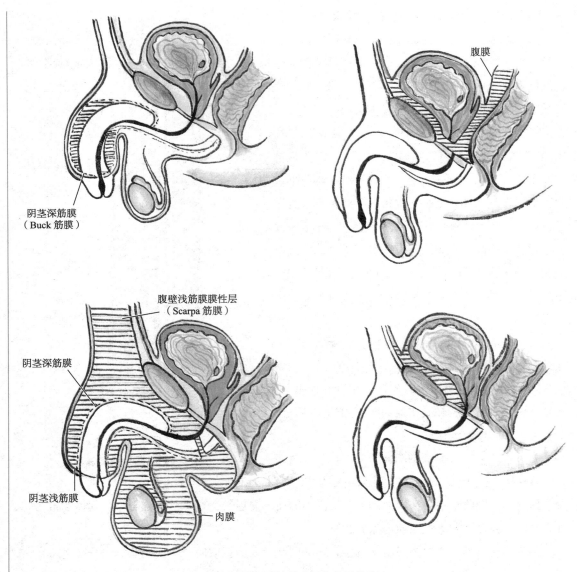

阴茎深筋膜
（Buck 筋膜）

腹膜

腹壁浅筋膜膜性层
（Scarpa 筋膜）

阴茎深筋膜

阴茎浅筋膜

肉膜

图 8-25　男性尿道损伤与尿外渗

三、女性尿生殖区

（一）尿生殖三角

女性生殖器与男性生殖器具有胚胎发生的同源性。女性尿生殖三角的层次结构基本与男性的相似，有会阴浅筋膜，尿生殖膈下、上筋膜，浅、深层会阴肌，并形成浅、深两个间隙（图8-26，图8-27，图8-28）。女性的两个间隙因尿道和阴道通过，被不完全分隔开，故没有男性尿外渗那样的临床意义。前庭球和球海绵体肌也被尿道和阴道不完全分开，而且前庭大腺位于会阴浅隙内。

尿生殖区血管、神经的来源、行程和分布，以及淋巴回流也基本与男性的一致，仅阴茎和阴囊的血管、神经变为阴蒂和阴唇的血管、神经。

（二）女性尿道

女性尿道 female urethra 短而直，长 3~5cm，直径为 0.6cm，较男性的易于扩张，向前下方

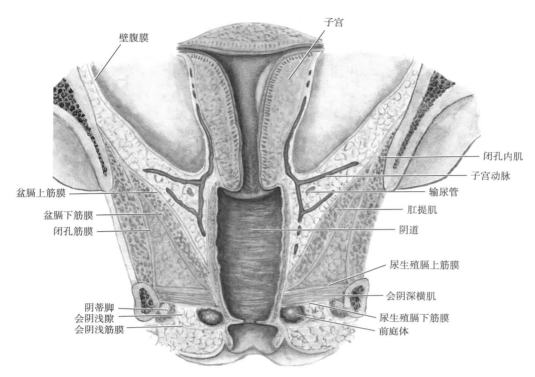

图 8-26　女性会阴浅筋膜

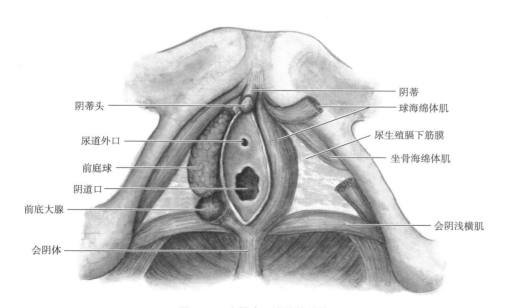

图 8-27　女性会阴浅隙的结构

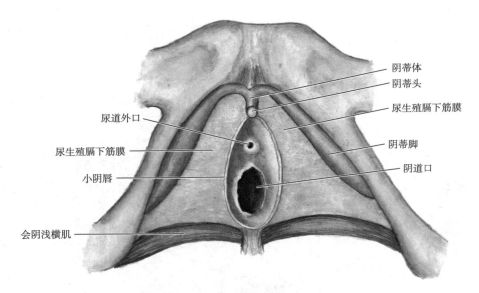

图 8-28　女性会阴深隙的结构

（图中标注：阴蒂体、阴蒂头、尿生殖膈下筋膜、阴蒂脚、阴道口、尿道外口、尿生殖膈下筋膜、小阴唇、会阴浅横肌）

穿过尿生殖膈，开口于阴道前庭。尿道的后面为阴道，两者的壁紧贴在一起。分娩时若胎头在阴道内滞留时间过长，胎头嵌压在耻骨联合下，软产道组织可发生缺血性坏死，产后坏死组织脱落形成尿道阴道瘘，尿液自阴道流出。

（三）女性外生殖器

女性外生殖器又称**女阴** female pudendum。耻骨联合前面的皮肤隆起为**阴阜**，青春期生出阴毛，皮下富有脂肪。阴阜向两侧后外延伸为**大阴唇**，大阴唇内侧的皮肤皱襞为**小阴唇**。两侧小阴唇后端借阴唇系带连接，前端在阴蒂旁分叉，上层行于阴蒂上方，与对侧相连形成阴蒂包皮，下层在阴蒂下方与对侧连接形成阴蒂系带。阴蒂包皮内为阴蒂头。左、右小阴唇之间为**阴道前庭**，前庭中央有阴道口，口周围有**处女膜**或处女膜痕。阴道口后外侧左右各有一前庭大腺的开口；阴道口后方与阴唇后连合之间有一陷窝，为阴道前庭窝。尿道外口位于阴道口的前方、阴蒂后方 2cm 左右。

四、会阴中心腱

会阴中心腱 perineal central tendon 又称**会阴体** perineal body，男性的位于肛门与阴茎根之间，女性的位于肛门与阴道前庭后端之间。在矢状位上，呈楔形，尖朝上，底朝下，深3~4cm。附着于此处的肌有：肛门外括约肌、球海绵体肌、会阴浅横肌、会阴深横肌、尿道阴道括约肌（男性为尿道括约肌）和肛提肌。会阴中心腱具有加固盆底承托盆内脏器的作用，分娩时此处受到很大的张力易于撕裂，故在分娩时要注意保护会阴。

第九章　脊柱区

第一节　脊柱区概述

一、境界与分区

背部即项背腰骶部，又称脊柱区，是脊柱及其后方和两侧的软组织构成的区域。其上界为枕外隆凸和上项线，下至尾骨尖，两侧界为斜方肌前缘、三角肌后缘上份、腋后线垂直向下至髂嵴及髂后上棘至尾骨尖的连线。背部自上而下又分为项部、胸背部、腰部和骶尾部。项部上界为脊柱区的上界，下界为第7颈椎棘突至两侧肩峰的连线。胸背部上界为项区的下界，下界为第12胸椎棘突、第12肋下缘、第11肋前份的连线。腰部上界为胸背区的下界，下界为两髂嵴后份及两髂后上棘的连线。骶尾部为两髂后上棘与尾骨尖三点间所围成的三角区。

二、体表标志

1. **棘突** spinouts process　在后正中线上可摸到大部分椎骨棘突。以第7颈椎棘突最突出，当头部前屈时，为颈椎最隆起的部位，常作为计数椎骨的标志之一。

2. **肩胛冈**　肩胛冈为肩胛骨背面高耸的骨嵴。两侧肩胛冈内侧端的连线平第3胸椎棘突，外侧端为肩峰，是肩部的最高点。

3. **肩胛下角** inferior angle of scapula　活动上肢可触及肩胛下角，两侧下角连线平对第7胸椎棘突。

4. **第12肋**　可在竖脊肌外缘触及，为背部和腰部的分界。

5. **脊肋角** costovertebral angle　竖脊肌外侧缘与第12肋的交角称脊肋角，又称为肾区。肾位于该角深部，是肾囊封闭常用的进针部位。

6. **髂嵴和髂后上棘**　髂嵴 iliac crest 为髂骨翼的上缘，是计数椎骨的标志，两侧髂嵴最高点的连线平对第4腰椎棘突。髂后上棘 posterior superior iliac spine 是髂嵴后端的突起，两侧髂后上棘的连线平第2骶椎棘突。

7. **骶管裂孔和骶角**　沿骶正中嵴向下，由第4、5骶椎椎弓板缺如而形成一切迹，称**骶管裂孔** sacral hiatus，裂孔两侧有向下的突起，称**骶角** sacral cornua。骶角是临床上进行骶管麻醉进针的定位标志。

8. **尾骨尖**　是脊柱的末端，参与构成骨盆下口，在肛门后上方约4cm处可触及。

9. **竖脊肌**　位于后正中沟的两侧，呈纵行隆起，在棘突的两侧可触及。该肌外侧缘与第12肋的交角，称脊肋角。

10. **斜方肌**　自项部正中线及胸椎棘突向肩峰伸展成三角形的轮廓，一般不明显，运动时可辨认。

11. 背阔肌　为覆盖腰部及胸部下份的阔肌，运动时可辨认其轮廓。

第二节　层次结构

一、浅层结构

1. 皮肤　背部皮肤厚而致密，有丰富的毛囊、汗腺和皮脂腺，移动性小。

2. 浅筋膜　背部浅筋膜厚而致密，脂肪较多。有许多结缔组织纤维束与深筋膜相连，称皮下支持带，对皮肤有支持和固定作用。

（1）浅动脉　项部来自枕动脉、颈浅动脉和肩胛背动脉的分支；胸背部来自肋间后动脉、肩胛动脉和胸背动脉的分支；腰部来自腰动脉的分支。各动脉均有静脉伴行。

（2）皮神经　均来自脊神经后支（图 9-1）。其中，项部主要有**枕大神经** greater occipital

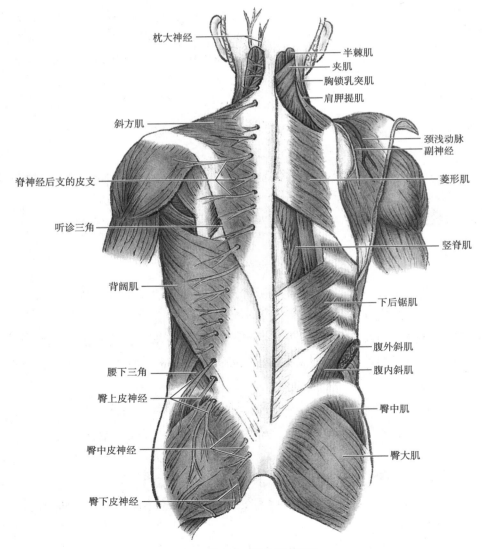

图 9-1　背肌及皮神经

nerve 和**第 3 枕神经** third occipital nerve 分布，前者为第 2 颈神经后支的皮支，伴枕动脉走行，后者为第 3 颈神经后支的皮支，至枕外隆凸附近皮肤。项部以下分别有上 6 对胸神经后支内侧支的皮支、下 6 对胸神经后支及第 1、2、3 腰神经后支外侧支的皮支分布；臀部的皮神经有臀上、中、下皮神经。**臀上皮神经** superior clunial nerves 由第 1、2、3 腰神经后支外侧支组成，行经腰部，其浅出点位于竖脊肌外缘与髂嵴交点内、外 2cm 范围。第 1、2、3 骶神经后支的外侧支穿过臀大肌起始部达皮下称**臀中皮神经** middle clunial nerve；**臀下皮神经** inferior clunial nerve 是股后皮神经的返支。腰部急性扭伤，累及臀部皮神经，可导致腰腿疼痛。

二、深层结构

1. 深筋膜　项部的深筋膜称**项筋膜** uncial fascia，分为浅、深两层，包被项部浅、深肌，并向前与颈部深筋膜相连续。胸背部较薄弱，覆于竖脊肌表面，在腰部增厚，称**胸腰筋膜** thoracolumbar fascia，分为前、中、后 3 层，后层位于竖脊肌表面，内侧附于腰椎棘突和棘上韧带，外侧在竖脊肌外侧缘与中层愈合，形成竖脊肌鞘；中层位于竖脊肌与腰方肌之间，内侧附于腰椎横突尖及横突间韧带，外侧在腰方肌外侧缘与前层愈合，形成腰方肌鞘，此层于第 12 肋与第 1 腰椎横突之间增厚称**腰肋韧带** lumbocostal ligament，肾手术时，切断此韧带可加大第 12 肋活动度，便于显露肾；前层位于腰方肌前方，又称腰方肌筋膜，内侧附于腰椎横突尖，上部增厚形成内、外侧弓状韧带。由于项、腰部活动度大，在剧烈活动中胸腰筋膜可被扭伤，尤以腰部的损伤更为多见，是腰腿痛原因之一（图 9-2）。

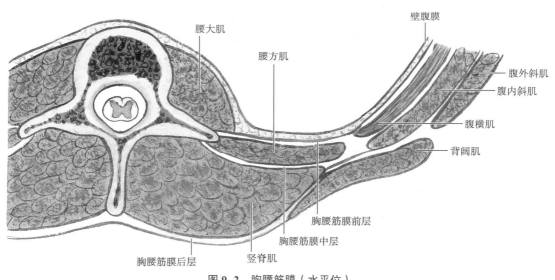

图 9-2　胸腰筋膜（水平位）

2. 肌层　背部由背肌和部分腹肌组成，由浅至深大致分为 4 层。

（1）第一层　斜方肌和背阔肌。斜方肌受副神经支配；背阔肌受来自臂丛的胸背神经支配。

（2）第二层　头夹肌、颈夹肌、肩胛提肌、菱形肌、上后锯肌和下后锯肌。其中肩胛提肌、菱形肌由肩胛背神经支配，上后锯肌、下后锯肌由肋间神经支配。

（3）第三层　竖脊肌。由外侧的髂肋肌，中间的最长肌和内侧的棘肌组成。由脊神经后支支配。

（4）第四层　项部有枕下肌，包括头后大直肌、头后小直肌、头上斜肌和头下斜肌。此外，脊柱全长有横突棘肌和横突间肌等短肌。

3. 背部肌间三角　背部各肌之间形成了枕下三角、听诊三角、腰上三角和腰下三角等局部重要区域，统称为肌间三角区。

（1）**枕下三角 sub occipital triangle**　位于枕下、项上部深层。其内上界为头后大直肌，外上界为头上斜肌，外下界为头下斜肌。三角的底为寰枕后膜和寰椎后弓，浅面为夹肌和半棘肌，枕大神经行于其间。三角内有枕下神经和椎动脉经过（图9-3）。

（2）**听诊三角 triangle of auscultation**　是背部听呼吸音最清晰的部位。其下界为背阔肌上缘，内上界为斜方肌下缘，外侧界为肩胛骨脊柱缘（图9-1）。

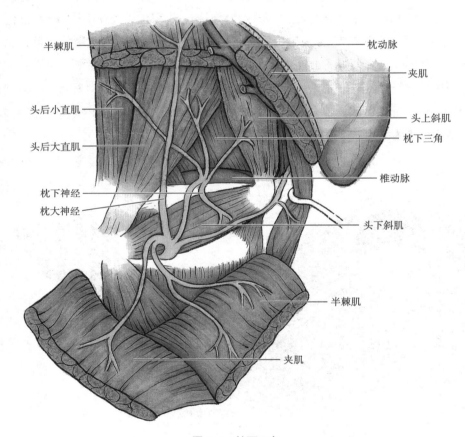

图9-3　枕下三角

（3）**腰上三角 superior lumbar triangle**　位于第12肋下方，其内侧界为竖脊肌外侧缘，外下界为腹内斜肌后缘，上界为第12肋。有时由于下后锯肌在第12肋的附着相距较近，则下后锯肌亦参与构成一个边，共同围成一不等四边形的间隙。三角底为腹横肌起始部的腱膜，其深面有肋下神经、髂腹下神经和髂腹股沟神经从内上向外下依次斜过（图9-4）。肾脏手术要经过此三角，应注意保护此3条神经和稍上方的胸膜，以免引起神经损伤或造成气胸。腰上三角又是腹后壁薄弱区之一，腹腔器官可经此三角后突，形成腰疝。

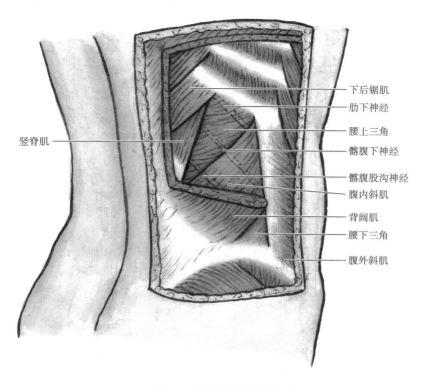

竖脊肌

下后锯肌
肋下神经
腰上三角
髂腹下神经
髂腹股沟神经
腹内斜肌
背阔肌
腰下三角
腹外斜肌

图 9-4　腰上三角和腰下三角

（4）**腰下三角** inferior lumbar triangle　位于腰部下方，其内上界为背阔肌下缘，外下界为腹外斜肌后缘，下界为髂嵴，三角底为腹内斜肌，表面仅覆以皮肤和浅筋膜。在右侧，三角前方与阑尾、盲肠相对应，故盲肠后位深部阑尾炎时，此三角有明显压痛。腰区深部脓肿可经三角凸于皮下。此三角亦可形成腰疝（图 9-4）。

4. 深部的血管和神经

（1）动脉　分布至项部、胸背部、腰部和骶尾部的动脉来源各有不同。项部主要由枕动脉、颈浅动脉、肩胛背动脉和椎动脉等供血。**椎动脉** vertebral artery（图 9-5）起自锁骨下动脉第 1 段，沿前斜角肌内侧上行，穿上位 6 个颈椎横突孔，继经枕骨三角入颅。按其行程分为 4 段：第 1 段为起始处至穿第 6 颈椎横突孔；第 2 段穿经上 6 颈椎横突孔；第 3 段为第 1 颈椎横突孔至入颅；第 4 段为颅内段。当骨质增生使横突孔变窄压迫椎动脉时，引起颅内供血不足，导致椎动脉型颈椎病。胸背部由肋间后动脉、胸背动脉和肩胛背动脉供血；腰部由肋下动脉和腰动脉供血；骶尾部由臀上动脉及臀下动脉等供血。

（2）静脉　静脉多与动脉伴行。项部的静脉注入颈内静脉、锁骨下静脉和椎静脉；胸背部的静脉注入奇静脉、锁骨下静脉和腋静脉；腰部的静脉经腰静脉注入下腔静脉。骶尾部的静脉经臀部静脉注入髂内静脉。脊柱区的深静脉可通过椎静脉丛广泛地与椎管内、颅内及盆部等处的静脉相交通。

（3）神经　背部的神经主要来自 31 对脊神经后支、副神经、胸背神经和肩胛背神经。

脊神经后支 posterior ramus of spinal nerves：自椎间孔由脊神经分出后，绕上关节突外侧行向后外方，随即分为内侧支和外侧支，内侧支向内下方行至棘突附近，外侧支向后外行，穿

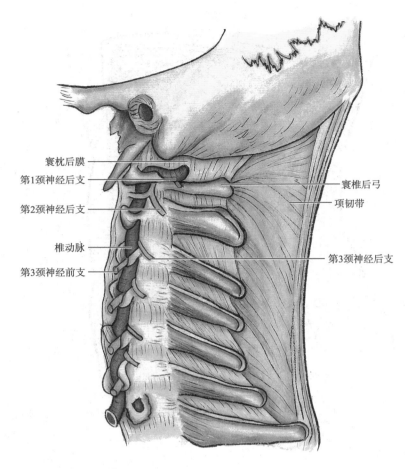

寰枕后膜
第1颈神经后支
第2颈神经后支
椎动脉
第3颈神经前支

寰椎后弓
项韧带
第3颈神经后支

图 9-5 椎动脉

出深筋膜裂隙，分布于浅层肌及皮肤。颈神经后支分布于项部皮肤和深层的肌肉；胸神经后支分布于胸背部皮肤和深层肌；腰神经后支分布于腰部、臀部皮肤和深层肌；骶尾神经后支主要分布于骶骨背面的臀部皮肤。临床上腰神经后支受伤较为常见，是导致腰腿痛的常见原因。

腰神经后支分出后向后行，经骨纤维孔至横突间肌内侧缘，分为内侧支和外侧支。内侧支在下位椎骨上关节突根部的外侧斜向后下，经骨纤维管至椎弓板后面转向下行，分布于背深肌和脊柱的关节突关节等。第1~3腰神经的外侧支参与组成臀上皮神经，跨越髂嵴后部达臀区上部，由外伤等因素可引起腰腿痛。腰部横突间韧带较发达，呈膜状，内下方有腰神经后支通过。该韧带增生肥厚，可压迫该神经，是腰腿痛常见的椎管外病因之一（图 9-6）。

骨纤维孔：又称脊神经后支骨纤维孔。该孔位于椎间孔的后外方，开口向后，与椎间孔的方向垂直。其上外侧界为横突间韧带的内侧缘，下界为下位椎骨横突的上缘，内侧界为下位椎骨上关节突的外侧缘。骨纤维孔内有腰神经的后支通过（图 9-7）。

骨纤维管：又称脊神经后内侧支骨纤维管。该管位于腰椎乳突与副突间的骨沟处，自外上斜向内下，由前、后、上、下四壁构成。前壁为乳突副突间沟，后壁为上关节突副突韧带，上壁为乳突，下壁为副突。管的前、上、下三壁为骨质，后壁为韧带，故称骨纤维管。管内有脊神经后内侧支通过（图 9-7）。

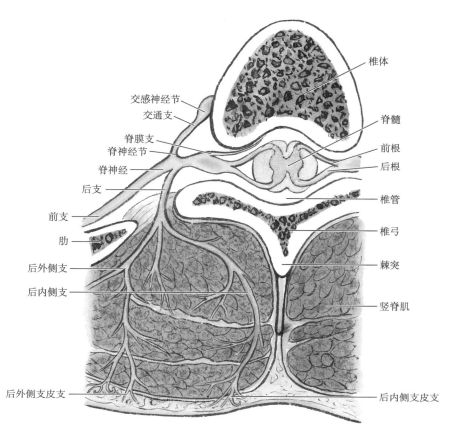

图 9-6　腰脊神经后支

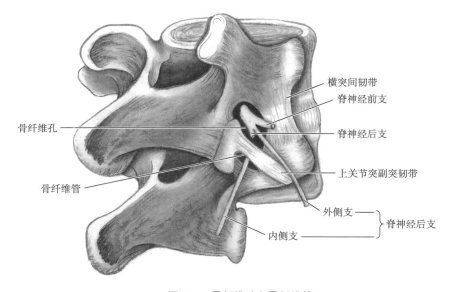

图 9-7　骨纤维孔和骨纤维管

骨纤维孔的体表投影相当于同序数腰椎棘突外侧的下述两点连线上：上位点在第 1 腰椎平面后正中线外侧 2.3cm，下位点在第 5 腰椎平面后正中线外侧 3.2cm。

骨纤维管的体表投影在同序数腰椎棘突下外方的下述两点连线上：上位点在第 1 腰椎平面后正中线外侧约 2.1cm，下位点在第 5 腰椎平面后正中线外侧约 2.5cm。

由上可见，腰神经后支及其分出的内侧支和外侧支在各自的行程中，分别经过骨纤维孔、骨纤维管或穿胸腰筋膜裂隙。正常情况下，这些孔、管或裂隙有保护通过其内的血管和神经的作用；病理情况下，这些孔道会变形、变窄，压迫血管和神经而导致腰腿痛。

副神经 accessory nerve：自胸锁乳突肌后缘中、上 1/3 交点处斜向外下，至斜方肌前缘中、下 1/3 交点处深入该肌，支配此两肌。

胸背神经 thoracodorsal nerve：起自臂丛后束，与同名动脉伴行，支配背阔肌。

肩胛背神经 dorsal scapular nerve：自臂丛锁骨上部，穿中斜角肌向外下至肩胛提肌深面，支配肩胛提肌和菱形肌。

第三节　脊柱的连结、椎管及其内容物

脊柱 vertebral column 位于躯干后部中央，构成人体中轴，可分为颈、胸、腰和骶尾 5 段。脊柱由 7 块颈椎、12 块胸椎、5 块腰椎、1 块骶骨、1 块尾骨借助椎间盘、椎间关节及韧带等连结所构成。有支持体重，承托颅，容纳和保护脊髓、神经根及被膜，参与构成胸廓、腹盆腔后壁及运动等功能。

一、脊柱的连结

脊柱的连结方式包括直接连结和间接连结，既有椎体间的连结又有椎弓间的连结。重要的连结结构有以下几种。

1. **椎间盘** intervertebral discs　位于相邻两椎体间，共 23 个。椎间盘由髓核、纤维环和上、下软骨板构成。上、下软骨板紧贴于椎体上、下面；纤维环为围绕于髓核周围的纤维软骨，其前份较厚，后外侧份较薄；髓核呈胶状，位于纤维环中央偏后。椎间盘富有弹性，可缓冲外力对脊柱和颅的震荡。随年龄的增长，椎间盘易发生退行性变，过度负重或剧烈运动可导致纤维环破裂，髓核脱出，称椎间盘脱出症。其中以第 4~5 腰椎间最多见。

2. **钩椎关节** uncovertebral joints　又称 Luschka 关节，由第 3~7 颈椎的椎体上面侧缘嵴样突起的**椎体钩** uncus of vertebral body 与上位椎体下面侧缘斜坡样的唇缘构成。随着年龄增长，椎体钩常出现骨质增生，压迫脊神经或椎血管，导致各种类型的颈椎病。

3. **黄韧带** ligament flava　又称弓间韧带，是连于相邻两椎弓间的节段性的弹性结缔组织，参与构成椎管的后外侧壁。黄韧带可防止脊柱过度前屈。随着年龄的增长，该韧带可出现增生肥厚，导致椎管狭窄，使脊神经根受压，尤以腰段多见，引起腰腿痛。

二、椎管及其内容物

1. **椎管**　**椎管** vertebral canal 由贯通各椎骨的椎孔和骶骨的骶管连成，上接枕骨大孔与颅腔相通，下达骶管裂孔而终。其内容物有脊髓、脊髓被膜、脊神经根、血管和少量结缔组织。椎管是一骨纤维管道，其前壁由椎体后面、椎间盘后缘和后纵韧带构成，后壁为椎弓板、黄韧带和关节突关节，两侧壁为椎弓根和椎间孔。椎管骶段称**骶管** canal sacral，为骨性管道。构成椎管壁的任何结构发生病变，均可能使椎管变形或狭窄，压迫内容物引起一系列症状。

2. 脊髓被膜和脊膜腔　**脊髓** spinal cord 在椎管内并非纵贯全长，其上端平枕骨大孔连于脑干的延髓，下端平第 1 腰椎下缘，向下以终丝附于尾骨背面。脊髓表面包被 3 层被膜，由外向内依次为硬脊膜、脊髓蛛网膜和软脊膜。各层被膜间及硬脊膜与椎管骨膜间均存在腔隙，由外向内组成硬膜外隙、硬膜下隙和蛛网膜下隙（图 9-8）。

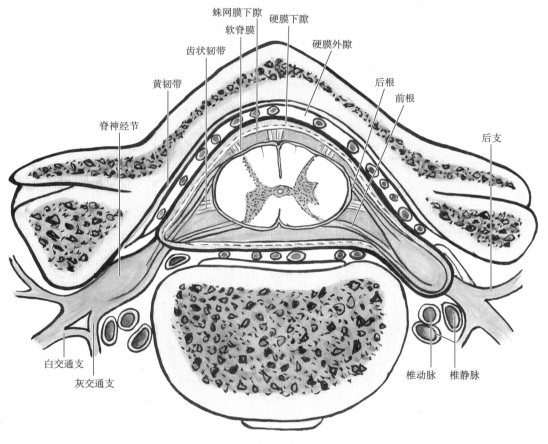

图 9-8　脊髓被膜及脊膜腔隙（水平位）

（1）脊髓被膜　由外向内依次为硬脊膜、脊髓蛛网膜和软脊膜。

硬脊膜 spinal dura mater：由致密结缔组织构成，厚而坚韧，形成一长筒状的硬脊膜囊。上方附于枕骨大孔边缘，与硬脑膜相续，向下平第 2 骶椎高度形成一盲端，并借终丝附于尾骨。硬脊膜囊内有脊髓、马尾和 31 对脊神经根，每对脊神经根穿硬脊膜囊时被其包被形成神经外膜，并与椎间孔周围结缔组织紧密相连，起固定作用。

脊髓蛛网膜 spinal arachnoid mater：薄而半透明，向上与脑蛛网膜相续，向下平第 2 骶椎高度成一盲端。此膜发出许多结缔组织小梁与软脊膜相连。

NOTE

软脊膜 spinal pia mater：薄而柔软，富含血管，与脊髓表面紧密相贴。在前正中裂和后正中沟处有纤维膜与脊髓相连，分别称软脊膜前纤维索和后纤维隔。在脊髓两侧，软脊膜增厚并向外突出，形成**齿状韧带** denticulate ligament，呈三角形，额状位，介于前、后根之间，其外侧缘三角形齿尖推顶脊髓蛛网膜而与硬脊膜相连。每侧有 15~22 个，起固定脊髓的作用（图9-9）。

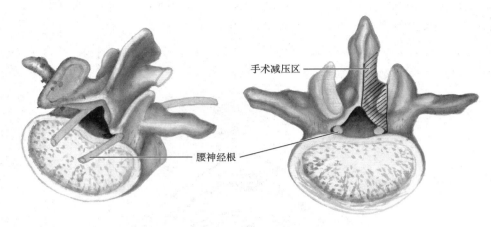

图 9-9　椎管狭窄使神经根受压

（2）脊膜腔　脊髓被膜之间存在有三个间隙，分别为硬膜外隙、硬膜下隙和蛛网膜下隙。

硬膜外隙 epidural space：位于椎管骨膜与硬脊膜之间的窄隙，其内填有脂肪、椎内静脉丛和淋巴管，并有脊神经根及其伴行血管通过，呈负压。此隙上起枕骨大孔高度，下端终于骶管裂孔。由于硬脊膜附于枕骨大孔边缘，故此腔与颅内不相通。临床硬膜外麻醉即是将药物注入此隙，以阻滞脊神经根。

硬膜下隙 subdural space：位于硬脊膜与脊髓蛛网膜之间的潜在腔隙，与脊神经周围的淋巴隙相通，内有少量液体。

蛛网膜下隙 subarachnoid space（蛛网膜下腔）：位于脊髓蛛网膜与软脊膜之间，隙内充满脑脊液，向上经枕骨大孔与颅内蛛网膜下隙相通，向下达第 2 骶椎高度。此隙在第 1 腰椎至第 2 骶椎水平高度扩大，称**终池** terminal cistern，池内有腰骶神经根构成的马尾和软脊膜向下延伸的终丝。由于成人脊髓下端平第 1 腰椎下缘，而马尾浸泡在终池的脑脊液中，故在第 3~4 或 4~5 腰椎间进行腰椎穿刺，不会损伤脊髓和马尾。腰穿时穿经的层次依次是皮肤、浅筋膜、深筋膜、棘上韧带、棘间韧带、黄韧带、硬脊膜、硬膜下隙和脊髓蛛网膜，最后达终池。

3. 脊神经根和脊髓的血管

（1）脊神经根　脊神经根分为**前根** anterior root 和**后根** posterior root，前根附着于脊髓前外侧沟，为内脏、躯体运动传出纤维；后根附着于脊髓后面的后外侧沟，为内脏、躯体感觉传入纤维；二者均走行于脊髓蛛网膜下隙内，到达相应椎间孔附近，在穿经蛛网膜囊和硬脊膜囊的部位或此部位稍外侧汇合形成脊神经。脊神经根分两段，走行于硬脊膜囊内的一段称蛛网膜下隙段，走行于硬脊膜外的一段称硬膜外段。脊神经根的硬膜外段较短，穿经椎间孔处最易受压。椎间孔的上、下壁为椎弓根的下、上切迹，前壁为椎间盘和椎体，后壁是关节突关节和黄韧带。因此，椎间盘向后外侧脱出、黄韧带肥厚和椎体边缘及关节突骨质增生，是压迫脊神经根的最常见原因（图 9-9）。

（2）脊髓的血管　脊髓的动脉血供来源于脊髓前、后动脉和节段性动脉的根动脉（图 9-10）。**脊髓前动脉** anterior spinal artery 起自椎动脉颅内段，左、右脊髓前动脉向内下行一小段距离即合为一干，沿前正中裂下行至脊髓下端，沿途发出分支营养脊髓灰质（后角部除外）和侧、前索深部。途中有节段性动脉分支加强。**脊髓后动脉** posterior spinal artery 左、右各一，起自椎动脉颅内段，斜向后下，沿后外侧沟下行，沿途分支吻合成网，营养脊髓后角后部和后索，途中有节段性动脉分支加强。

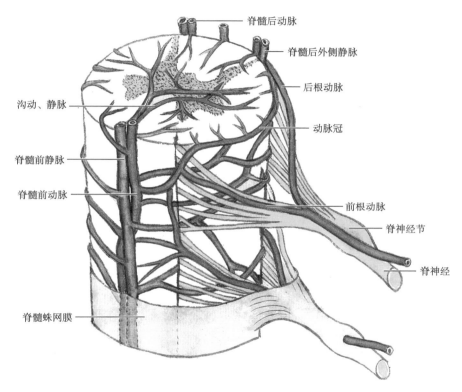

图 9-10　脊髓的血管

根动脉 radicular artery 起自节段性动脉脊支，颈段主要来自椎动脉和颈深动脉；胸段来自肋间后动脉和肋下动脉；腰段来自腰动脉；骶尾段来自骶外侧动脉。根动脉随脊神经穿椎间孔入椎管分为前、后根动脉和脊膜支。前根动脉沿脊神经前根至脊髓，发出分支与脊髓前动脉吻合，并分出升、降支连接相邻的前根动脉。其中有两支较粗大，一支称颈膨大动脉，供应颈 1 ～胸 6，另一支称腰骶膨大动脉，营养胸 6 以下脊髓。后根动脉沿脊神经后根至脊髓，与脊髓后动脉吻合，分支营养脊髓侧索后部。在脊髓表面有连接脊髓前、后动脉，前、后根动脉和两脊髓后动脉间的血管，呈环状围绕脊髓称**动脉冠**，分支营养脊髓周边部。在胸 4 和腰 1 脊髓节段附近，因相邻两个来源的节段间动脉吻合不良，血供不够充分，容易受到缺血性损害，故称为脊髓的乏血区或危险区。

脊髓表面有 6 条纵行静脉，分别行于前正中裂、后正中沟和前、后外侧沟。纵行静脉有许多交通支相互吻合，并有穿支经硬脊膜与椎内静脉丛相通连。

第四节　脊柱常用腧穴解剖

一、大椎 Dàzhuī（GV 14，督脉）

【体表定位】在脊柱区，第 7 颈椎棘突下凹陷中，后正中线上。

【临床主治】热病、癫痫、中暑、精神分裂、头痛项强、肩背痛、腰脊强痛、五劳虚损等。

【操作方法】向上斜刺 0.5~1 寸，局部酸胀感，向下或向两肩部扩散。

【进针层次】图 9-11。

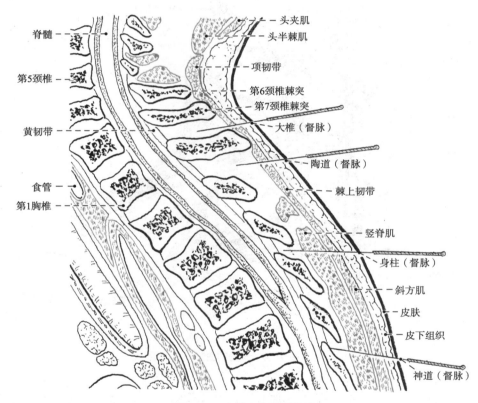

图 9-11　大椎穴的断面解剖

1. **皮肤**　皮肤感觉由第 8 颈神经后支的皮支支配。

2. **皮下组织**　皮下组织有上述皮神经的分支分布。

3. **斜方肌腱膜**　该肌由副神经及第 3、4 颈神经前支支配。

4. **棘上韧带**　棘上韧带呈细索状，较坚韧，针尖达此层时有涩滞感或阻力感。

5. **棘间韧带**　此区棘间韧带较薄，窄而长，进针 0.5 寸时针尖已达此层。若针尖向侧方偏离，则进针时稍有落空感。

6. **穴区深层结构**　深层的神经支配为第 8 颈神经后支，动脉血供为肩胛背动脉或颈横动脉的分支。

【针刺注意事项】针刺超过 1.5 寸以上，针尖可穿透黄韧带、硬脊膜、脊髓蛛网膜，刺入蛛网膜下腔，进而刺中脊髓，造成硬膜外隙血管丛损伤出血、蛛网膜下腔渗血或脊髓损伤等严重后果。

二、定喘 Dìngchuǎn（EX-B 1，经外奇穴）

【体表定位】在脊柱区，横平第 7 颈椎棘突下，后正中线旁开 0.5 寸。

【临床主治】咳嗽、支气管炎、哮喘、呼吸急促、呼吸困难、荨麻疹、落枕等。

【操作方法】直刺 0.5~0.8 寸，局部酸胀，有时可扩散至肩背部或胸部。

【进针层次】图 9–12。

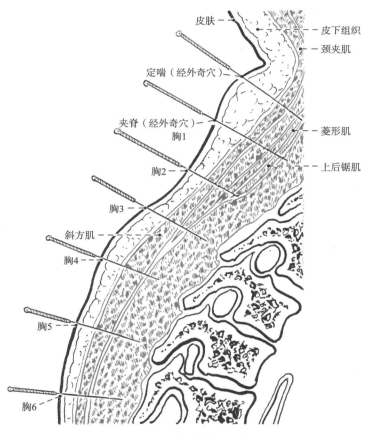

图 9–12　定喘穴的断面解剖

1. **皮肤**　该穴部位皮肤深厚，由第 8 颈神经后支的内侧支支配。

2. **皮下组织**　有上述皮神经的分支通过。

3. **斜方肌腱**　由副神经及第 3、4 颈神经前支支配。

4. **菱形肌**　该肌由肩胛背神经支配。到该肌的神经纤维由第 4、5 颈神经组成。

5. **颈夹肌**　该肌由第 2~5 颈神经后支的外侧支支配。

6. **上后锯肌**　该肌由第 1~4 肋间神经支配。

7. **竖脊肌（骶棘肌）**　该肌由脊神经后支节段性支配。到该穴区肌肉的神经主要是第 8 颈神经后支的外侧支和第 1 胸神经后支的外侧支。

三、曲垣 Qūyuán（SI 13，手太阳小肠经）

【**体表定位**】在肩胛区，肩胛冈内侧端上缘凹陷中。

【**临床主治**】冈上肌腱炎、肩关节及其周围软组织疾病。

【**操作方法**】直刺或斜刺 0.5~1 寸。局部酸胀感。

【**进针层次**】图 9-13。

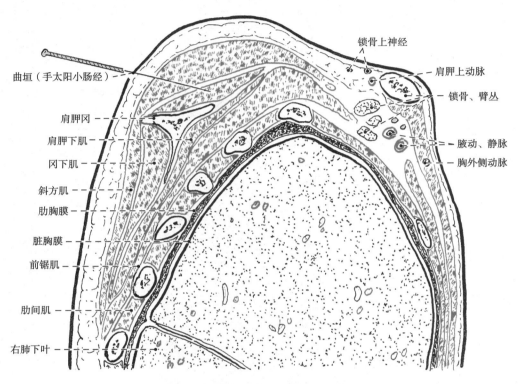

图 9-13　曲垣穴的断面解剖

1. 皮肤　由第 1~3 胸神经后支的皮支重叠分布。

2. 皮下组织　有上述皮神经的分支通过。

3. 斜方肌　该肌由副神经及第 3、4 颈神经分布。

4. 冈上肌　该肌由肩胛上神经支配。到该肌的神经纤维由第 5、6 颈神经组成。

四、命门 Mìngmén（GV 4，督脉）

【**体表定位**】在脊柱区，第 2 腰椎棘突下凹陷中，后正中线上。

【**临床主治**】腰痛、腰扭伤、阳痿、遗精、带下，遗尿、腰脊强痛、坐骨神经痛等。

【**操作方法**】向上斜刺 0.5~1 寸。多用灸法。

【**进针层次**】图 9-14。

1. **皮肤**　较厚，移动性小。穴区皮肤有第 2、3 腰神经后支的皮支分布。

2. **皮下组织**　较为致密，脂肪含量相对较少，其内有上述神经的分支和第 2 腰动、静脉的浅支分支。

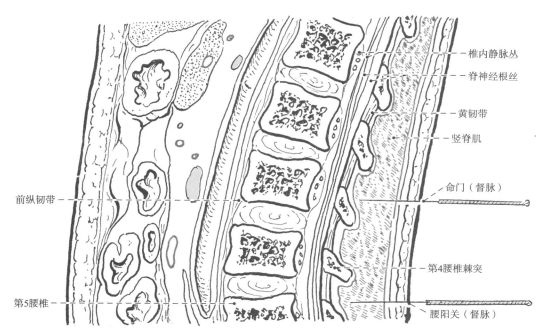

图 9-14　命门穴的断面解剖

（图中标注：椎内静脉丛、脊神经根丝、黄韧带、竖脊肌、命门（督脉）、第4腰椎棘突、腰阳关（督脉）、前纵韧带、第5腰椎）

3. **棘上韧带**　此部棘上韧带坚韧且较宽而肥厚，血管及神经分支较少。

4. **棘间韧带**　此部棘间韧带宽而厚，呈四方形，较坚韧，前方与黄韧带愈合。

【针刺注意事项】

1. 由于穴区部棘上韧带和棘间韧带均较宽而肥厚，且比较坚韧，进针时须缓慢，谨防断针。

2. 针刺深度超过 1.5 寸后，针尖可穿过黄韧带进入椎管内。在此穴区平面上椎管内一般已无脊髓，进针相对安全，但仍以针尖不刺入椎管为宜，以避免感染等严重后果，一般以获得针感即可。

五、长强 Chángqiáng（GV 1，督脉）

【体表定位】在会阴区，尾骨下方，尾骨端与肛门连线的中点处。

【临床主治】阳痿、精神分裂、泄泻、便血、便秘、痔疾、脱肛、腰脊及尾骶部疼痛。

【操作方法】紧靠尾骨前面斜刺 0.8~1 寸，局部酸胀可扩散至肛门。

【进针层次】图 9-15。

1. **皮肤**　较厚，穴区皮肤有肛神经皮支分布。肛神经为阴部神经的分支。

2. **皮下组织**　皮下脂肪层较厚，其内分布有肛神经皮支的分支及浅血管。

3. **肛尾韧带**　肛尾韧带为连接尾骨尖与肛门之间的纤维性结缔组织束，较坚韧，针尖通过时可有突破感。

4. **肛门外括约肌深部**　该部为增厚的环形肌束，环绕肛管周围的肛门内括约肌上部。

5. **肛提肌**　该肌为成对的薄片状肌，附着于骨盆壁内面，左右肛提肌联合呈漏斗状，封闭骨盆下口的大部，其上面和下面分别覆盖着盆膈上、下筋膜。

6. **肛门外括约肌和肛提肌**　两肌由肛神经肌支和会阴神经肌支支配，此两条神经均为阴

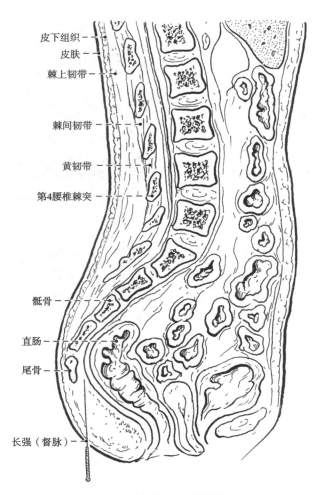

图 9-15　长强穴的断面解剖

部神经的分支。针刺时若针尖刺中神经分支，可产生酸胀麻电感，并向肛门扩散。

　　【针刺注意事项】在针刺过程中，针尖前邻直肠，后邻骶尾骨，故不宜直刺，以防针尖刺入直肠。

六、次髎 Cìliáo（BL 32，足太阳膀胱经）

　　【体表定位】在骶区，正对第 2 骶后孔中。

　　【临床主治】腰痛、月经不调、痛经、小便不利、遗精、遗尿、下肢痿痹。

　　【操作方法】直刺 1~1.5 寸，骶部酸胀。

　　【进针层次】图 9-16。

　　1. **皮肤**　穴区皮肤有臀中皮神经分布。

　　2. **皮下组织**　其内分布有臀中皮神经分支及浅血管。

　　3. **胸腰筋膜浅层**　此区呈一薄层致密结缔组织，被覆于竖脊肌表面，参与构成竖脊肌鞘。

　　4. **竖脊肌**　此穴区竖脊肌较薄，主要接受第 1 骶神经后支的肌支支配。

　　5. **第 1 骶后孔**　针尖刺入第 1 骶后孔，可进入硬脊膜外腔。骶段硬膜外隙上大下小、前宽后窄，内有第 1 骶神经后支通过，神经外包以硬脊膜延伸的神经鞘。该鞘较厚，周围脂肪较

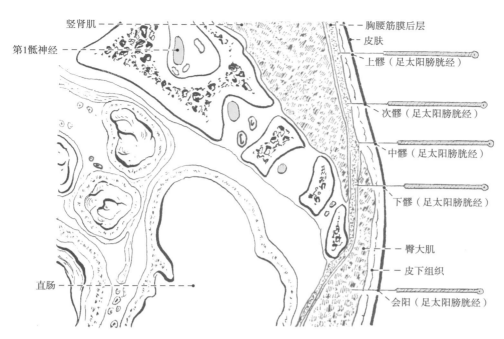

图 9-16　次髎穴的断面解剖

多，针尖刺中此神经时可获得较强针感，并向腰骶部和下肢放射。

【针刺注意事项】此穴区骶管内硬脊膜紧靠骶管后壁，间距为 1~1.5mm，进针时应注意针刺角度，最好不刺破硬脊膜。

七、秩边 Zhìbiān（BL 54，足太阳膀胱经）

【体表定位】在骶区，横平第 4 骶后孔，骶正中嵴旁开 3 寸。

【临床主治】腰腿痛、下肢痿痹、坐骨神经痛、阴痛、痔疾。

【操作方法】直刺 1.5~2 寸，用较强刺激，麻电感向下肢放散。

【进针层次】图 9-17。

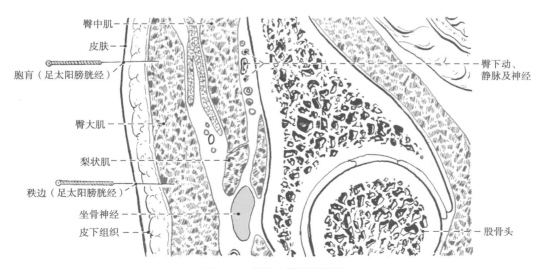

图 9-17　秩边穴的断面解剖

NOTE

1. **皮肤**　较厚，富有皮脂腺和汗腺。穴区皮肤有臀中皮神经分支分布，支配其感觉。

2. **皮下组织**　较发达，有许多纤维束连接皮肤与深筋膜，其间充满较厚的皮下脂肪。其内分布有臀中皮神经分支和浅血管。

3. **臀大肌**　肥厚，主要接受臀下神经支配。

4. **梨状肌下缘**　起于骶骨前面骶前孔外侧的骨面，向外穿过坐骨大孔至臀部，止于股骨大转子。梨状肌穿坐骨大孔，将其分为梨状肌上孔和梨状肌下孔。梨状肌下缘紧邻梨状肌下孔，下孔内由外至内依次有坐骨神经、股后皮神经、臀下皮神经、臀下动静脉、阴部内动静脉及阴部神经等结构穿出。正当本穴深部有坐骨神经和股后皮神经通过，直刺进针 2~3 寸时，针尖可能刺中上述神经，产生麻电感，并向下肢放射。

八、风门 Fēngmén（BL 12，足太阳膀胱经）

【**体表定位**】在脊柱区，第 2 胸椎棘突下，后正中线旁开 1.5 寸。

【**临床主治**】伤风咳嗽、发热头痛、项强、胸背痛。

【**操作方法**】斜刺 0.5~0.8 寸。

【**进针层次**】图 9-18。

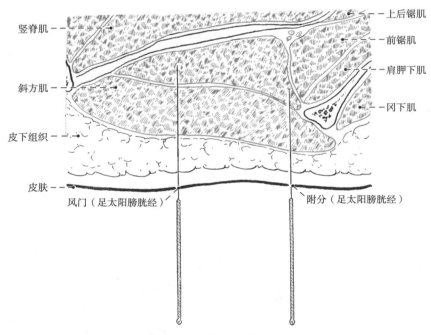

图 9-18　风门穴的断面解剖

1. **皮肤**　皮肤较厚，其感觉由第 2、3 胸神经后支的皮支支配。

2. **皮下组织**　皮下组织较致密，内有第 2、3 胸神经后支的皮支及其伴行动脉、静脉分布。

3. **斜方肌**　斜方肌位于项部和背部浅层的三角形阔肌、左右两肌会合呈斜方形，由副神经及第 3、4 颈神经前支支配。直刺进针 0.5 寸时针尖即可达此层。

4. **菱形肌**　受肩胛背神经支配，该神经主要由第 4、5 颈神经前支组成，针刺方向斜向外侧时可能刺中肩胛背神经主干。

5. **上后锯肌**　上后锯肌受第 1~4 肋间神经（为 1~4 胸神经前支）支配。

6. **竖脊肌**　竖脊肌为背部最长的强大后伸肌，纵列于脊柱全部棘突的两侧。受多节段的脊神经后支支配。

【**针刺注意事项**】针刺过深，针尖可穿透肋间软组织、壁胸膜、胸膜腔而刺伤肺，引起气胸，若深刺再加提插、捻转，气胸更为严重。当针尖通过肺时无阻力，并有空松感觉。

九、肺俞 Fèishū（BL13，足太阳膀胱经）

【**体表定位**】在脊柱窝，第 3 胸椎棘突下，后正中线旁开 1.5 寸。

【**临床主治**】支气管炎、咳嗽、气喘、胸满、背痛、潮热、盗汗、癫痫等。

【**操作方法**】斜刺 0.5~0.8 寸。

【**进针层次**】图 9-19。

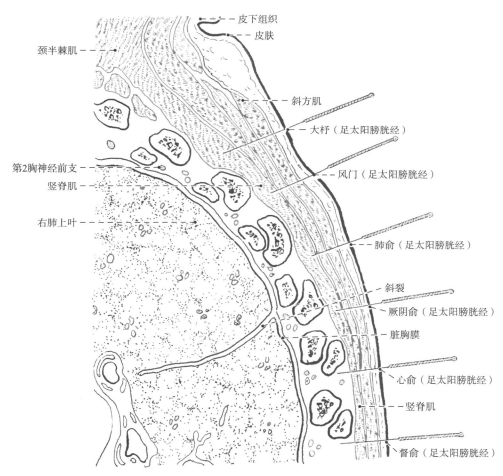

图 9-19　肺俞、心俞穴的断面解剖

1. **皮肤**　管理穴区皮肤感觉的神经纤维来自第 3、4 胸神经后支的皮支。

2. **皮下组织**　内有上述皮神经的分支及其伴行动、静脉分布。

3. **深部各层结构**　见"风门"。

【**针刺注意事项**】此穴距肋及肋间隙甚近，针刺过深易刺入胸腔，损伤胸膜和肺，造成气胸。

十、心俞 Xīnshū（BL 15，足太阳膀胱经）

【体表定位】在脊柱区，第 5 胸椎棘突下，后正中线旁开 1.5 寸。

【临床主治】癫狂、惊悸、失眠、健忘、心烦、心痛、胸背痛、肋间神经痛。

【操作方法】斜刺 0.5~0.8 寸。

【进针层次】图 9–19。

1. **皮肤**　该穴部位的皮肤较厚，有第 5、6 胸神经后支内侧皮支分支分布。

2. **皮下组织**　分布有上述神经的分支和第 5 肋间后动、静脉的浅支。

3. **深部各层结构**　见"风门"。

【针刺注意事项】见"肺俞"。

十一、肝俞 Gānshū（BL 18，足太阳膀胱经）

【体表定位】在脊柱区，第 9 胸椎棘突下，后正中线旁开 1.5 寸。

【临床主治】黄疸、胁痛、目赤、眩晕、目视不明、癫狂、痫证、神经衰弱、背痛。

【操作方法】斜刺 0.5~0.8 寸。

【进针层次】图 9–20。

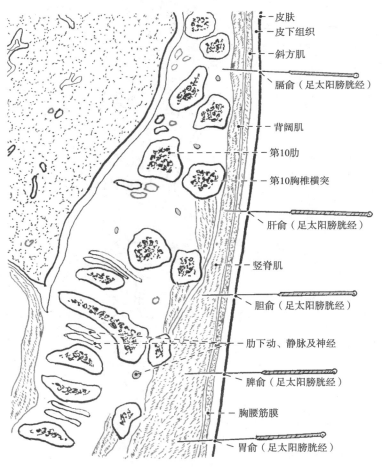

图 9–20　肝俞穴的断面解剖

1. **皮肤** 穴区皮肤有第 9、10 胸神经后支的内侧支分布。

2. **皮下组织** 此层有上述神经的分支和第 9 肋间后动、静脉浅支分支。

3. **深层结构** 见"风门"。

【针刺注意事项】见"风门"。

十二、脾俞 *Píshū*（BL 20，足太阳膀胱经）

【体表定位】在脊柱区，第 11 胸椎棘突下，后正中线旁开 1.5 寸。

【临床主治】胁痛、腹胀、腹痛、黄疸、胁下满、胃炎、胃溃疡、胃下垂、神经性呕吐、消化不良、泄泻、痢疾、完谷不化、水肿、积聚、糖尿病、肝炎、肠炎、浮肿、贫血、便血、吐血、紫癜、崩漏、肝脾肿大、慢性出血性疾病、子宫脱垂、荨麻疹等。

【操作方法】斜刺 0.5~0.8 寸，局部酸、麻、胀，并向腰部放散。

【进针层次】图 9-21。

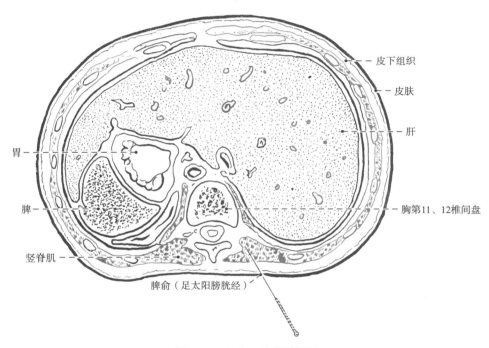

图 9-21　脾俞穴的断面解剖

1. **皮肤** 较胸部皮肤厚。该穴部位由第 11 胸神经后支的皮支分布。针刺时阻力较胸部皮肤大。

2. **皮下组织** 有上述皮神经的分支通过。

3. **背阔肌** 该肌由胸背神经支配。到该肌的神经纤维由第 6~8 颈神经组成。

4. **下后锯肌腱膜** 下后锯肌由第 9~11 肋间神经及肋下神经支配。

5. **竖脊肌** 到穴区肌肉的神经主要是第 11、12 胸神经的后支的内侧支。竖脊肌的深面有横突棘肌等背深部小肌肉。

【毗邻结构】

1. **深面** 竖脊肌的深面由浅入深依次有肋提肌、肋间内韧带、胸内筋膜、肋胸膜和肺。

2. **上面**　为第 11、12 肋横突关节间隙。针刺斜向上时可刺中横突关节，有坚硬感。

3. **下面**　为第 12 肋横突关节。

4. **外侧**　为肋间外肌和肋间内韧带。

5. **内侧**　为胸椎椎弓。

【针刺注意事项】该穴部位的胸后壁从体表至胸腔体壁厚度左为 3.36cm，右为 3.25cm，因深面有肺，故采用向脊椎（内）方向斜刺，以与水平成 65°角进针为宜。勿深刺透胸腔，以防刺伤肺脏，造成气胸。因穴区深面及外侧肌肉较薄，若向外斜刺过深，易经肋间隙刺穿胸壁进入肋膈窦内，甚至伤及肝脏或肾脏等重要器官。

十三、**胃俞** Wèishū（BL 21，足太阳膀胱经）

【体表定位】在脊柱区，第 12 胸椎棘突下，后正中线旁开 1.5 寸。

【临床主治】胃脘痛、腹胀、呕吐、完谷不化、肠鸣、食欲不振、胃下垂、肝炎、失眠等。

【操作方法】斜刺 0.5~0.8 寸，局部酸、麻、胀感可向腰部放散。

【进针层次】图 9-22。

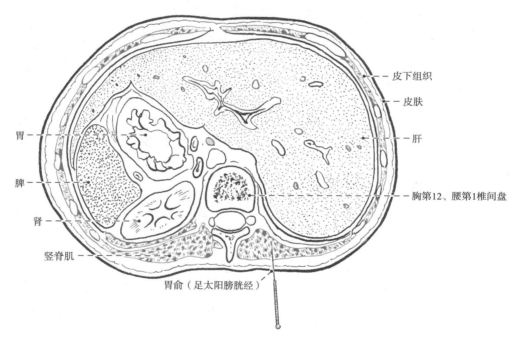

图 9-22　胃俞穴的断面解剖

1. **皮肤**　皮肤较厚，穴区皮肤有第 12 胸神经和第 1 腰神经后支的皮支分布。

2. **皮下组织**　皮下组织致密而厚，含较多脂肪，其内分布有上述神经的分支和肋下动、静脉背侧支分支。

3. **背阔肌**　该肌腱膜与其浅面的腰背部深筋膜、其深面的下后锯肌腱膜，共同形成胸腰筋膜浅层，接受胸背神经和相应腰神经后支支配。该层甚为发达，也易受劳损而引起腰腿痛。

4. **下后锯肌**　该肌位于背阔肌中部的深面，借腱膜起自下位两个胸椎棘突及上位两个腰椎棘突，肌纤维向外上方止于第 9~12 肋外面，接受第 9~12 肋间神经支配。

5. **竖脊肌**　在该穴区主要接受第 12 胸神经和第 1 腰神经后支的肌支支配。

【针刺注意事项】该穴两侧壁层胸膜下界在接近脊柱处平第 12 胸椎棘突，如针刺过深且针尖稍偏上，易刺伤胸膜，引起气胸。本穴深部正当两肾上端，若过分深刺且针尖稍偏外侧，针尖可刺入肾的被膜，进而伤及肾脏。

十四、肾俞 Shènshū（BL 23，足太阳膀胱经）

【体表定位】在脊柱区，第 2 腰椎棘突下，后正中线旁开 1.5 寸。

【临床主治】遗精、阳痿、不孕不育、月经不调、腰背酸痛。

【操作方法】直刺 0.5~1 寸。

【进针层次】图 9–23。

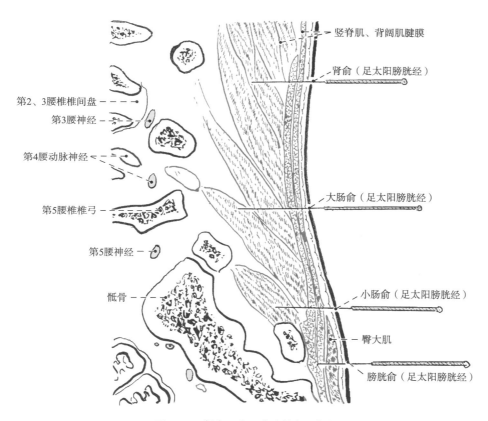

图 9–23　肾俞、大肠俞穴的断面解剖

1. **皮肤**　皮肤较厚，移动性小，穴区皮肤有第 2、3 腰神经后支的内侧皮支分布。

2. **皮下组织**　皮下组织由疏松结缔组织构成，脂肪含量相对较多，其内分布有上述神经的分支及其伴行浅动、静脉支。

3. **胸腰筋膜浅层**　较致密，厚且坚韧，覆于竖脊肌表面，向下附于髂嵴，内侧附于腰椎棘突和棘上韧带。针尖刺穿此层时可有突破感。

4. **竖脊肌**　该穴区主要接受第 2、3 腰神经后支的肌支支配。

【针刺注意事项】

1. 若针尖能到达第 2、3 腰椎之间的椎间孔附近，刺激到第 2 腰神经干或其分支，则可获得较强针感，具体操作要点参见"肺俞"。

2. 如进针时针尖偏向外侧，且针刺过深，针尖可依次穿透竖脊肌、腰方肌、腰大肌而到达两肾下端，可能刺伤肾脏，应注意避免。

十五、大肠俞 Dàchángshū（BL 25，足太阳膀胱经）

【体表定位】在脊柱区，第 4 腰椎棘突下，后正中线旁开 1.5 寸。

【临床主治】腰脊疼痛、腹痛、腹胀、泄泻、便秘、痢疾。

【操作方法】直刺 0.8~1.2 寸。

【进针层次】图 9-23。

1. **皮肤**　较厚，穴区皮肤有第 4、第 5 腰神经后支的内侧皮支分布。

2. **皮下组织**　其内分布有上述神经的分支及其伴行浅动、静脉支。

3. **胸腰筋膜浅层及竖脊肌**　参见"肾俞穴的进针层次"。

【针刺注意事项】针尖朝向内侧 70° 进针 2~3 寸可能达到第 4、第 5 腰椎之间的椎间孔附近，若刺激到第 4 腰神经干或其分支，即可获得较强的针感并向腰骶部和下肢放射。

十六、膏肓 Gāohuāng（BL 43，足太阳膀胱经）

【体表定位】在脊柱区，第 4 胸椎棘突下，后正中线旁开 3 寸。

【临床主治】咳喘、盗汗、健忘、遗精、肩胛背痛、完谷不化。

【操作方法】斜刺 0.5~0.8 寸，局部酸胀感。此穴多用灸法。

【进针层次】图 9-24。

1. **皮肤**　皮肤较厚，有第 4、5 胸神经后支外侧皮支的分支分布。

2. **皮下组织**　皮下组织较致密，内有上述皮神经的分支及其伴行浅动、静脉分布。

3. **斜方肌、菱形肌和竖脊肌**　由副神经支配。菱形肌由肩胛背神经支配，该穴区竖脊肌主要受第 4、5 胸神经后支的肌支支配。该穴深部正当菱形肌的深面、肩胛骨的脊柱缘，有肩胛背神经和肩胛背动、静脉伴行通过，针刺时容易刺到。

【针刺注意事项】本穴深部正好有肩胛背神经和肩胛背动脉通过，向外斜刺时，若针尖刺中肩胛背神经则针感强烈，并可向肩胛骨及颈根部放射；若针尖刺中肩胛背动脉，则可形成深部血肿并引起疼痛（血肿压迫神经）。

向外斜刺时，斜刺角度应以小于 45° 为宜，也不宜针刺过深，以免针尖进入肋间隙，损伤胸膜和肺，引起气胸。

十七、志室 Zhìshì（BL 52，足太阳膀胱经）

【体表定位】在腰区，第 2 腰椎棘突下，后正中线旁开 3 寸。

【临床主治】遗精、阳痿、阴肿、小便淋沥、水肿、腰肌强痛。

【操作方法】斜刺 0.5~0.8 寸，腰部酸胀，或有麻电感向臀部及下肢放射。

【进针层次】图 9-25。

1. **皮肤**　较厚，进针时有韧感，由第 2 腰神经后支的内侧支分布。

2. **皮下组织**　厚而致密，含较多脂肪，有许多结缔组织纤维束与深筋膜相连，有上述皮

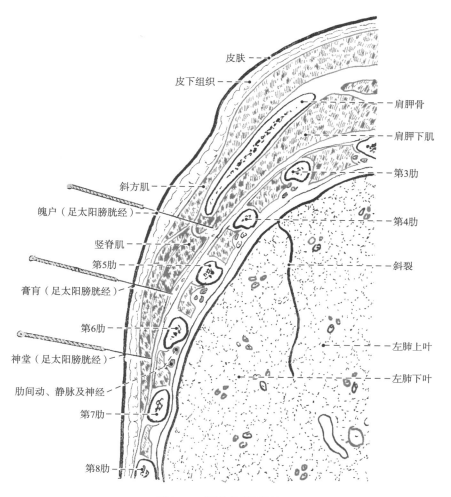

图 9-24　膏肓的断面解剖

图中标注：皮肤、皮下组织、肩胛骨、肩胛下肌、第3肋、斜方肌、第4肋、魄户（足太阳膀胱经）、竖脊肌、斜裂、第5肋、膏肓（足太阳膀胱经）、第6肋、左肺上叶、神堂（足太阳膀胱经）、左肺下叶、肋间动、静脉及神经、第7肋、第8肋

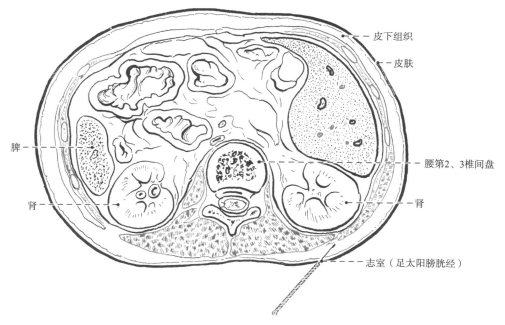

图 9-25　志室穴的断面解剖

图中标注：皮下组织、皮肤、脾、腰第2、3椎间盘、肾、肾、志室（足太阳膀胱经）

神经的分支通过。

3. **背阔肌腱膜**　该腱膜为背阔肌的起始腱膜。背阔肌位于背下部，为浅层阔肌。由胸背神经支配，其神经纤维来自第 6~8 胸神经。

4. **下后锯肌**　该肌非常薄，位于背阔肌的深面。

5. **竖脊肌**　该肌为背部深层肌，针刺时通过该肌的外侧部分，此处较中间部分薄。该穴区肌肉主要有第 2、3 腰神经后支的内侧支分布。浅层有第 1、2 腰神经后支的外侧皮支及伴行的动、静脉；深层由第 1、2 腰神经后支的肌支和相应的腰动、静脉背侧支的分支或属支。

6. **腰方肌**　该肌位于脊柱两侧，竖脊肌前方，两肌之间有胸腰筋膜的中层，此肌起自髂嵴的后部，向上止于第 12 肋和第 1~4 腰椎横突。

【**针刺注意事项**】本穴层次较厚，掌握好进针方向和层次，一般比较安全。如果向外斜刺过深，可达肾脏。若向内下方进针过深，过度提插捻转，可能刺伤小肠。